QINGNIAN YISHI CHAOSHENG DUPIAN JINJIE

青年医师超声读片进阶

主　编◎崔立刚　付　颖　薛　恒

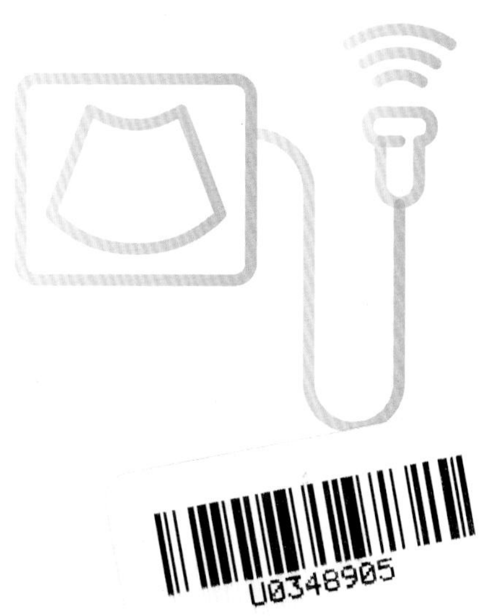

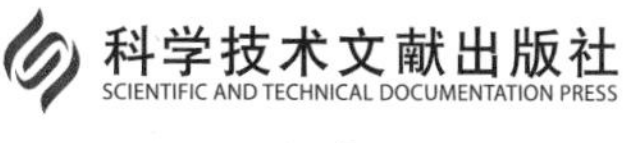

·北京·

图书在版编目（CIP）数据

青年医师超声读片进阶 / 崔立刚，付颖，薛恒主编. —北京：科学技术文献出版社，2023. 3
ISBN 978-7-5235-0047-7

Ⅰ. ①青… Ⅱ. ①崔… ②付… ③薛… Ⅲ. ①超声波诊断 Ⅳ. ① R445. 1

中国国家版本馆 CIP 数据核字（2023）第 033946 号

青年医师超声读片进阶

策划编辑：张　蓉　责任编辑：张　蓉　段思帆　责任校对：张永霞　责任出版：张志平

出 版 者　科学技术文献出版社
地　　址　北京市复兴路15号　邮编 100038
编 务 部　(010) 58882938，58882087（传真）
发 行 部　(010) 58882868，58882870（传真）
邮 购 部　(010) 58882873
官方网址　www.stdp.com.cn
发 行 者　科学技术文献出版社发行　全国各地新华书店经销
印 刷 者　北京地大彩印有限公司
版　　次　2023 年 3 月第 1 版　2023 年 3 月第 1 次印刷
开　　本　889 × 1194　1/32
字　　数　429千
印　　张　14.125
书　　号　ISBN 978-7-5235-0047-7
定　　价　168.00元

主编简介

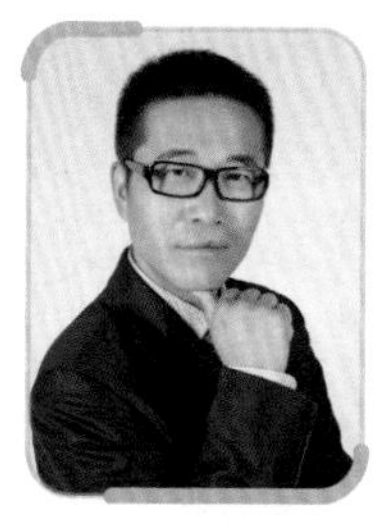

崔立刚

北京大学第三医院超声医学科主任，主任医师，教授

【社会任职】

现任中国超声医学工程学会肌肉骨骼专业委员会副主任委员、北京医学会超声医学分会副主任委员、中华医学会超声专业委员会委员、中国医师协会超声医师分会委员、海峡两岸医药卫生交流协会超声医学分会肌骨组组长。

【专业特长】

擅长超声诊断与介入治疗、肌肉骨骼运动系统超声检查、超声引导下疼痛管理与康复等。

【工作经历】

2004年至今于北京大学第三医院超声医学科历任主治医师、副主任医师、主任医师；2008年4月至2008年10月于加拿大西安大略大学（The University of Western Ontario）医院影像系高级访问学者。

【学术成果】

发表论文80余篇，主编、参编著作10余部，主译、参译著作10余部；主持多个国家级、省级研究课题；获得多个专利及科技奖励。

主编简介

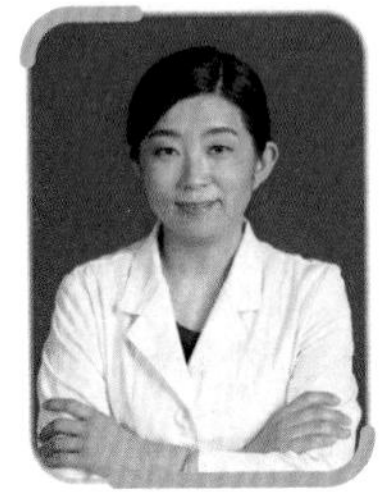

付　颖

北京大学第三医院超声医学科主治医师

【社会任职】

现任中国抗癌协会肿瘤影像专业委员会超声学组青年委员，北京癌症防治学会甲状腺癌专业委员会委员，中国医药生物技术协会造影技术分会委员，中国民族卫生协会超声医学分会介入超声委员会委员。

【专业特长】

擅长腹部、浅表、血管系统的超声造影，超声引导下穿刺活检，超声弹性成像检查，肝脏及浅表器官肿瘤的消融治疗等。

【工作经历】

2011年8月至2015年4月于北京肿瘤医院超声科工作；2015年5月至今于北京大学第三医院超声医学科工作。

【学术成果】

发表SCI收录论文10篇，国内核心期刊收录论文数篇；获国家发明专利2项，实用新型专利授权7项，软件著作权2项。

主编简介

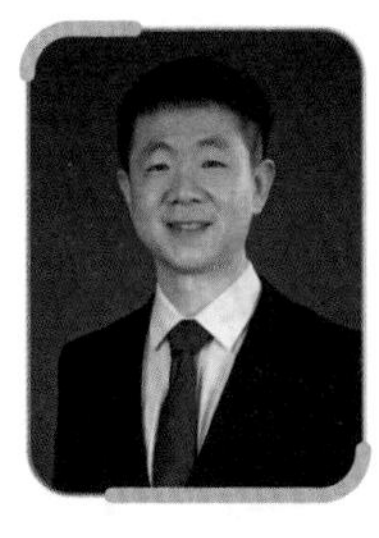

薛　恒

北京大学第三医院超声医学科主治医师

【社会任职】

现任北京健康促进会血液肿瘤精准诊疗专家委员会委员，担任*Advanced Ultrasound in Diagnosis and Therapy*青年编委。

【专业特长】

擅长腹部、浅表、血管及肌肉骨骼系统的超声诊断与介入操作。

【工作经历】

2016年8月至今于北京大学第三医院超声医学科历任住院医师、主治医师。

【学术成果】

发表论文近20篇，参编、参译超声相关著作4部。

编委会

主　编　崔立刚　付　颖　薛　恒

副主编　刘　畅　刘士榕　孟　颖

编　者　（按姓氏拼音排序）

崔立刚（北京大学第三医院）
付　颖（北京大学第三医院）
葛喜凤（北京大学第三医院）
刘　畅（北京大学第三医院）
刘士榕（北京大学第三医院）
孟　颖（清华大学附属北京清华长庚医院）
裴茜茜（浙江省桐乡市第一人民医院）
乔向琴（甘肃省庆阳市环县人民医院）
秦　闻（湖北省襄阳市中心医院）
孙　洋（北京大学第三医院）
薛　恒（北京大学第三医院）

前　言

近10余年来，北京大学第三医院超声医学科作为超声规范化培训基地，陆续接收了来自全国各地的规范化培训学员。在教学主任陈文教授的带领下，学员们系统地学习了超声知识，取得了不错的规范化培训成绩，我科也多次被评为优秀超声轮转基地。虽然在学习过程中学员们感觉自己学了很多，感觉都学会了，但是当在考试及实际工作中遇到问题，碰到一些未曾见过的异常声像图时，仍找不到诊断思路，无法作出合理诊断，很多超声结论仍在跟着感觉走，这是规范化培训和初学青年医师的普遍困惑。

如何从教师的角度更好地帮助年轻医师？在深入思考这个问题的过程中，我翻到了2008年在北美留学时的笔记。在我国，超声医师既是超声操作的技师，又是提出诊断的医师。而北美的超声工作归属于放射科，分为技师操作和存储图像、放射医师读片和提出诊断两个部分。初到北美时，我发现很多放射医师的超声扫查手法生疏，但对超声图像的阅读和思考能力极强，令人吃惊！融入其学习程序后，发现他们在住院医师培训时就进行了超声图像的阅读与思辨的专门训练。

回国后，我一直思考如何将北美的超声读片训练系统有效地融入我国的超声教学实践中。基于北京大学第三医院几十年的临床超声教学经验和不同层级医师的学习过程，我们积累了学习过程中遇到的众多问题及经验教训，在此与大家分享。

这本书与常见的超声图谱不同，我们没有提供疑难、罕见病例，而是从常见病例及正常声像图入手，力图从阅读图像和诊断思路的角度引导大家如何结合临床知识进行超声图像分析和鉴别诊断。经过认真筛选和准备，最终选取了200份资料，共400余张超声图像，并配以问题式的思路分析和相关知识扩展，希望对刚刚进入超声领域的年轻医师有所启发，起到抛砖引玉的作用。

本书在编写过程中得到了北京大学第三医院超声医学科多位医师的倾心相助。特别感谢陈文教授在教学过程中发现并提出了很多问题，为本书提供了宝贵的病例资料和修改建议。同时，科室的年轻人也逐渐担任起教师的角色，他们在一线临床工作的同时也进行规培医师和进修医师的带教工作，并且在书稿的完善过程中查阅了最新的文献。

在导师张武教授的严格培养及北京大学第三医院超声医学科严谨学风的熏陶下，我养成了存储资料、跟踪病例、查阅文献的学习习惯，受益匪浅。此外，北京大学第三医院超声医学科每年会招考研究生及来自全国各地的数十名进修学习医师，他们的勤学好问也在不断督促我努力思考。正是在他们的帮助下，才能够备齐资料完成此书。最后感谢科学技术文献出版社，在编写期间得到出版社的信任和督促才使本书得以出版。

这是一本小小的口袋书，我们选取的病例不一定具有代表性，加之时间仓促，内容可能不是很系统完善，本书存在不妥和错误在所难免，恳请读者斧正！

崔立刚

目录

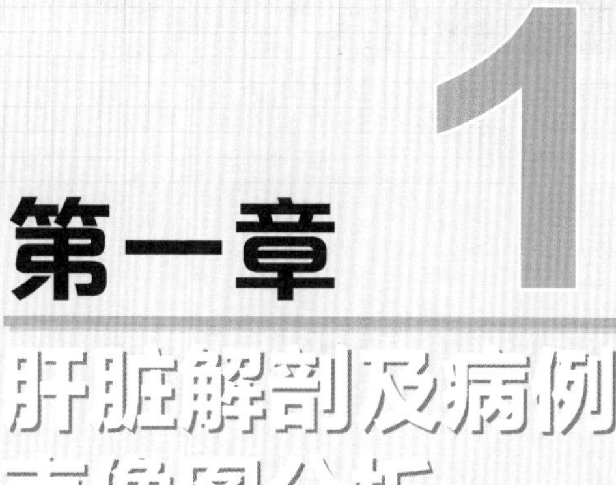

第一章 1 肝脏解剖及病例声像图分析

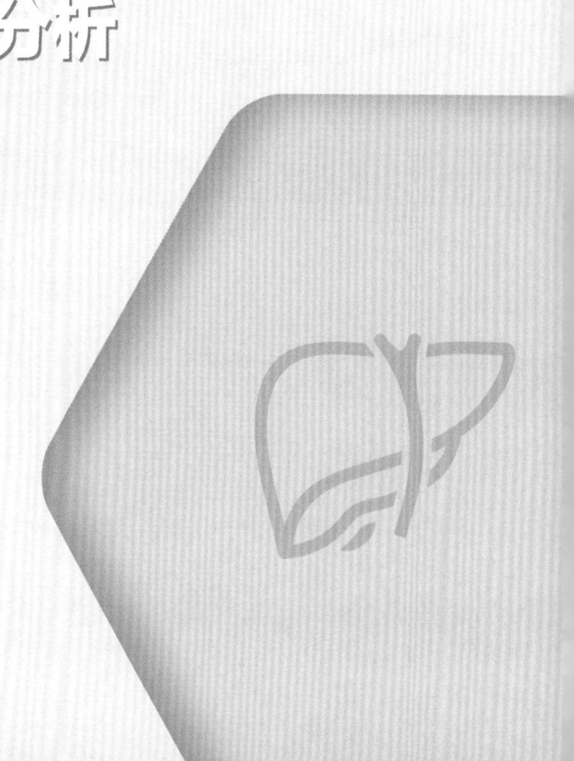

病例1

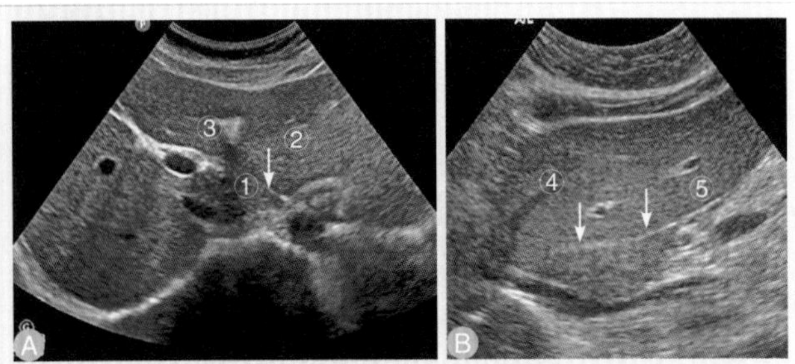

A.肝脏横断面声像图；B.肝左叶纵断面声像图。

图1-1

问题

1.请问图中的数字及箭头所示是什么结构?

2.请问箭头所示结构自胎儿期至出生后，发生了何种变化?

我的答案

答案

1.图中数字所代表的结构依次为：①肝尾状叶；②肝左外侧叶；③肝左内侧叶；④肝左静脉；⑤门静脉左支的分支。箭头所示为静脉韧带裂。

2.箭头所示结构在胎儿期走行结构为静脉导管，连接于脐静脉与下腔静脉之间。主要作用是将富含氧和营养物质的脐静脉血直接引流至下腔静脉，注入右心房。胎儿出生后，脐静脉闭塞成为肝圆韧带，静脉导管萎缩为静脉韧带。

点评

静脉导管为胚胎期脐静脉与下腔静脉之间的通路，一端连接胚胎期门静脉左支，与下腔静脉连接的部位则十分靠近头侧。静脉导管走行的裂隙深埋在左肝实质之间，左肝纵断面及横断面声像图均可显示，该裂隙是区分肝尾状叶与肝左外侧叶的标志。因此，当纵断面声像图显示出静脉韧带裂时，其前方的肝实质一定为肝左外侧叶，此时所显示的肝静脉及门静脉分支即为左外叶的所属血管分支。

肝圆韧带为脐静脉闭塞后的残迹。横断面声像图显示为类圆形的强回声结构，通常后方可见声影。肝圆韧带连接门静脉的位置十分靠前，胎儿期脐静脉血仅通过很小一段的门静脉后即流入静脉导管。连接脐静脉与静脉导管之间的门静脉称为门静脉左支脐段，即门静脉矢状部。肝圆韧带及门静脉矢状部共同分界左内叶与左外叶。

病例2

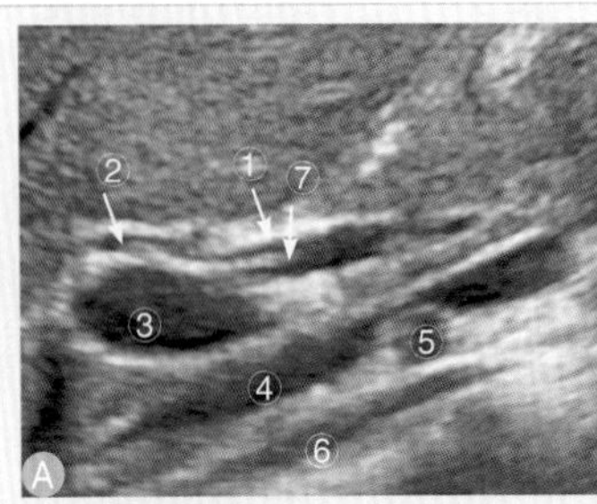

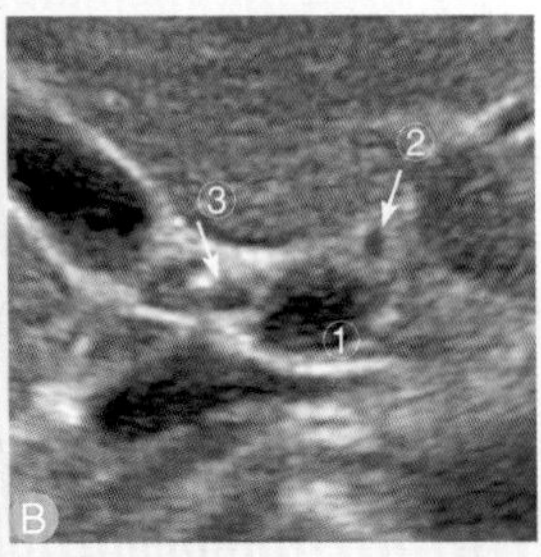

A.肝门区横断面局部放大声像图；B.肝门区纵断面局部放大声像图。

图1-2

问题

1.请问图中的数字代表什么结构？

2.一般来讲，哪部分胆总管内径最宽，如何正确测量？

我的答案

答案

1.图A中数字代表结构依次为：①肝总管；②肝右动脉；③门静脉；④下腔静脉；⑤右肾动脉；⑥右膈脚；⑦胆囊管汇入肝总管处。图B中数字代表结构依次为：①门静脉；②肝固有动脉；③胆总管。

2.一般来讲，胆总管中段内径最宽。测量时为胆总管壁内缘对内缘间距离，因为这种测量方法的数值与胆管造影的测值最相符。

点评

左右肝管于肝门区汇合成为肝总管，肝总管与胆囊管汇合构成胆总管。大多数情况下，胆囊管很难被显示出来，因此通常无法通过超声检查明确胆囊管与肝总管的准确汇合位置，也就无法准确区分肝总管与胆总管。

在肝门区的诸多结构中，门静脉最容易识别。门静脉前方的“管样”结构代表了肝动脉和胆（肝）总管。肝总动脉发自腹腔干动脉，分出胃十二指肠动脉后更名为肝固有动脉，上行进入肝门，于肝门处易于显示。

肝门区肝固有动脉位于门静脉的左侧，而胆总管位于门静脉的右侧，三者形成“米老鼠征”。门静脉代表“米老鼠的头部”，而肝固有动脉代表“米老鼠的左耳”，胆总管代表“米老鼠的右耳”。对于二者左右位置关系的记忆，一个简单的方法是：肝固有动脉来自位于左侧的腹主动脉，因此位于左侧。而胆总管来自位于右侧的肝脏，故而位置在右侧。肝固有动脉上升进入肝门后进一步分支为肝左动脉与肝右动脉，肝右动脉跨越门静脉与胆管之间，因此肝门区长轴切面的典型声像图就可以显示位于门静脉与胆管长轴之间的肝右动脉的横断面图像。

病例3

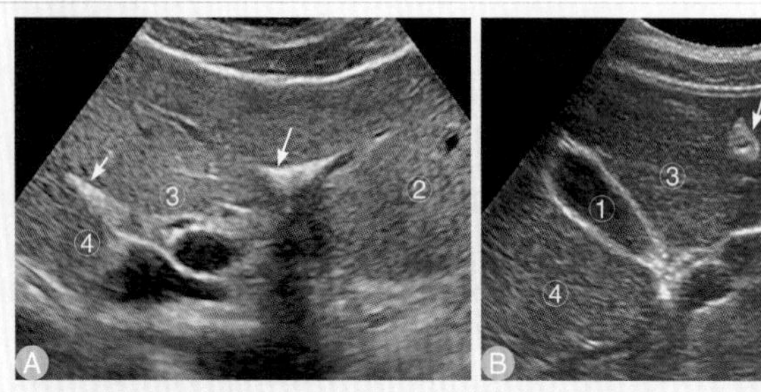

青年男性，健康体检。A.肝左叶横断面声像图；B.经肝切迹横断面声像图。

图1–3

问题

1.请问图中的箭头所示是什么结构?

2.请问图中的数字代表什么结构?

我的答案

答案

1.长箭头所示为肝圆韧带，短箭头所示为肝脏叶间裂。

2.图中的数字依次代表：①胆囊；②肝左外侧叶；③肝左内侧叶；④肝右前叶。

点评

正常胆囊位于肝脏的脏面，恰好位于肝脏左右叶之间，是很好的分界标志。大多数的空腹患者，胆囊极易辨认，只需沿右肋下缘移动探头，在显示肝脏的同时就能发现胆囊。对于胆囊显示困难的患者，则需利用肝内的解剖标识。首先，在肝左内叶与肝左外叶之间寻找肝圆韧带，肝圆韧带通常表现为类圆形的强回声结构，后方可出现声影。其次，在肝圆韧带右侧寻找肝脏叶间裂。此裂隙位于肝脏后下方，沿肝门延伸至肝实质内，呈线状强回声结构。肝脏叶间裂分界肝左叶（左内侧叶）与肝右叶（肝右前叶），胆囊则紧邻叶间裂。一些患者肝脏叶间裂显示不清晰，常常发生在胆囊充盈良好的情况下。幸运的是，在胆囊收缩或显示不清时，肝脏叶间裂多可显示，从而有助于寻找胆囊。

患者于前一晚空腹后进行超声检查，胆囊呈充盈良好的扩张状态，但其横径不应大于4 cm，长径不应大于10 cm，横径较长径发现胆囊异常增大的敏感度更高。正常情况下，胆囊壁厚度小于3 mm，当胆囊收缩时，胆囊壁增厚，肌层显示得更清晰，呈黏膜层深方的低回声带。

病例4

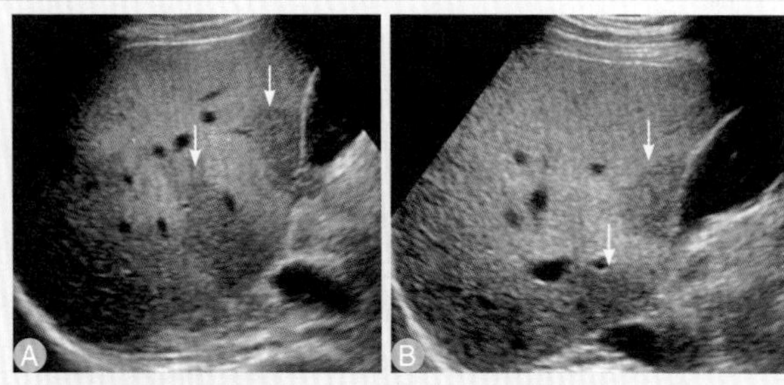

中年女性，健康体检。经肝右叶肋间斜断面声像图。

图1-4

问题

1.请描述图中箭头所示的异常表现，CT的显示率如何？

2.请指出图中异常的肝内常见位置，如何进一步明确诊断？

我的答案

答案

1.箭头所示区域回声较周围肝实质回声明显减低，属于不均匀脂肪肝内的局限性低脂区。局限性低脂区的CT显示率低于超声。

2.局限性低脂区好发在胆囊周边及门静脉分叉的前方。通过比较肝肾回声的差异，明确存在脂肪肝后，结合典型位置可明确诊断低脂区。对可疑病例，超声造影显示低脂区处血供与周围肝实质一致，可明确诊断。

点评

肝脏脂肪浸润即脂肪肝，多呈弥漫性改变，肝脏整体回声增强，但是也有相当一部分脂肪肝患者肝内存在无脂肪浸润的低脂区，主要分布在胆囊周围、肝左内叶门静脉分叉前方。

如果没有识别脂肪肝，则肝内低脂区可误认为低回声的占位性病变，如肿瘤、肝内梗死灶或炎症等。除此之外，低脂区的形状呈不规则形、无占位效应、周围组织无受压改变、短期随访多有变化等特点，均有助于诊断。

病例5

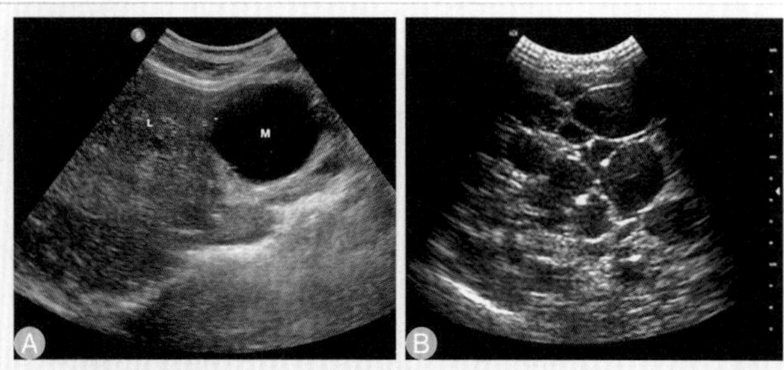

A.患者1肝脏横断面声像图；B.患者2肝脏右叶横断面声像图。M：病变；L：肝脏。

图1–5

问题

1.请描述图中的异常表现。

2.请问二维灰阶超声单独诊断是否足够?

我的答案

答案

1.图A可见肝内无回声结构，边界清晰，后方回声增强。图B则显示肝内多发的无回声结构，未见正常肝脏。分别考虑诊断为肝囊肿和多囊肝。

2.肝内囊性病变，有时可能包含少见的门静脉瘤，因此应常规进行CDFI检查。

点评

肝囊肿是一种较常见的肝脏良性疾病，可分为寄生虫性、非寄生虫性和先天遗传性。按病理可分为先天性肝囊肿、创伤性肝囊肿和肿瘤性肝囊肿。肝囊肿一般所指为先天性肝囊肿。先天性肝囊肿的病理表现：囊壁薄，内衬立方形或柱形上皮细胞，有分泌蛋白的功能；囊液清亮，无色或为淡黄色，比重为1.010~1.022，囊液含有蛋白质、胆红素、葡萄糖、胆固醇等成分。创伤性肝囊肿的病理表现：由肝脏被膜下或深部创伤引起，囊壁内层无上皮细胞；囊液成分为血液、胆汁和其他混合组织。肿瘤性肝囊肿的病理表现：囊壁有增生的柱状上皮，常有乳头突入腔内。

多囊肝为胚胎发育时肝内小胆管退化过程中的异常所致。多囊肝的囊肿大小不一，直径可大至几十厘米，或小至仅镜下可见。肝内囊肿数目众多，几乎累及全肝，也可仅累及某一肝叶。囊肿内囊液多为无回声，病程较长，特别是进行过抽吸治疗的患者，囊内可合并出血或感染，声像图呈星点状或“团块样”中等回声。囊肿之间的肝组织可正常。约一半的多囊肝患者合并存在多囊肾，医师在进行超声诊断时需要注意。

超声可以对肝囊肿准确地进行诊断和鉴别诊断，准确率高于98%。应该注意的是，在发现囊肿有出血、坏死、感染，或者出现囊壁增厚、不规则，或者CDFI检查发现异常的血流信号时，应该进行鉴别诊断。医师在发现以上异常时，可以选择进行超声造影检查。超声引导下穿刺囊肿并进行生化或病理检查，能够对疾病进行病理诊断。超声引导下囊肿穿刺抽吸术是囊肿治疗的一种最简便的微创介入治疗方法。

病例6

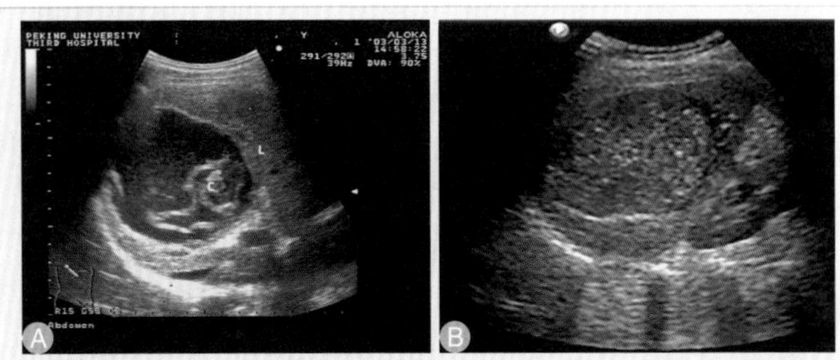

A.患者1肝脏右叶斜断面声像图；B.患者2肝脏右叶斜断面声像图。C：病变；L：肝脏。

图1-6

问题

1.请根据图中的声像图表现，提出可能的诊断与鉴别诊断。

2.图A患者试图进行介入穿刺治疗，请问技术要点是什么？

我的答案

答案

1.图中分别显示肝内无回声及等回声病变。二者的共同点是：边界清晰，后方回声增强。不同点是：图A显示以囊性为主的回声，但囊壁厚，囊内可见“条索样”的中强回声，考虑为肝包虫囊肿，需要与肝囊肿合并囊内出血或感染相鉴别。图B内部回声基本均匀，病变深部边界可见“厚壁样”结构，提示囊性病变，可能的诊断包括肝棘球蚴病、肝皮样囊肿、不典型肝脓肿、肝实性占位病变。

2.穿刺前应做好防止包虫囊肿内液体渗漏引起过敏反应的准备，穿刺进针时要保证一次成功，以减少经穿刺路径渗出的机会。抽液时，注意保护穿刺点附近的皮肤，防止囊液滴漏直接接触皮肤。

点评

肝棘球蚴病又称肝包虫病，是一种严重危害人体健康、妨碍畜牧业发展的全球性人畜共患寄生虫病，可分为单房型棘球蚴病和多房型棘球蚴病两种类型。前者在临床较为常见，是由细粒棘球绦虫的虫卵感染所致。后者较少见，由多房棘球绦虫的幼虫在肝内发育而成。肝棘球蚴病的临床表现主要取决于囊肿的部位、大小、对周围器官压迫的程度及其有无并发症。本病为牧区常见病，早期无症状，进展缓慢，往往不易发现。病程最长可达20～30年。

肝棘球蚴病的基本声像图表现可分为囊性和类实质性两种回声，病灶可单发或多发。囊性病变表现为囊壁较厚，厚度为3～5 mm，以内外分离的双层结构高回声环为特征。内层为内囊，欠光整，腔壁凹凸不平；外层为外囊，光滑的后壁增强效应减弱。继发破裂可造成内外囊分离，呈“双边征”，内囊完全分离、塌陷、蜷缩并悬浮于囊液中呈漂浮的带状回声，如图A所示。多囊型时，囊腔无回声区被分隔为相应的多个较小无回声区。子囊型圆形无回声区内可见大小不等的圆形小囊，形成“囊中囊”特征。小囊和大囊内可见大小不等的“砂砾样”强回声（囊砂），随体位改变沉积于囊壁。当合并感染时，由于棘球蚴囊内感染、积脓，囊腔内呈不均匀低–中回声。类实质性病变表现为回声增强，边缘不清且无包膜的不规则强回声肿块。另外，实变型棘球蚴囊肿由于囊液黏稠和干酪样变性，可形成边缘较锐的强回声钙斑。

根据流行病学资料及特征性声像图表现，结合皮内试验（Casoni试验）或血清学检查阳性结果，即能确定诊断。

病例7

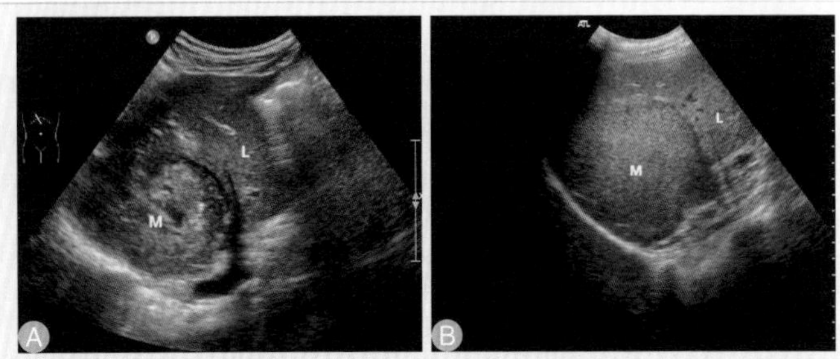

A.患者1剑突下斜断面声像图；B.患者2肝右叶肋间斜断面声像图。M：病变；L：肝脏。

图1-7

问题

1.请描述图中的异常表现及可能的诊断。

2.请问肝内哪种含液性病变可出现类似实性肿物回声？

我的答案

答案

1.图A显示肝内囊实混合性病变，边界清晰，内部多发不规则无回声，除肝脓肿外，还应考虑肝内血肿。图B显示肝内“靶环征”回声伴后方回声增强，为肝脓肿的不典型表现，还应与肝转移瘤、肝细胞性肝癌相鉴别。

2.肝脓肿、肝内血肿都可以表现为类似实性肿物回声。

点评

肝内囊实混合性病变的鉴别包括一系列良性病变，如肝脓肿、血肿、肝囊肿合并囊内出血、肝棘球蚴病、胆汁瘤，也包括一些肝内肿瘤性病变，如肝脏转移瘤合并瘤体内液化、坏死，胆管囊腺瘤及癌。“靶环征”通常代表肝内转移瘤的声像图特点，但肝脓肿也可出现类似改变，此时，临床病史十分有助于鉴别诊断。肝脓肿患者多合并发热，白细胞增高，症状不典型的患者可进行经皮穿刺抽吸，在明确诊断的同时还可进行治疗。

肝脓肿最常见的病原菌为革兰阴性杆菌，脓液培养多见大肠杆菌。约50%的肝脓肿为厌氧菌或混合细菌感染。

病例8

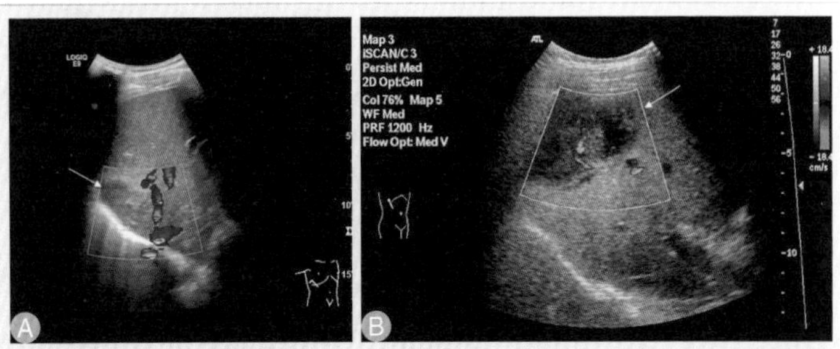

A.患者1肝右叶肋间斜断面声像图；B.患者2肝右叶肋间斜断面声像图。

图1-8

问题

1.请描述图B中的异常表现及可能的分期。

2.请问此阶段的肝脓肿应该如何治疗，是否可行超声引导下穿刺引流?

我的答案

答案

1.图中显示肝内囊实混合性病变，边界欠清晰，内部可见细小无回声区，局部可见厚壁结构，周边及内部可见血流信号。此阶段应该是脓肿形成期。

2.肝脓肿如果处在液化期，则可以行超声引导下穿刺引流；如果是脓肿形成早期或者吸收期，则不建议穿刺。图中两位患者目前不建议穿刺引流。

点评

化脓性细菌或阿米巴原虫侵入肝脏，造成局部肝组织炎症，坏死液化、脓液积聚而形成的脓肿。阿米巴肝脓肿的发病与阿米巴结肠炎有密切关系，其特点是脓腔较大，多数为单发。临床上以细菌性肝脓肿多见，由化脓性细菌如大肠杆菌、葡萄球菌侵入肝脏所致。脓腔中心为脓液和坏死组织，脓腔外周被纤维组织包裹。周围有肝细胞退行性变、炎症细胞浸润和组织水肿。肝脓肿来源于门脉系统时，脓腔绝大多数位于肝右叶；来源于胆道系统时，脓腔多见于肝左右叶交界区。

肝脓肿依其病理过程不同，声像图有较大差异，其演变过程可分为3期。

脓肿前期：炎症期，早期充血水肿时，病灶呈现边界欠清楚的低回声区，内部回声均匀，后方回声可轻度增强。肝组织出血坏死时，内部出现点、片状高回声，边缘模糊不清，周围可有低回声晕环。CDFI显示病变区可测及血流信号，频谱多普勒常显示为低阻动脉血流（图1–8A）。

脓肿形成期：边缘较清楚的无回声区，壁厚而粗糙，内壁不光整。CDFI显示血流信号主要集中在脓肿周壁、脓腔分隔及邻近肝组织处，已经液化的部分则无血流信号（图1–8B）。

脓肿吸收期：脓肿内部无回声区明显减少或消失，代之以斑片状或条索状高回声，仍可见回声增强的脓肿壁。CDFI显示血流信号较前明显减少或无血流信号。

超声诊断思路：患者有肝脓肿的临床表现，若肝内局限性病变的声像图演变符合肝脓肿的病理变化，是超声诊断肝脓肿的有力证据。在临床上，肝脓肿的某一次超声检查通常只反映脓肿形成、吸收和瘢痕化中某一阶段的声像图变化，而各个阶段的病理变化特征不同，肝脓肿的声像图表现复杂，因此连续超声随访及采取经皮穿刺抽吸检查是临床确诊肝脓肿的重要手段。

肝脓肿的CT平扫显示边界呈清楚的圆形或卵圆形肝脓肿低密度区，周边出现不同密度的环形带。增强CT扫描显示脓肿壁出现不同程度的强化改变，而脓肿内部不强化。

病例9

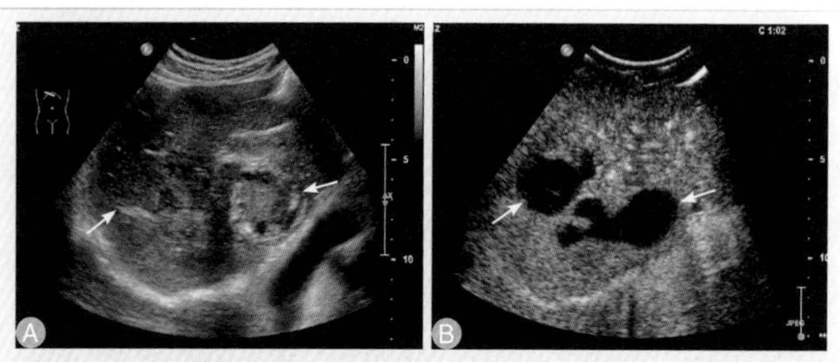

A.剑突下斜断面声像图；B.对应断面的超声造影声像图实质期。

图1-9

问题

请描述图中的异常表现及造影特点。

我的答案

答案

图A显示肝内可见低回声病变，边界不清，形态不规则；图B显示病变边缘相对清晰，病灶内的坏死、液化区无造影剂充盈。患者的病史有利于疾病诊断。

点评

肝脓肿的声像图应与其他肝脏占位性病变相鉴别。转移性肝癌中心坏死的声像图表现和肝脓肿有相似之处，常常需要结合患者的病史、体征和其他检查资料进行分析，必要时还应做穿刺抽吸细胞学或组织学检查。体积较小的肝细胞癌为低回声实性表现，短期随访无声像图的演变过程，部分患者的血清甲胎蛋白呈阳性，增强CT典型者动脉期强化改变。

超声造影自临床应用以来，在肝脏病变中的诊断价值得到广泛认可。由于临床进展的时间不同及抗生素的广泛使用，肝脓肿的二维灰阶声像图常不典型，易与实性占位性病变相混淆。此时，应用超声造影检查则可明确诊断。肝脓肿病灶动脉期呈环形增强，病灶周围及内部分隔上可见正常走行的动脉分支，分隔亦可增强，增强程度与周围肝实质相似。病灶内的坏死、液化区则无造影剂充盈。门脉期及肝实质期，脓肿灶增强区域可较快消退，也可呈现与周围正常肝组织的同步消退表现。超声造影时，肝内的液化坏死灶则更加明显。

病例10

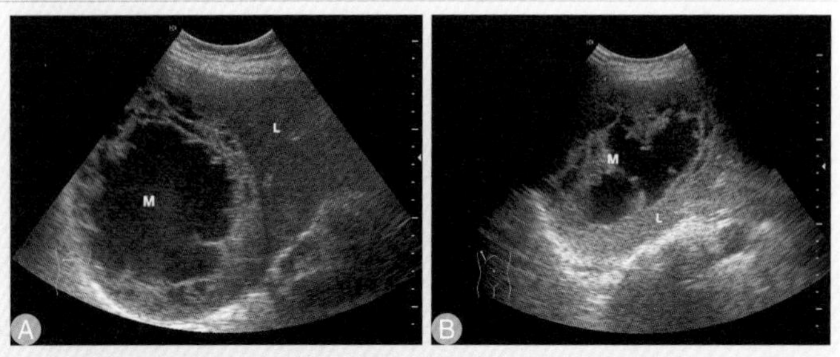

A.剑突下肝脏横断面声像图；B.肝右叶肋间斜断面声像图。M：病变；L：肝脏。

图1-10

问题

1.请描述图中的异常表现、诊断及鉴别诊断。

2.请问如果肝实质受压，病变的位置在哪里？如果病变内出现气体回声，诊断有无改变？

我的答案

答案

1.图中显示肝内复杂性含液性病变，内部可见不规则的低回声和多发强回声分隔。考虑诊断为肝内血肿，鉴别诊断包括肝脓肿、胆汁瘤。

2.如果肝实质受压，说明病变位于肝脏被膜下。如果病变内出现气体，表明存在产气菌的感染，但很难鉴别是否为原发性肝脓肿或血肿继发感染。

点评

肝内血肿的声像图表现依据发生时间的长短而不同。急性期多表现为囊实混合性回声，如果以血凝块为主，则可类似实性肿物回声。随着血凝块逐渐液化，血肿的声像图表现以囊性为主，内部存在不同程度的强回声分隔、“碎屑样”的中低回声，甚至出现液–液平面。最终，大部分血肿可完全液化，声像图表现为囊性无回声。血肿的系列变化一般需数周时间，不同患者存在差异。

肝内血肿的主要鉴别诊断包括肝脓肿、胆汁瘤及转移瘤液化坏死。

病例11

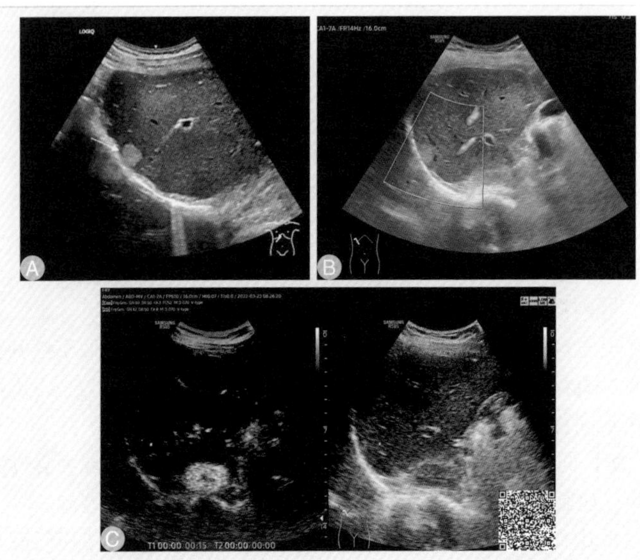

患者，男性，40岁，体检发现肝内结节。A.右肋弓下斜断面声像图；B.右肋间斜断面CDFI表现；C.该结节超声造影动脉期表现（动态）。

图1–11

问题

1.请根据图中表现，提出可能的诊断与鉴别诊断。

2.图B显示肿物内部未见血流信号，请问这种特点对诊断有无显著帮助?

我的答案

答案

1.图中显示肝内均匀的强回声结节，边界清晰锐利，首先考虑诊断为肝血管瘤。肝转移癌、局限性脂肪肝、肝细胞癌也不能完全除外。更为少见的可能诊断包括肝脏局灶性结节增生和肝细胞腺瘤。肝血管瘤通常出现后方回声增强，但其他实性结节也可有类似表现，因此对鉴别诊断无显著帮助。

2.肝血管瘤内部很少探及血流信号，尽管某些结节（肝细胞癌、肝脏局灶性结节增生、肝细胞腺瘤、富血供的肝转移癌）可能显示内部血流信号，甚至血流信号丰富，但仍有很大比例的肝脏实性结节内未显示血流信号。因此，结节内部无血流信号有助于肝血管瘤的诊断，但并不能完全除外其他病变的可能。

点评

肝内最常见的实性良性占位性病变为肝血管瘤，成年人的发病率各个文献不一，为0.4%～20%，女性更常见，约10%的患者为多发。肝血管瘤主要由多发、细小的管道构成，管道内衬血管内皮细胞，管道之间存在纤维分隔，但很少引起临床症状，巨大的肝血管瘤由于占位效应可出现临床症状，甚至破裂出血。有文献报道，由于肝血管瘤对血小板的分离和破坏，成为血小板减少症的罕见病因。

60%～70%的肝血管瘤可出现典型的声像图特征：边界清晰锐利，内部呈均匀的强回声。肝血管瘤多为圆形，边缘可呈“花瓣样”外形，大部分直径<3 cm。较大的肝血管瘤回声常不典型，主要是受瘤体内部纤维化、血栓和组织坏死的影响。很大一部分回声不典型的肝血管瘤表现为中央低回声，呈筛网状，周边回声增强，类似纤细的强回声包膜，这种声像图表现具有特征性，几乎不见于恶性病变。肝血管瘤的另外一个常见声像图表现是后方回声增强，很多学者把后方回声增强误认为是肝血管瘤的特征性改变，实际上相当一部分的肝血管瘤并不出现后方回声增强表现，而许多其他肝内占位性病变可出现后方回声增强。

肝血管瘤增长缓慢，一段时间内的超声随访多无明显变化。但是，有时肝血管瘤的声像图特点也会在短期内发生变化，由强回声变成低回声，这种变化甚至可发生在数分钟内。其他的肝内占位性病变尚未观察到类似变化。

肝内超声发现的均匀强回声结节，临床处理主要取决于患者的病史。对于有肝外恶性肿瘤及慢性肝病病史的患者，医师在诊断肝血管瘤时要小心，应进一步行CT或MRI检查。对于无肝脏恶性肿瘤发病风险的患者，一些学者认为典型的声像图表现即可确诊，无须行进一步的检查和处理，也有的学者认为应进行定期的超声随访或进一步的确诊检查。我们认为对于声像图表现不典型的患者在常规超声检查的基础上，进一步行超声造影检查就可明确诊断。

当各种影像学检查都不能明确诊断肝血管瘤时，可进行穿刺活检。需要注意的是，设计穿刺路径时应包含一部分正常肝组织，起到填塞的作用，防止肝血管瘤穿刺后出血。

病例12

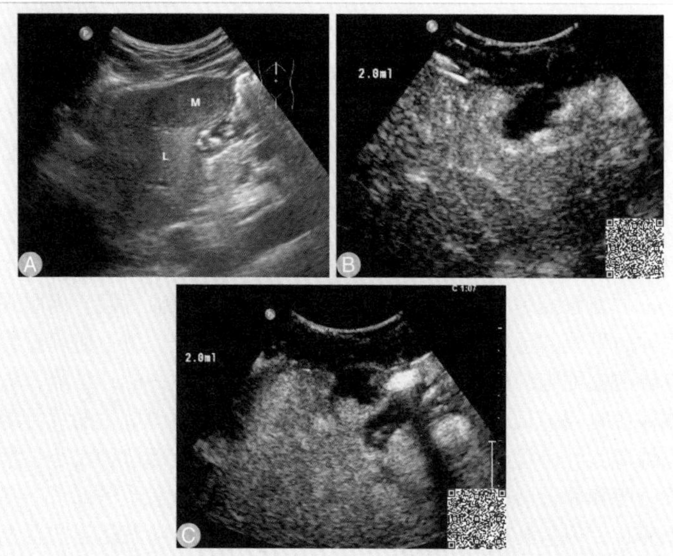

A.剑突下纵断面声像图；B、C.不同时相超声造影声像图（动态）。M：病变；L：肝脏。

图1-12

问题

请描述声像图特点及可能的诊断。

我的答案

答案

图A显示肝左叶低回声结节，形态规则，边界清楚，图B、图C超声造影显示动脉期病灶增强从周边开始逐渐向病灶中心部位扩散。门脉期和实质期病灶周边强化灶可融合成片并继续向病灶中央部位扩散，出现向心性填充改变。“慢进慢出”的超声表现，也是肝血管瘤的特征性表现。所以倾向于最常见的良性血管瘤诊断。

点评

肝血管瘤组织学上分为毛细血管瘤和海绵状血管瘤。肉眼观察肿瘤呈紫红色或蓝色，由大小不等的血窦组成。镜下血窦壁为单层内皮细胞的血管间隙，各间隙之间为厚薄不一的纤维隔，瘤体存在时间越长，肝血管瘤退行性变越严重，瘤内增生的纤维组织越多。肝血管瘤的临床症状取决于肿瘤的发生部位、大小、增长速度和邻近器官的受压情况。肝血管瘤位于肝实质深部者，多无症状；位于肝边缘部分，可有上腹闷胀不适。随着超声的普及应用，多数患者在体检时发现肝血管瘤。

典型的肝血管瘤呈现均匀的强回声结构，边界清晰锐利。对于二维声像图表现不典型的肝血管瘤，如本例患者，可引起超声误诊。此时进行超声造影检查，肝血管瘤会呈现“慢进慢出”的超声表现，即动脉期病灶增强从周边开始逐渐向病灶中心部位扩散。门脉期和实质期病灶周边强化灶可融合成片并继续向病灶中央部位扩散，出现向心性填充改变。最后达到完全填充或仍存在中央的未填充区，这些区域代表了血管瘤内的纤维化或血栓。肝血管瘤的超声造影检查诊断效能与增强CT扫描相似。CT平扫可发现肝脏内边界清楚的圆形或卵圆形低密度灶；增强CT扫描时，动脉期无强化，门脉期和实质期病灶周边出现分散的不规则增强，继而增强灶逐渐向中心扩展，可均匀增强，并达到与正常肝脏相似的密度。

病例13

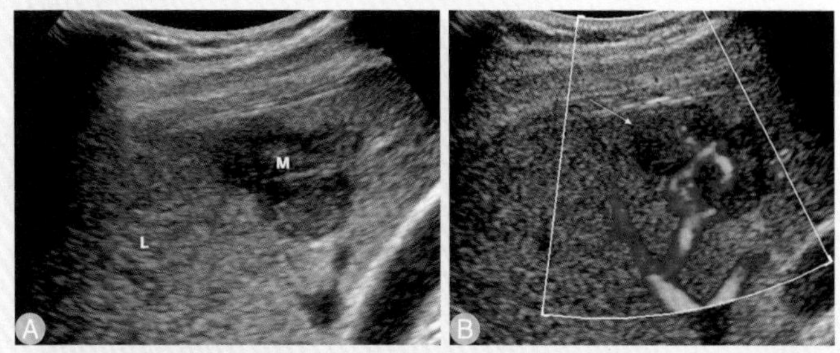

A.肝右叶肋间斜断面局部放大声像图；B.对应切面的CDFI表现。M：病变；L：肝脏。

图1-13

问题

1.请描述图中的超声表现及诊断。

2.根据本病的自然病程，请问其他有助于确诊的检查是什么？

我的答案

答案

1.图A显示右肝被膜下可见低回声结节，边界清晰，周围肝实质回声正常。CDFI显示病灶内血流信号呈“轮辐样”排列，符合肝脏局灶性结节增生。

2.局灶性结节增生为肝脏良性占位性病变，很少引起临床症状。MRI及放射性核素胶体硫扫描有助于确诊。

点评

肝脏局灶性结节增生为肝脏良性肿瘤样病变，由库普弗细胞、肝细胞和胆管结构组成。其发病原因尚不清楚，一种假说认为是局部先天性血管畸形引起肝细胞增生所致。肝脏局灶性结节增生多有中央的星状瘢痕，内部的动脉血管呈“轮辐样”排列。肝脏局灶性结节增生多为超声或CT检查时偶然发现，与肝细胞腺瘤相似，好发于女性患者。但与肝细胞腺瘤不同，肝脏局灶性结节增生和口服避孕药无关，结节很少内部出血或引起其他临床症状，只有体积较大时可引起疼痛。

尽管肝脏局灶性结节增生的超声表现多种多样，但大部分结节呈等回声或接近等回声，其中央的瘢痕很少被超声显示。CDFI或超声造影检查多能显示其特征性的动脉血流分布。超声检查提示肝脏局灶性结节增生时，核素扫描显示病灶区放射性核素浓聚具有诊断意义。MRI能够显示病灶中央的星状瘢痕，也有助于确诊。

病例14

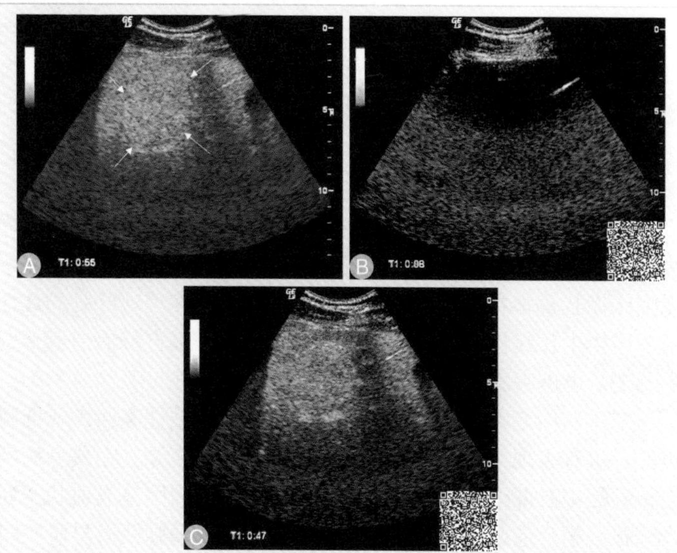

A.肝脏超声造影门脉期声像图；B、C.肝脏超声造影动脉期声像图（动态）。

图1–14

问题

请描述图中的超声表现及诊断。

我的答案

答案

动态图为肝脏超声造影动脉期表现，可见肝脏局灶性结节增生内呈“轮辐样”分布的动脉血管影像，静态图为注射造影剂55秒后的门静脉期声像图，显示肝脏局灶性结节增生与肝实质呈等增强表现。符合肝脏局灶性结节增生的诊断。

点评

肝脏局灶性结节增生多为单发结节，没有包膜，病灶内及周边可见畸形血管，病灶外的肝脏组织正常或基本正常。患者一般无临床症状，多在体检或门诊超声检查时偶然发现。肝脏局灶性结节增生生长缓慢，具有自限性，部分病灶可以自行消退，不发生恶变，也极少发生破裂出血。

二维灰阶超声一般显示为形态欠规则的均质性高回声或低回声区，也有表现为等回声者，通常病灶外周无声晕。在典型病例中，病灶中心部位可见细条索状强回声，并向周围呈放射状排列或分布。超声造影主要表现为病灶中央部位在动脉期极早阶段即出现自中央向周边、放射状显著强化改变，随即，病灶其他部位回声也出现迅速、均匀增强改变，但位于病灶中央的瘢痕组织动脉期不出现强化改变。在门脉期和实质期，病灶回声强度不会出现急剧回升减弱改变，而呈持续强化状态。

本病多为年轻人在体检时发现。临床无明显肝硬化、肝癌症状和体征，肝内见单发孤立型肿瘤，应考虑不排除此症。CDFI检查及血管造影易捕捉到本症特有的异常血管特征。

病例15

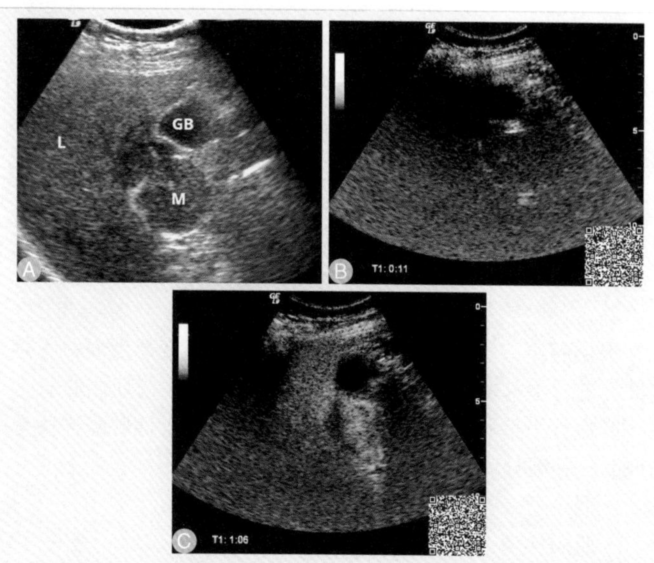

A.二维灰阶声像图；B.超声造影实质期声像图（动态）；C.超声造影延迟期声像图（动态）。L：肝脏；GB：胆囊；M：病变。

图1-15

问题

1.请描述图中的超声表现及诊断。

2.请思考其他有助于确诊的检查。

我的答案

答案

1.图A显示肝脏内低回声占位性病变，紧邻胆囊，形态欠规则，边界清晰。超声造影显示病变在13秒（动脉期）明显不均匀强化，52秒后病灶内强化开始不均匀消退，至1分8秒（动态）时病灶内大部分区域与周围肝实质比较为低增强，因此首先考虑为恶性病变。

2.增强MRI和CT检查有利于辅助诊断，但是确诊还需要穿刺活检。

点评

根据超声造影特点虽然首先考虑为恶性病变。然而，本例患者最终进行手术切除， 病理结果证实为肝血管平滑肌脂肪瘤。

肝血管平滑肌脂肪瘤是一种罕见的肝脏先天性肿瘤样病变。病理上，肿瘤分为4种类型。

· 混合型：各种成分比例基本接近，最多见。

· 肌瘤样型：肿瘤成分以平滑肌细胞为主。

· 脂肪瘤样型：以脂肪组织为主。

· 血管瘤样型：以血管成分为主。

肝血管平滑肌脂肪瘤患者早期无任何症状，不易被发现。当肿块足够大时，可压迫邻近脏器而出现恶心、呕吐、腹胀和右上腹不适等症状。肝血管平滑肌脂肪瘤的二维灰阶超声表现为形态规则，圆形或类圆形肿物，边界清晰。当脂肪含量多时，肿物表现为强回声伴后方衰减；当平滑肌成分多时，肿瘤表现为低回声，内见斑片状或条片状的强回声，后方无明显衰减；当血管成分多时，表现为高回声，与血管瘤相似。由于其组成成分不同，超声造影的表现也会多种多样，甚至类似恶性肿瘤，这也是医师在用超声造影进行检查时，容易被误导的原因。

肝血管平滑肌脂肪瘤有自发性破裂的可能，医师若发现并经影像学怀疑是肝血管平滑肌脂肪瘤时，应根据情况尽早择期手术。对于有症状的患者、肿瘤体积较大的患者更应尽早手术。

病例16

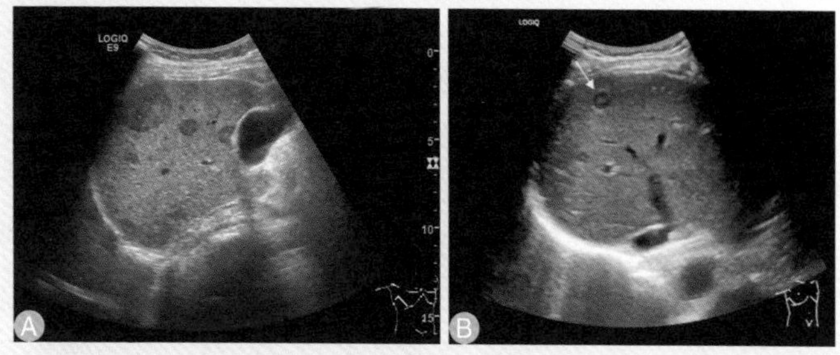

A.患者1肝右叶肋间斜断面声像图；B.患者2肝右叶肋间斜断面声像图。

图1-16

问题

1.请描述图中的异常表现及可能的诊断。如果病变回声分布特点恰好相反，是否仍考虑原诊断？

2.请分析病变周边低回声的形成原因。

我的答案

答案

1.图中显示肝内局灶性占位性病变，呈“靶环征”，考虑为恶性病变，最常见于转移瘤。鉴别诊断包括肝细胞癌、肝脏淋巴瘤、肝脓肿。肝脏局灶性结节增生和肝细胞腺瘤也可有类似表现，但很少见。如果回声分布呈反“靶环征”特点，则很少考虑恶性病变。

2.病变周边的低回声晕环通常代表具有活性的肿瘤组织，也可能包括部分受压的肝实质。

点评

本组病例显示肝内局灶性占位性病变声像图特点为“靶环征”结构，即中央为等回声或高回声，周边为低回声晕环。“靶环征”最常见于肝转移瘤，但是肝细胞癌及肝脏淋巴瘤也可有类似表现，诊断需结合临床病史。最初认为周边的低回声晕环代表受压的肝组织，随后大量经皮穿刺活检证实低回声晕环主要由具有活性的肿瘤组织构成，只有当晕环很薄时，才可能是受压的肝组织。

良性病变很少呈“靶环征”改变，有报道显示，肝脏局灶性结节增生和肝细胞腺瘤可以出现，但远较肝转移瘤少见。当病灶呈中央低回声，周边为等回声或高回声环的反“靶环征”改变时，首先考虑血管瘤的诊断。

病例17

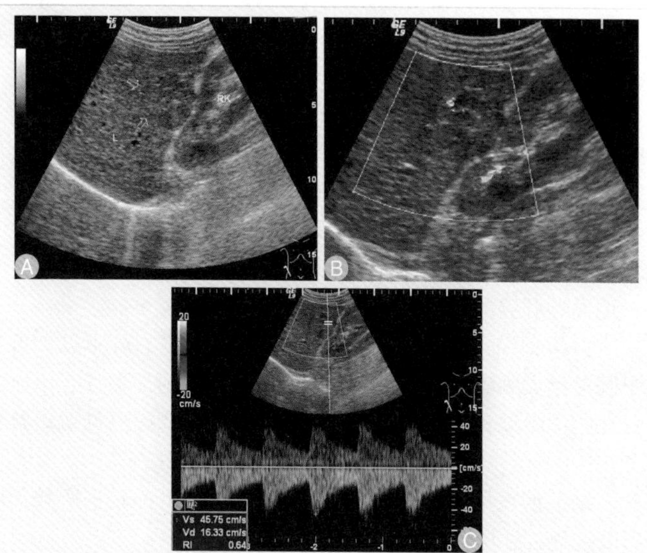

A.肝右叶肋间斜断面声像图；B.对应切面彩色多普勒声像图；C.结节的频谱多普勒声像图。L：肝脏；RK：右肾。

图1–17

问题

1.请描述图中的异常表现及可能的诊断。

2.请问本病的诊断思路及可能的鉴别诊断是什么？

我的答案

答案

1.图中显示肝内单发低回声结节，形态规则，边界清，周边可见低回声晕环；CDFI可见穿支血流；频谱多普勒显示为高阻频谱。诊断：不能排除恶性病变。

2.首先要询问患者病史、有无肝炎等，实验室检查有无异常，鉴别诊断包括肝细胞癌、肝脏淋巴瘤、肝脓肿。肝脏局灶性结节增生和肝细胞腺瘤也可有类似表现，但很少见。

点评

原发性肝癌的大体解剖分型如下。

·巨块型：占肝癌总数的31%～70%，以肝右叶多见，可为单个圆形巨大肿瘤或由数个癌结节融合而成。内部多伴有出血、坏死和胆汁淤滞，容易发生自发性破裂出血，周围可见卫星状癌结节。

·结节型：可单发或多个，可为多中心或肝内转移所致，可伴有肝硬化，肿块与周围组织界线不清楚。

·弥漫型：较罕见，癌结节大小如绿豆至黄豆不等，其数目众多，弥漫分布于全肝。

本例肝细胞癌直径约为3.5 cm，属结节型。其共同的声像图特点为肝内结节呈不均匀高回声或不均匀低回声，边界不甚清晰，外周可以出现不典型声晕或有较薄的不完整高回声带包绕。结节内有丰富的彩色血流信号，绝大部分为高速、高阻动脉血流，如本例所示。

医师在对肝脏肿瘤高危人群进行超声检查时，要特别注意“死角区”的扫查，即肝脏右前叶上段和右后叶上段的膈顶区、肝左外叶、肋骨下的肝表面。当肝脏邻近的组织器官有体积较大的肿瘤时，可紧贴于肝脏，容易误诊为肝脏肿瘤。鉴别诊断的要点是嘱患者做深呼吸，超声可显示肝脏与腹膜后肿瘤之间的相对运动，即肝脏随呼吸上下运动，但是腹膜后肿瘤不随呼吸运动或活动度微弱。肝癌患者有突发性剧烈腹痛伴腹膜刺激征或休克时，应考虑自发性破裂出血可能。

病例18

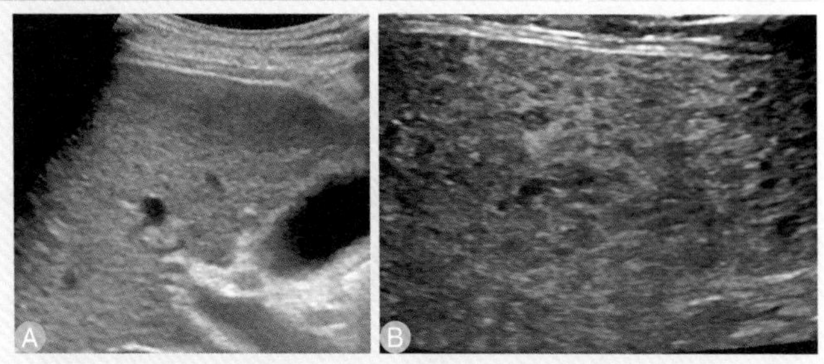

A.患者1经胆囊纵断面声像图；B.患者2肝实质局部放大声像图。

图1–18

问题

1.请问图中分别选用了哪种探头？

2.请问本病应与哪些疾病进行鉴别诊断，多普勒超声在本病诊断中的价值如何？

我的答案

答案

1.图中分别选用了常规腹部凸阵探头和高频线阵探头。高频线阵探头更加清晰地显示了肝实质回声增粗、增强，内部“结节样”改变，增加了诊断肝硬化的信心。如果采用组织谐波成像进行检查，则会显示得更加清晰。

2.引起肝脏类似的弥漫性改变除肝硬化外，还需考虑肝转移癌、肝脏淋巴瘤、弥漫性肝癌、不均匀脂肪肝。对于可疑的肝硬化患者，CDFI有助于发现门静脉系统的血流动力学变化，如血流方向、有无侧支循环等。

点评

肝硬化属于肝实质的弥漫性病变，包括肝细胞的坏死、再生及纤维化形成。根据再生结节的大小可分为小结节型肝硬化，肝内再生结节直径＜1 cm；大结节型肝硬化，肝内再生结节直径＞1 cm。肝硬化的超声表现包括肝脏包膜不光滑、呈“结节样”，肝实质回声增粗、增强，多发“结节样”改变，肝尾叶和肝左叶增大，肝右叶萎缩。此外，还可见到腹腔积液、脾大、门–体侧支循环形成等门静脉高压征象。

早期肝硬化的声像图表现不敏感，如合并腹腔积液，则肝脏表面不光滑，呈“结节样”改变的特点可能显示得更清晰。改用高频线阵探头，如图B所示，也可使肝脏表面及肝实质的回声改变显示得更清晰，提高超声诊断的敏感度，弥补常规腹部探头的不足。值得注意的是，某些活检证实的肝硬化也可能表现为正常肝脏声像图。

病例19

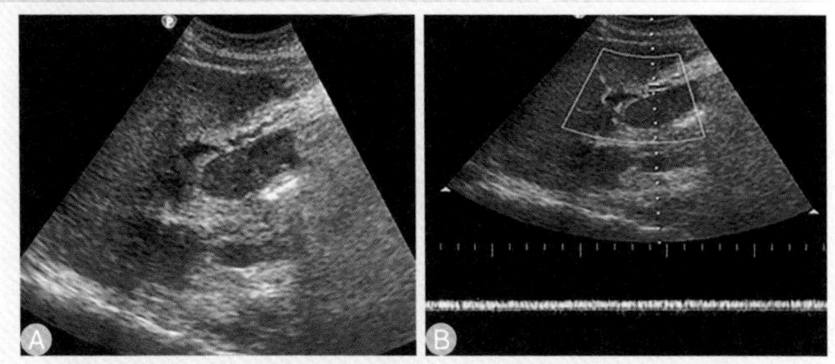

A.左肝纵断面二维灰阶声像图；B.左肝纵断面CDFI表现。

图1-19

问题

1.请描述图中的异常表现，与门静脉的连接关系如何?

2.请思考本例血流的方向及转归是什么?

我的答案

答案

1.图中显示肝圆韧带内血管结构，提示脐静脉开放。脐静脉连接门静脉左支矢状部。

2.脐静脉开放代表门–体侧支循环形成，因此血流自门静脉沿脐静脉向肝外流出，达脐部皮下与腹壁浅静脉（腹壁下静脉、腹壁上静脉）交通，最终流入腔静脉。

点评

脐静脉开放是最容易被超声显示的门–体侧支循环，其位置恒定，位于肝圆韧带内，总是与门静脉左支矢状部相连。部分正常人进行超声检查时可显示闭塞的脐静脉，呈“条带样”低回声，但其宽度不超过3 mm，无血流信号填充。

脐静脉肝外段走行在腹壁最深层，恰位于腹膜外，向下直达脐部。脐静脉离肝后分支成脐旁静脉。体格检查时的“海蛇头征”指脐周明显迂曲扩张的浅静脉，代表脐静脉与腹壁浅静脉的交通支开放。

病例20

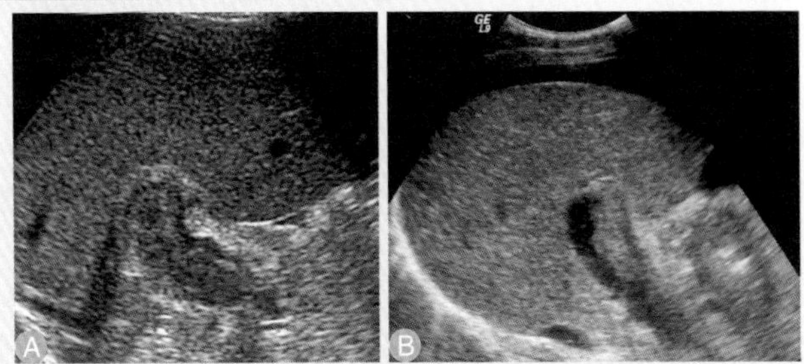

A.患者1肝门长轴断面声像图；B.患者2肝门长轴断面声像图。

图1-20

问题

1.请描述图中的异常表现及诊断。

2.请给出本病常见的病因。

我的答案

答案

1.图中显示门静脉内等回声填充，呈局灶性或弥漫性分布，符合门静脉内血栓形成。

2.任何原因引起的高凝状态、转移性疾病、腹部感染或外伤、妊娠患者均可能发生门静脉血栓。

点评

门静脉血栓可表现为高回声、等回声、低回声或无回声。如果二维灰阶声像图显示清晰，则超声诊断简单容易。但是，低回声及无回声血栓有时很难与正常情况下门静脉内的低水平回声相鉴别，需要行CDFI检查帮助诊断。闭塞性血栓时，该段门静脉内血流信号完全缺失；未完全闭塞的血栓，门静脉内可见细窄的血流信号。CDFI的局限性在于低速血流可能难以被显示，超声检查时应注意调节多普勒超声的敏感度，避免技术原因导致的无血流信号伪像。进食后门静脉血流速度增加，因此餐后进行超声检查有助于门静脉血流的显示。此外，增加下腹部压力也可使门静脉血流速度加快。如各种方法均无法有效地改进门静脉血流显示率，还可行超声造影进一步确诊。

病例21

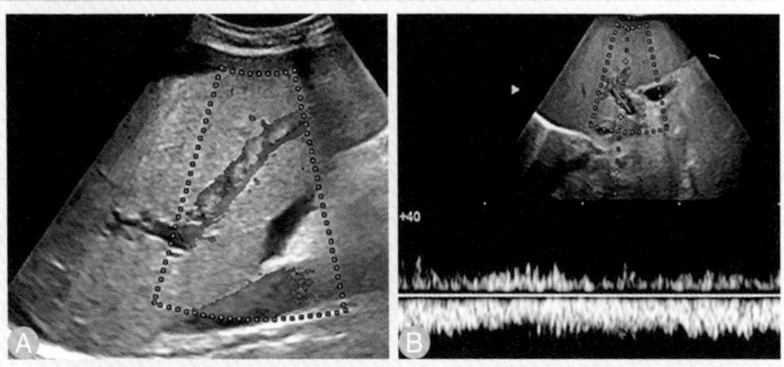

A.肝右叶斜断面CDFI表现；B.对应切面的频谱多普勒声像图。

图1–21

问题

1.请指出图中所示的血管名称，有无异常表现。

2.请给出引起这种异常的最常见疾病，这种异常最常见于左肝还是右肝？

我的答案

答案

1.图中显示肝内并行排列的两条血管，一条为肝动脉，另一条为门静脉。血管内不同颜色的血流信号代表门静脉内出现反流，正常情况下二者应该同为入肝方向的血流。

2.肝硬化门静脉高压最容易出现门静脉反流。由于脐静脉开放是常见的门–体侧支循环，因此右肝内的门静脉常见反流，沿门静脉分支至左肝，而左肝门静脉的血流方向不变，沿脐静脉直接进入体循环。

点评

正常情况下，门静脉为入肝血流。弥漫性肝病，门静脉血流阻力增加，门静脉压力增高以保持足够的肝内灌注。随着门静脉压力进一步增加，门–体侧支循环开放。另外，随着肝内病变的进展，微循环结构的破坏和压力增加，使得肝动脉血流不能有效地通过肝窦进入肝静脉，进而分流入门静脉，使得门静脉出现反流。实际上，此时门静脉成为肝脏血流的流出道。门静脉反流首先出现在周边小分支，随病程进展逐渐发展到中央门静脉，甚至是门静脉主干。

病例22

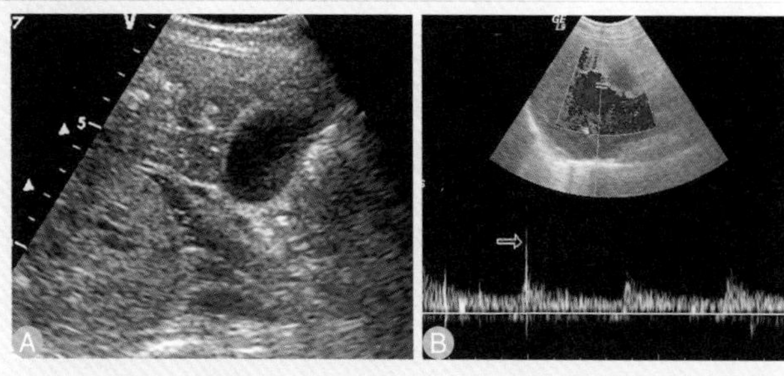

A.经门静脉二维灰阶声像图；B.对应的脉冲波多普勒声像图。

图1–22

问题

1.请问多普勒频谱有何异常表现及其重要性？该异常表现如果发生在健康患者时，是否需要治疗？

2.请问超声下一步检查部位及原因是什么？

我的答案

答案

1.多普勒频谱可见短暂、高幅度的信号，呈刺状叠加于正常门静脉血流频谱之上。符合门静脉积气的超声表现，最可能提示患者肠壁缺血坏死。该异常表现如果出现在健康患者时，无须特殊治疗，临床随访即可。

2.超声应该进一步扫查患者腹部，寻找有无肠壁增厚的病变。结合临床分析，患者是否存在肠壁缺血的情况。

点评

门静脉积气常与肠壁缺血有关，一般认为肠壁的产气细菌感染，气泡随毛细血管经肠系膜血管进入门静脉内。肠壁缺血合并门静脉积气时表示病情加重，预后不佳。然而，临床上有多种情况可出现门静脉积气，如肠道憩室炎、肠管扩张、肠梗阻、溃疡性肠炎、炎症性肠病、肥厚性幽门狭窄、慢性阻塞性肺病，以及消化道内镜检查和钡灌肠检查术后。这些情况下的门静脉内气体多由肠道内的微气泡直接进入门静脉细小分支所致，因此并不影响预后。

常规二维灰阶超声及多普勒超声显示均能发现门静脉积气。典型门静脉积气的二维灰阶声像图显示为门静脉主干或其细小分支内的点状、随血流移动的强回声。在肝脏周边，门静脉内气体可聚集排列，形成线状强回声，类似胆道内积气表现。脉冲波多普勒显示门静脉内气体信号为短暂、间断出现的强信号，叠加在正常门静脉频谱之上。信号来源于门静脉内的气体，其方向及速度与门静脉血流相似。有时，门静脉内气体破裂，会产生假性的高速血流信号，显示为频谱线上的高刺状信号（图B箭头）。由于多普勒信号对于门静脉内气体有较高的敏感度，所以患者多无须进行腹部X线片甚至CT检查。

病例23

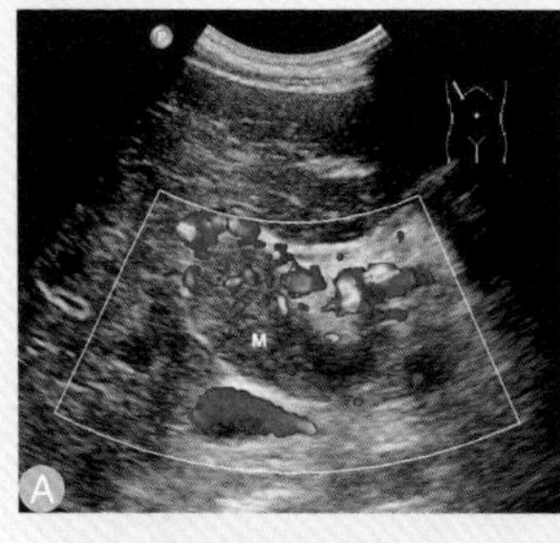
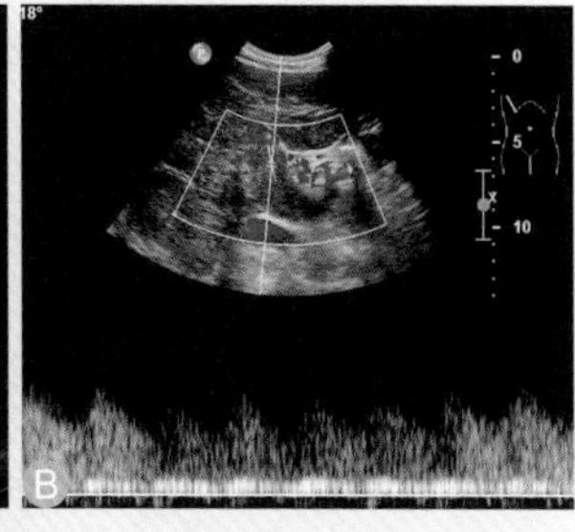

A.肝门处门静脉长轴彩色多普勒血流声像图；B.肝门处门静脉长轴频谱多普勒声像图。M：病变。

图1–23

问题

1.请描述图中的异常表现及可能的诊断。

2.请问此时进行穿刺活检是否安全?

我的答案

答案

1.图中显示门静脉明显扩张增宽，腔内充满等回声栓子。CDFI及PW显示栓子内动脉血流信号，提示门静脉内栓子并非单纯的血栓，考虑为瘤栓。

2.门静脉内栓子的活检很安全，能够迅速明确诊断并有助于肿瘤的分期。

点评

门静脉内的瘤栓多由肝内细小分支开始出现，并逐渐向门静脉主干内生长。门静脉主干内的瘤栓由动脉供血，因此可探及动脉血流信号，典型者动脉血流方向与正常门静脉的血流方向相反。门静脉瘤栓内的动脉血流信号并非总能够被CDFI及PW显示，因此常规CDFI及PW未见栓子内血流信号时，不能肯定栓子为单纯的血栓。门静脉内的瘤栓通常引起门静脉管腔的扩张，而血栓则不会。此外，瘤栓内常可见小的无回声，血栓内则很少见。当常规超声鉴别困难时，超声造影显示门静脉栓子在动脉期强化有利于瘤栓的诊断。

病例24

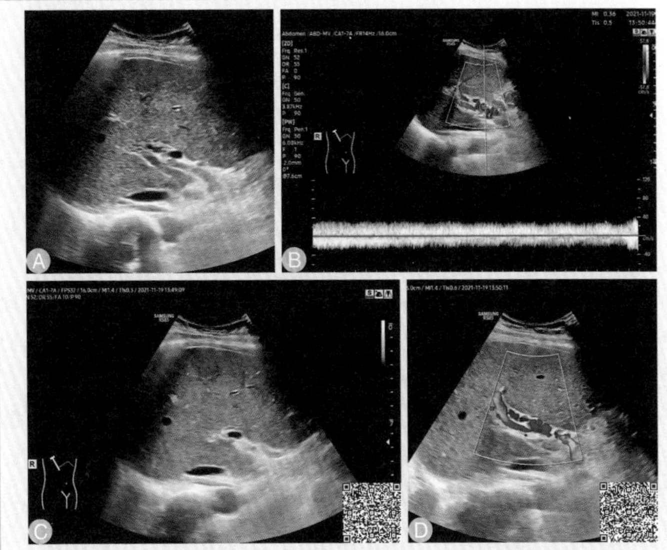

A.肝门处二维灰阶声像图；B.肝门处频谱多普勒声像图；C.二维超声肝门区（动态）；D.肝门区彩色多普勒血流（动态）。

图1–24

问题

1.请问肝门区的“蜂窝样”结构是如何形成的？其内的血流方向如何？

2.请问“蜂窝样”结构与门静脉及肝动脉的位置关系如何？

我的答案

答案

1.肝门区的“蜂窝样”结构代表侧支循环血管，称作门静脉海绵样变性，继发于门静脉血栓，其血流方向为入肝血流。

2.门静脉海绵样变性多位于肝门区门静脉和肝动脉的前方。

点评

门静脉血栓形成后周围侧支循环建立，维持门静脉的入肝血供。当侧支循环血管管径足够大时能够被超声显示，声像图表现为多发迂曲的管样结构，称作门静脉海绵样变性。

大部分情况，门静脉周围海绵样变性的侧支循环血管与血栓栓塞的门静脉同时显示。当栓塞的门静脉纤维化变细，或内部血栓呈等回声表现时，声像图不易辨认。如果此时门静脉周边仅存在一条侧支循环血管，则容易将侧支循环血管误认为正常的门静脉。识别的方法是观察血管与肝动脉的关系，正常门静脉位于肝动脉的深方，而侧支循环位于肝动脉的前方。另外，也应避免将门静脉侧支血管误认为迂曲走行的肝动脉，PW有助于识别。门静脉周围的侧支循环主要位于肝十二指肠韧带内，偶尔位于胆总管壁内，造成胆总管壁增厚。

病例25

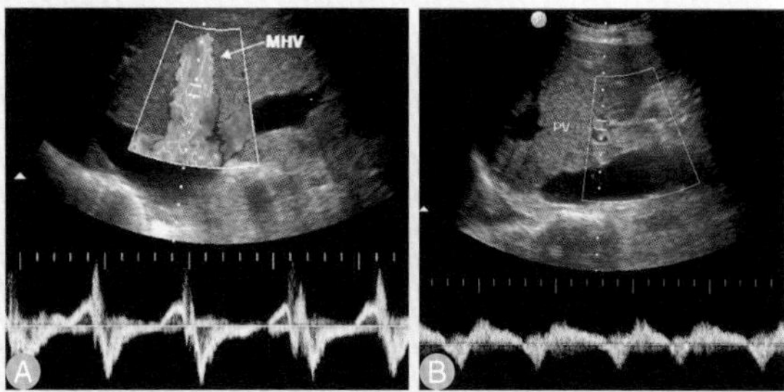

A.肝静脉频谱多普勒声像图；B.门静脉脉冲波多普勒声像图。MHV：肝中静脉。

图1–25

问题

1.请问肝静脉频谱形态有何异常表现，提示什么？

2.请问门静脉频谱形态有何异常表现，提示什么？

我的答案

答案

1.肝静脉频谱形态显示向心方向的收缩期S波消失，仅存在舒张期D波，提示三尖瓣反流。

2.门静脉频谱形态呈异常的“搏动样”改变，提示肝脏淤血。

点评

正常肝静脉的频谱呈三相波，除右心房收缩期外，肝静脉内的血流均流向心脏。图A显示仅舒张期D波血流信号，其余的心动周期内血流逆流入肝脏，意味着肝血窦血流瘀滞。

正常肝脏门静脉不受心脏搏动的影响，其频谱形态仅显示轻微的搏动性。当肝脏血窦淤血时，右心房的搏动可传至门静脉，引起门静脉血流频谱出现明显的搏动性。尽管正常人，特别是体型较瘦者的门静脉血流也可呈现少许搏动性变化，但是门静脉最大血流速度降至0，甚至达基线以下时，则为明显异常，提示右心功能不良。

（崔立刚　孟　颖　葛喜凤）

第二章 2

胆囊及胆道系统解剖及病例声像图分析

病例1

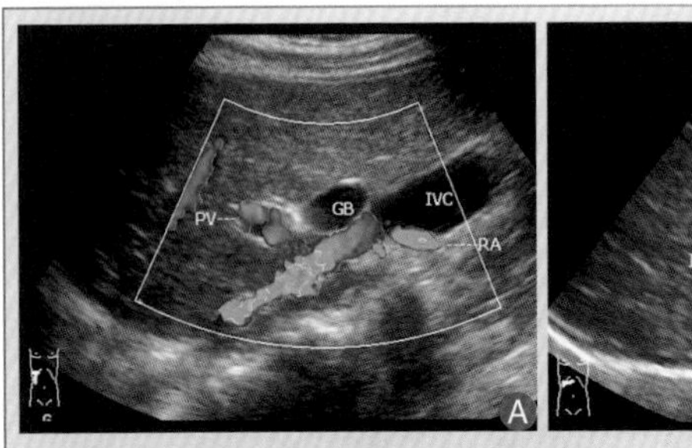

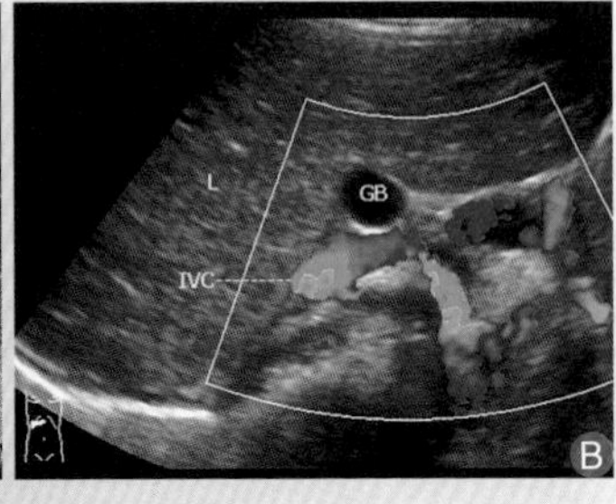

A.经胆囊纵断面声像图；B.经胆囊横断面声像图。PV：门静脉；GB：胆囊；IVC：下腔静脉；RA：肾动脉；L：肝脏。

图2-1

问题

1.请问图中有何异常表现，最可能的诊断是什么？

2.请问需要鉴别的情况有哪些？

我的答案

答案

1.图中显示胆囊体积较小，壁光滑。纵断面及横断面均位于肝组织内，考虑诊断为肝内胆囊变异。

2.肝内胆囊变异的诊断要与胆囊萎缩、胆囊多发分隔相鉴别。

点评

胆囊先天性异常的种类很多，可单独存在，也可数种异常同时并存。先天性胆囊异常多无临床症状。最常见的胆囊异常为胆囊内分隔，即胆囊腔内存在横向或纵向的不完全分隔。此外，胆囊体积较大时，可见胆囊褶皱，即胆囊腔内形成1～2个高回声皱襞，将胆囊分隔成2个或3个腔隙，存在胆囊结石时，结石可能被褶皱分隔。

当多断面和多体位扫查时，胆囊壁未见游离部分，完全被肝组织包被，称为肝内胆囊变异。肝内胆囊变异体积一般较小，要注意与各种原因引起的胆囊萎缩相鉴别。胆囊萎缩时，胆囊壁往往增厚，其位置仍位于胆囊床，与十二指肠关系密切。肝内胆囊变异尽管胆囊体积较小，但是胆囊壁光滑菲薄。仔细观察，仍可见胆囊颈部指向门静脉右支，有助于鉴别诊断。

病例2

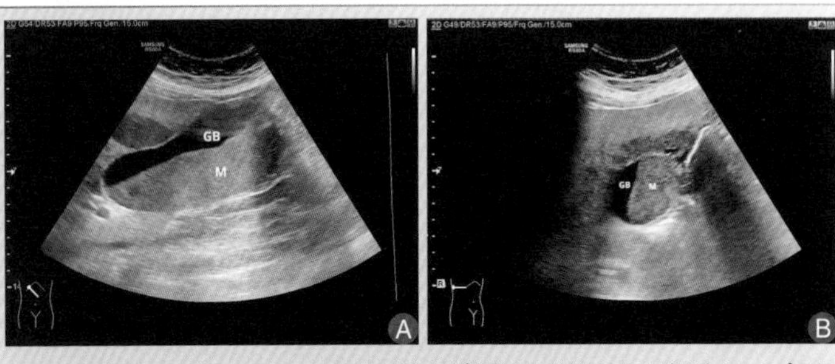

男性患者，53岁。A.经胆囊纵断面声像图；B.经胆囊横断面声像图。GB：胆囊；M：病变。

图2-2

问题

1.请问图中所示异常表现在患者变动体位时是否移动？

2.请问胆囊内出现异常回声的原因是什么，是否需要手术？

3.请问其他可能引起类似声像图改变的原因是什么？

我的答案

答案

1.图中显示为胆囊内胆泥回声，随患者体位改变而受重力影响向低垂部位移动。

2.胆泥是由于胆汁内晶体沉积，特别是胆固醇晶体和胆红素钙盐沉积所致，通常可自行消失而无须手术。

3.胆囊内出血或积脓都可引起相似的声像图改变。

点评

胆囊内胆泥由稠厚胆汁组成，主要成分为胆固醇结晶和胆红素钙盐颗粒。声像图表现为胆囊腔内的中等回声，如“泥沙样”呈层状分布于胆囊低垂部位，与胆汁分界处表面平直。某些患者的胆泥可充满胆囊腔。胆泥不附着于胆囊壁，可随体位沿重力方向移动。但是，当其十分黏稠时，移动需缓慢并耐心观察。大部分情况下，胆泥回声均匀，无后方声影。当胆泥内或其后方出现淡声影时，则应考虑合并胆囊结石。胆囊内出血或积脓的声像图表现类似胆泥，但是很少见。

通常认为胆泥的形成与胆囊收缩功能受损有关。常见引起胆泥形成的情况有：妊娠、长时间禁食、全胃肠外营养、体重下降过速。某些药物如头孢曲松、环孢菌素、奥曲肽也与胆泥形成有关。

胆泥的自然病程改变多样。约50%的患者无任何临床症状，并且当诱因去除后，胆泥可自行消失。约40%的患者，胆囊内胆泥呈周期性的增多和减少。只有一小部分患者将最终导致胆囊结石形成。

即使未合并胆囊结石，胆泥也可引起临床症状，包括胆绞痛、无结石性胆囊炎及胰腺炎。

病例3

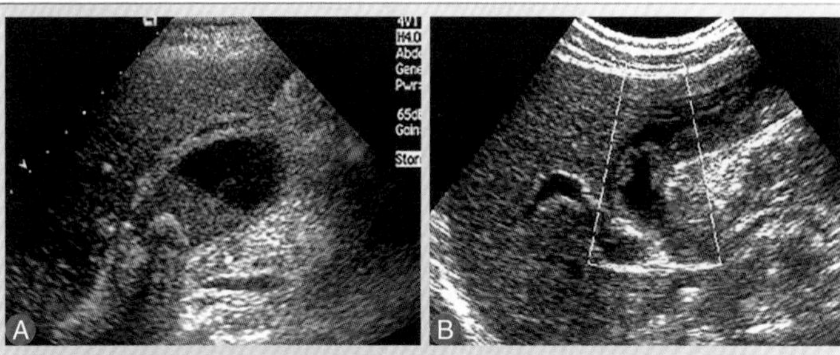

A.男性患者，20岁，胆囊纵断面声像图；B.男性患者，40岁，胆囊纵断面声像图。

图2-3

问题

1.请描述图中的异常表现，这种表现是否常见？

2.请问图中可能的诊断及诊断依据是什么？超声墨菲征（Murphy sign）一定是阳性吗？

我的答案

答案

1.图A显示胆囊壁增厚，局部黏膜连续性中断，形成溃疡，此外，胆囊腔内可见胆泥及结石。胆囊周围可见少量积液。图B显示胆囊壁黏膜脱落。如图所示的胆囊壁黏膜溃疡及脱落临床不常见。

2.患者胆囊壁增厚，黏膜溃疡形成伴脱落提示急性坏疽性胆囊炎。此时，超声墨菲征多为阴性。

点评

急性胆囊炎的并发症包括胆囊壁坏死（表现为胆囊黏膜溃疡、出血，甚至脱落）和穿孔。典型的急性胆囊炎声像图表现为胆囊壁对称性均匀性增厚，胆囊体积增大。随病程进展，胆囊壁增厚逐渐不对称，增厚胆囊壁呈“多层样”改变。当黏膜出现坏死溃疡时，声像图可见黏膜连续性中断。当黏膜下出血增多，胆汁沿溃疡面进入黏膜下层时，导致黏膜分离、脱落入胆囊腔。急性胆囊炎的这些超声征象尽管少见，一旦出现则提示胆囊壁坏死、坏疽性胆囊炎。此时，患者胆囊穿孔及病死率均明显增加，需临床紧急处理。坏疽性胆囊炎的另一种表现是胆囊壁局限性向外凸出，可能是胆囊腔内压力增加，局部胆囊壁薄弱所致。胆囊周围有极少量液体包裹，多提示伴有局部腹膜炎。胆囊壁穿孔导致的胆囊周围积液，液体可沿肝脏边缘蔓延，甚至延续至右下腹。

病例4

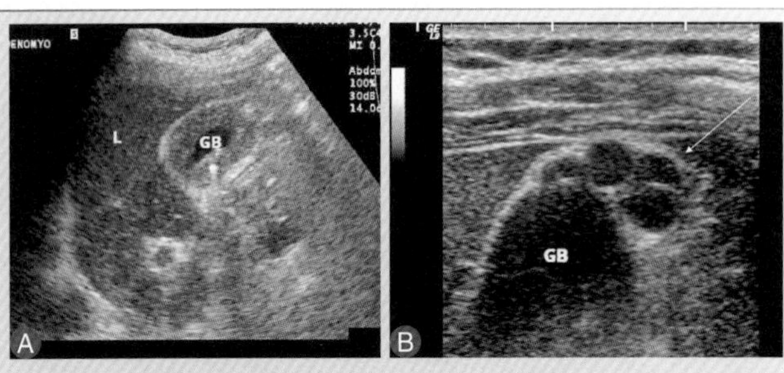

A.患者1胆囊纵断面声像图；B.患者2胆囊纵断面胆囊底部声像图。L：肝脏；GB：胆囊。

图2–4

问题

1.请描述图中的异常表现，是否为结石所致？

2.请问图中的病理基础是什么？是否需要治疗？

我的答案

答案

1.图A可见胆囊壁增厚，壁上散在分布点状强回声伴后方“彗星尾征”。图B胆囊底部局部明显增厚，内部呈多发“分隔样”的无回声结构。这些声像图表现符合胆囊腺肌增生症，非结石所致。

2.图中胆囊壁改变的病理基础是罗-阿窦的增生及其内部胆固醇结晶沉积。一般胆囊腺肌增生症患者无临床症状，无须特殊治疗。

点评

胆囊腺肌增生症属于胆囊壁增生性疾病，病理特点为胆囊黏膜形成小的“憩室样”结构突入到增厚的胆囊肌层内，“憩室样”结构称为罗-阿窦。胆囊腺肌增生症与胆囊结石无关，男女发病率无差异。本病为良性胆囊壁增生疾病，既往认为无恶变可能，但是新近相继有胆囊腺肌增生症发生癌变的报告，癌变率达3%~6%，特别是节段型胆囊腺肌增生症。

胆囊腺肌增生症按累及胆囊壁范围分3种类型：弥漫型、节段型和局灶型。弥漫型胆囊腺肌增生症的声像图表现为胆囊壁明显增厚，也可能增厚的胆囊壁不足以被超声显示。节段型胆囊腺肌增生症表现为胆囊壁局部环形增厚，增厚的胆囊壁可能将胆囊腔分隔为两部分，其中位于胆囊底部一侧的胆囊腔内容易发生胆汁淤积，从而好发胆囊结石。局灶型胆囊腺肌增生症表现为胆囊底部局部胆囊壁“结节样”增厚。大多数情况下，“囊样”增生的罗-阿窦体积很小，不能被超声清晰地分辨。但是，增生的罗-阿窦内常伴随胆固醇结晶沉积，声像图显示出典型的“彗星尾征”伪像。

大部分胆囊腺肌增生症通过超声即可确诊。如出现弥漫性胆囊壁增厚而无明显的罗-阿窦“囊样”增生及胆固醇结晶沉积的声像图表现时，应想到胆囊癌的诊断。此时，手术切除可能是明确诊断的唯一方法。

病例5

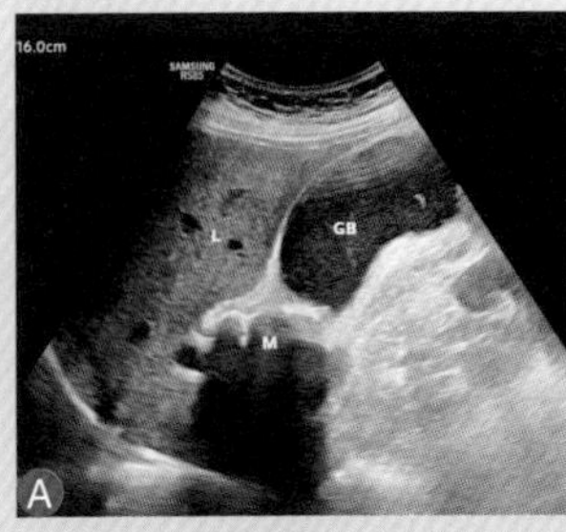

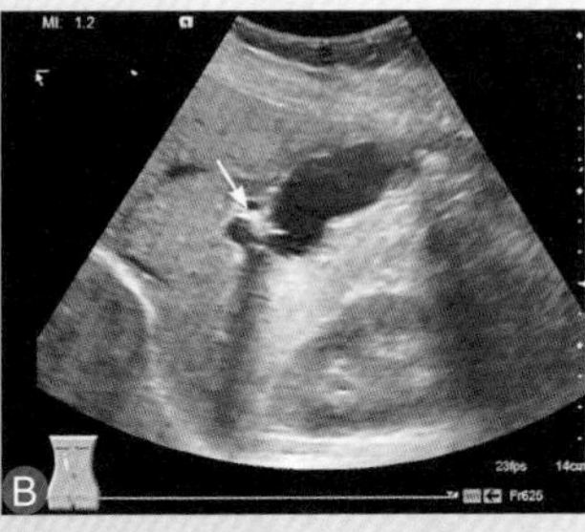

A.患者1的胆囊纵断面声像图；B.患者2的胆囊纵断面声像图。L：肝脏；GB：胆囊；M：病变。

图2-5

问题

1.请问图中显示的胆囊结石有何异常？造成胆囊结石超声检查假阴性的可能原因是什么？

2.请问超声诊断胆囊结石的阳性预测值是什么？胆囊核素扫描有无帮助？

我的答案

答案

1.图中均可见强回声胆囊结石，特殊之处是结石嵌顿于胆囊颈部。引起胆囊结石超声假阴性表现的可能原因包括：餐后胆囊收缩、右上腹区肠管明显积气、患者肥胖、患者无法转动体位配合、结石过小及结石嵌顿于胆囊颈部。

2.由于胆囊结石具有特征性的声像图表现，所以超声诊断的阳性预测值可高达100%。当超声检查不能明确诊断时，胆囊核素扫描有助于胆囊结石的诊断。

点评

胆囊结石声像图表现为无回声的胆囊腔内出现局灶性强回声伴后方声影，超声诊断容易。然而，当结石嵌顿于胆囊颈部或胆囊管内，此时周围无胆汁包绕则显示相对困难。从解剖位置上看，大多数胆囊颈部位于胆囊体的后上方，因此患者处于平卧位时，胆囊结石常滞留于此。而让患者转动体位时，在重力的作用下，多数结石可自胆囊颈部向胆囊腔内移动。嘱患者由平卧位改变为左侧卧位时，大多数情况下可诱发胆囊结石的移动。如果胆囊结石移动不明显，则让患者继续左侧卧位，直至接近俯卧位，必要时配合探头在体表处的振动，几乎能够捕捉到所有的结石移动。在患者接近俯卧位造成超声扫查困难的情况下，嘱患者自俯卧位转回至左侧卧位或平卧位，可显示胆囊结石自胆囊底部移动至胆囊体部或颈部的声像图。另一种有助于显示胆囊结石移动的体位是：患者由仰卧位变为站立、身体前倾位，使胆囊底部位于最低处。

进行上述体位改变后，某些胆囊颈部结石仍未移动，此时可造成假阴性的诊断。常见的情况除胆囊结石梗阻性嵌顿于胆囊颈部外，胆囊颈部的黏膜褶皱也可形成一过性的结石包裹。为了避免漏诊，胆囊结石患者在进行超声扫查时，医师应仔细观察胆囊颈部。肋下利用胆囊底部扫查或沿肋间隙通过肝脏做声窗扫查，都能很好地显示胆囊颈部。

病例6

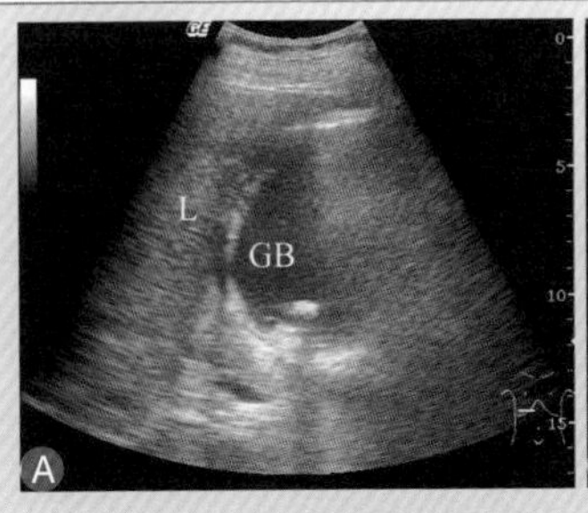

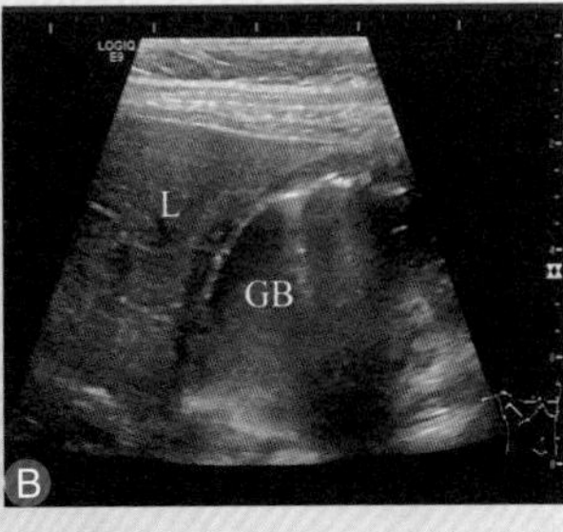

A.男性患者1胆囊纵断面声像图；B.男性患者2胆囊纵断面局部放大声像图。GB：胆囊；L：肝脏。

图2-6

问题

1.请描述图中的异常表现，这种异常在男女之间有无差异？

2.请问患者应进行药物治疗还是手术治疗？其他引起相似声像图特点的胆囊病变是什么？

我的答案

答案

1.图中显示胆囊腔内局限性强回声位于胆囊前壁下方，后方可见不清晰声影（图A）及多重反射伪像（图B）。这些征象考虑提示胆囊腔内积气，结合患者胆囊壁增厚，考虑为急性气肿性胆囊炎，好发于男性。

2.急性气肿性胆囊炎提示胆囊炎症严重，需紧急手术处理，如患者无法接受手术，也需进行经皮胆囊造瘘术。其他引起相似声像图改变的情况包括陶瓷胆囊、胆囊充满型结石。

点评

气肿性胆囊炎罕见，为严重的复杂性、进展性胆囊炎，老年人且合并基础血管病变的患者容易出现。一般认为，胆囊壁缺血基础上继发产气菌感染为其发病原因，多见于患有糖尿病且无胆囊结石的患者。气肿性胆囊炎发生胆囊穿孔的概率显著增加，所以一旦诊断明确就应紧急手术，除非存在明显的手术禁忌证。如果患者不能耐受手术，则需行经皮穿刺引流置管术。

气肿性胆囊炎的声像图表现可以与陶瓷胆囊、胆囊充满型结石相似，都可以表现为胆囊前壁下的弧形强回声伴后方声影。但多数情况下，气体回声更强，后方声影不清晰并可以产生多重反射伪像，依此可以与后两种情况相鉴别。

病例7

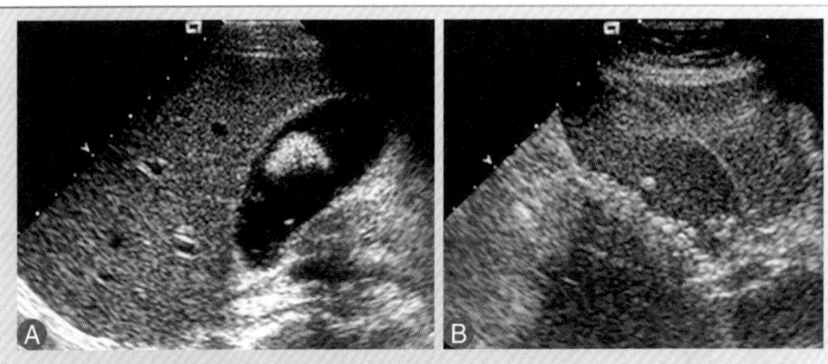

A.患者1胆囊纵断面声像图；B.患者2胆囊肋下斜断面声像图。

图2-7

问题

1.请问图中所示的少见声像图表现是什么？能否预测这两名患者胆结石的成分？

2.请问这种表现是否常见？在什么情况下会发生这种表现？

我的答案

答案

1.图中均可见胆囊结石表现，但是胆囊腔内可见结石漂浮于胆汁内。大部分情况下，声像图表现无法预测胆囊结石成分。然而，胆固醇结石比重轻可漂浮于胆汁内，由此可预测本例为胆固醇性结石。

2.漂浮性胆结石少见，只有当结石的比重低于胆汁的比重时才可发生。

点评

在口服胆囊造影成像的时代，胆囊结石漂浮于胆囊腔内并不少见。因为此时胆汁内为高密度的造影剂，比重增加，造成胆囊结石漂浮。目前，口服胆囊造影成像已被淘汰，所以胆汁比重大于胆结石比重的情况很少发生。只有一种情况例外，即患者静脉注入碘造影剂后，部分被分泌入胆囊，引起胆汁比重增加。

病例8

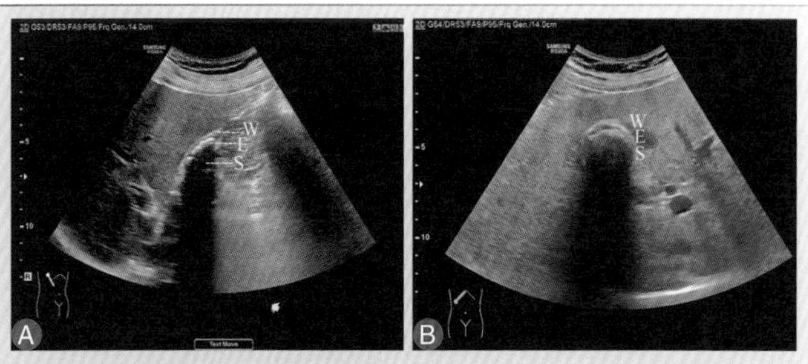

A.患者1胆囊纵断面声像图；B.患者2胆囊横断面声像图。

图2-8

问题

1.请描述图中的异常表现，其诊断是什么？

2.请问CT及腹部X线检查发现本病的敏感度如何？

我的答案

答案

1.图中的异常表现：弧形的强回声伴后方清晰的声影，前方可见胆囊壁回声。三者形成典型的“壁–结石–后方声影（wall-echo-shadow）”，即“WES征”。诊断为胆囊充满型结石、胆囊萎缩。

2.CT检查发现胆囊结石的敏感度低于80%，而腹部X线片的发现率低至15%。

点评

超声检查应用范围很广，其优势在于容易获取、价格低廉、无放射性损伤。对于胆囊结石的检查，超声检查优于其他影像学检查方法。提高超声诊断胆囊结石的敏感度，重要的一点在于识别非典型结石。非典型结石的情况包括胆囊结石充满胆囊腔，此时胆囊腔内无胆汁充盈而变得不易识别。声像图表现为强回声结构伴后方声影，与含气肠管的声像图表现相似，需要进行鉴别。

超声鉴别的一种方法是识别“WES征”。此征包括有回声的胆囊壁、胆囊结石形成的强回声及后方声影，最常见于胆囊充满结石的情况。偶尔，含气肠管也可形成“WES征”表现。超声鉴别的另一种方法是识别声影的性质，结石产生的声影明显，边界清晰，而气体产生的声影边界模糊，声影不清晰，称为不干净声影（dirty shadow）。最后，判别胆囊的解剖位置也很有帮助。胆囊总是位于肝脏的脏面，左右叶间裂附近。

病例9

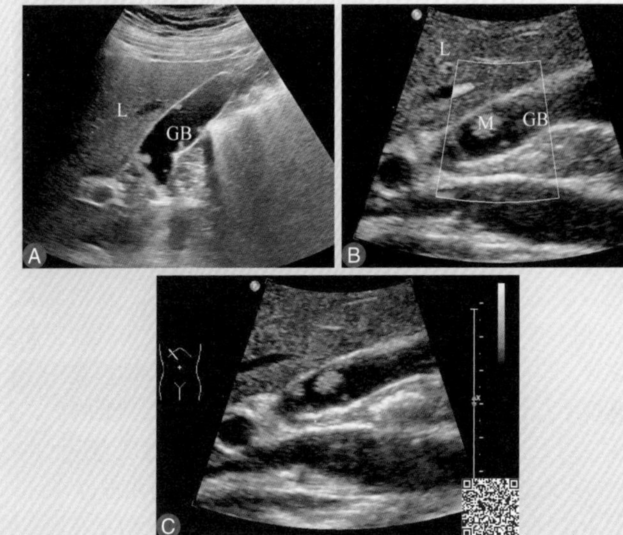

A.患者1胆囊纵断面声像图；B.患者2胆囊纵断面CDFI；C.局部放大的胆囊纵断面扫查（动态）。L：肝脏；GB：胆囊；M：病变。

图2-9

问题

1.请问图中可能的诊断是什么？彩色多普勒血流显像对鉴别诊断是否有帮助？

2.请问其他帮助排除诊断的方法是什么？最佳的治疗方法是什么？

我的答案

答案

1.可能的诊断包括胆囊息肉样病变、胆囊癌、稠厚胆泥团、凝血块。CDFI可以显示病变内血流信号，可以除外胆泥和凝血块的诊断。

2.观察体位改变后，胆囊腔内病变的移动性。如果发生移动，则可以除外胆囊息肉和胆囊癌。对于图中所示的胆囊息肉样病变，手术胆囊切除是最佳的治疗方法。

点评

胆囊腔内较大的息肉样病变可能为真性息肉或腔内容物堆积成团所致，如稠厚胆泥团。通过判断息肉样病变有无移动，可以鉴别真性息肉与稠厚胆泥团块。此外，凝血块或胆囊内积脓也可形成类似胆泥团块的表现，但相对很少见。

胆囊息肉，无论其病理来源如何，均为有活性组织构成，因此内部均有血供。现代超声诊断仪常能够通过彩色或能量多普勒超声成像揭示息肉内的血流信号，发现病变内的血流信号，可以肯定地排除胆泥团或凝血块。但是，没有显示血流信号对于鉴别诊断的帮助不大，因为一些息肉内的血流信号微弱不足以被常规彩色多普勒超声显示，需要超声造影进一步明确。

胆囊息肉样病变可源于胆囊壁内的各种成分。对于良性病变，胆囊腺瘤最常见。但是，平滑肌瘤、脂肪瘤、神经瘤和纤维瘤都有文献报道。胆囊癌也可表现为胆囊壁上的息肉样病变，其最大径线很少小于10 mm。一般来说，胆囊息肉样病变的体积越大，其为恶性病变的概率也越大。径线＜5 mm的息肉可以忽略不计，无须任何处理。径线为5 ~ 10 mm的息肉样病变应定期随访，观察体积有无增大。尽管尚不明确胆囊息肉患者罹患癌症的风险何时超过胆囊切除术本身的风险，目前一致的意见是当息肉样病变径线＞10 mm时，除非有手术禁忌证，都应手术切除。

病例10

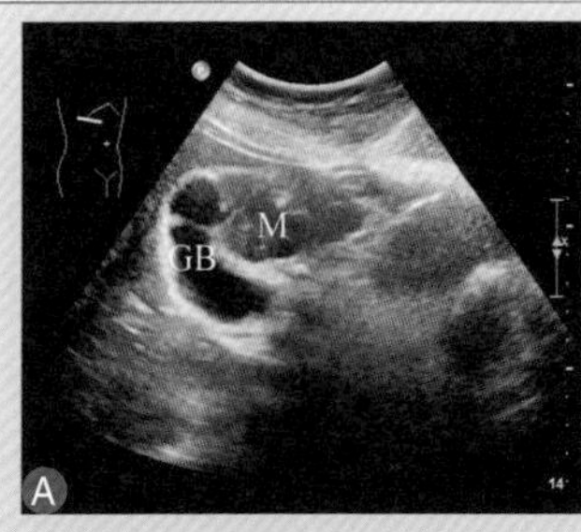

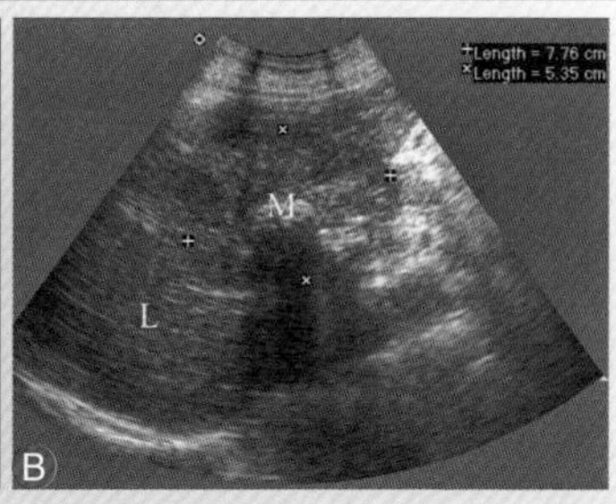

A.患者1胆囊纵断面声像图；B.患者2胆囊横断面声像图。L：肝脏；GB：胆囊；M：病变。

图2-10

问题

1.请问哪个患者的声像图更典型？男女发病率有无差异？

2.请问引起本病的可能潜在危险因素和鉴别诊断是什么？

我的答案

答案

1.图中胆囊结构消失，于胆囊窝可见低回声软组织肿物，侵及肝脏，边界不清晰。低回声软组织内可见“斑块样”强回声，代表胆囊结石，这种胆囊癌的声像图表现更典型。胆囊癌女性更常见。

2.胆囊癌的危险因素包括胆囊结石、慢性胆囊炎、胆囊壁钙化。鉴别诊断包括良性胆囊息肉样病变、复杂性胆囊炎、肝细胞癌、右上腹肠管来源肿瘤。

点评

胆囊癌患者几乎都合并有胆囊结石，多与胆囊结石引起的慢性胆囊炎相关。由于很少引起临床症状，所以胆囊癌诊断时肿瘤多已广泛生长，预后很差。胆囊癌转移最常见肝门部区域淋巴结转移，肝脏的直接侵犯也很常见。此外，还可以向邻近腹膜和肠管转移。女性胆囊结石患者较多，因此胆囊癌较男性发病率高。

胆囊癌最常见的声像图征象为胆囊窝处实性软组织肿块影，大部分情况下，肿块完全占据胆囊腔，使得正常胆囊无法识别。因此引起肿块来源判断困难，这种情况下，确认肿块内存在强回声结石有助于判断肿瘤是否来源于胆囊。

胆囊癌也可表现为胆囊壁弥漫性或局灶性增厚。胆囊壁多呈不对称性增厚，表现为不规则的软组织肿块。胆囊癌很少引起胆囊壁对称、均匀性增厚。

最少见的胆囊癌类型为胆囊腔内息肉样肿物。息肉样胆囊癌体积较良性胆囊息肉明显增大，多以宽基底附着于胆囊壁而非良性息肉为窄蒂。

病例11

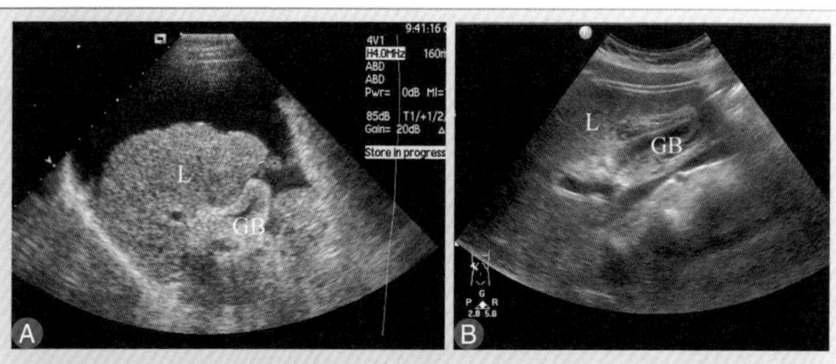

A.患者1胆囊纵断面声像图；B.患者2胆囊纵断面声像图。L：肝脏；GB：胆囊。

图2-11

问题

1.请描述图中有无相似的声像图表现，分别可能的诊断是什么？

2.请问对图中异常表现的诊断标准及可能原因是什么？

我的答案

答案

1.图中均可见胆囊壁增厚，图A中还可见腹腔积液及肝硬化表现，考虑肝硬化导致胆囊壁增厚。图B除胆囊壁增厚外，胆囊腔几乎消失，应考虑急性肝炎的可能。

2.正常胆囊壁厚度不超过3 mm。胆囊壁增厚的原因包括右心衰竭、低蛋白血症、全身水肿状态、急性肝炎、肝硬化、门静脉高压、淋巴回流受阻、胆囊癌、胆囊腺肌瘤、胆囊炎。

点评

在临床上，有多种情况可引起胆囊壁增厚，大部分非胆囊自身病变。这些胆囊外病因通过造成胆囊壁水肿引起胆囊壁增厚。急性肝炎除引起胆囊壁明显增厚外，胆囊腔也可能会出现不同程度的收缩甚至闭塞。这是由于肝细胞受损导致胆汁生成障碍，同时肝内小胆管由于肝细胞肿胀、胆汁淤积、胆囊腔内胆汁浓缩所致。

胆囊壁增厚，当声像图可见壁内不规则或“条带样”的无回声时，这种表现通常并非胆囊炎所致。但是，如果患者有明确的胆囊炎病史及诊断，超声发现其他符合胆囊炎诊断的声像图表现时，这种壁内无回声的出现，提示胆囊炎处于进展阶段。

病例12

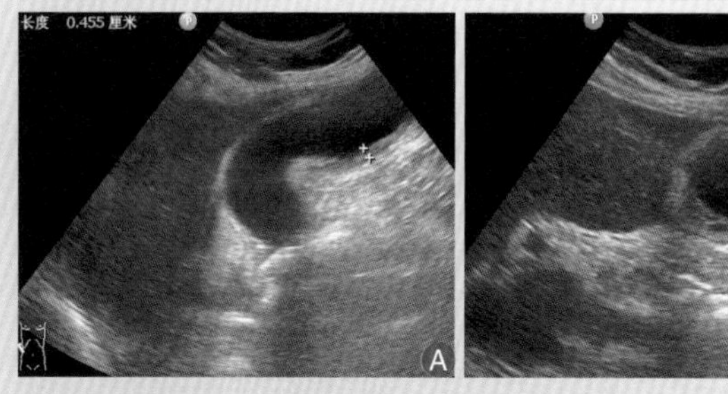

A.胆囊纵断面声像图；B.同一患者胆囊横断面声像图。

图2-12

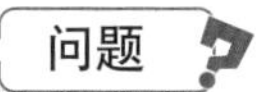

问题

1.请指出图中有什么异常表现，最可能的诊断及鉴别诊断是什么？

2.请问患者治疗的选择是什么？

我的答案

答案

1.图中显示胆囊增大、胆囊壁增厚。最可能的诊断为急性胆囊炎。引起胆囊壁增厚的原因很多，包括肝硬化、急性肝炎、胆囊癌、胆囊腺肌症等。本例患者发热，伴随胆囊增大、胆囊壁增厚，强烈提示急性胆囊炎的诊断。

2.多数患者需行手术治疗。某些情况下，患者需抗生素治疗，待急性炎症消退后再行手术治疗。

点评

临床怀疑急性胆囊炎时，超声为首选的检查方法。超声检查发现胆囊正常大小，腔内无结石时，可以除外急性胆囊炎。超声检查明确胆囊炎的准确性很高，急性胆囊炎的声像图征象包括：胆囊结石，胆囊颈部或胆囊管内可见结石嵌顿；胆囊壁增厚（>3 mm）；胆囊体积增大（横径>4 cm）；胆囊周围积液；超声墨菲征阳性。超声发现胆囊结石，伴随胆囊壁增厚或超声墨菲征阳性，诊断急性胆囊炎具有很高的阳性预测值。

胆囊核素扫描也曾用于可疑急性胆囊炎的影像诊断。其局限性包括：无法提供胆囊的形态学信息（如胆囊大小、胆囊壁增厚情况等），这些信息对于腹腔镜胆囊切除术至关重要；无法提供腹腔其他脏器的信息，而这些脏器的病变可能引起与急性胆囊炎类似的临床表现。此外，胆囊核素扫描较超声检查价格昂贵、检查费时，故目前胆囊核素扫描已经不是检查可疑胆囊炎的首选方法。但是，对于超声检查无法明确或模棱两可的病例，胆囊核素扫描不失为一种有效的检查途径。

病例13

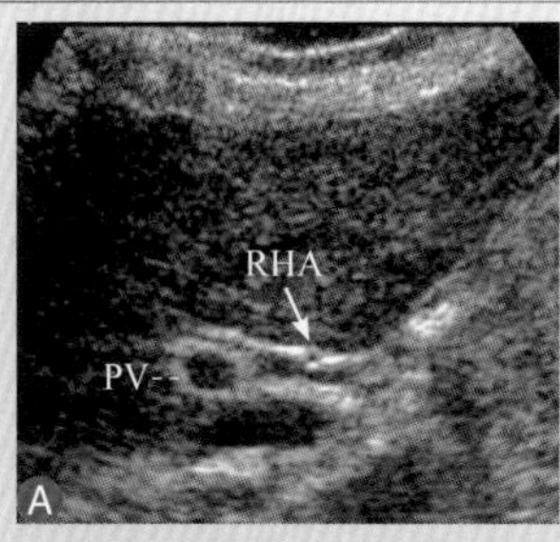

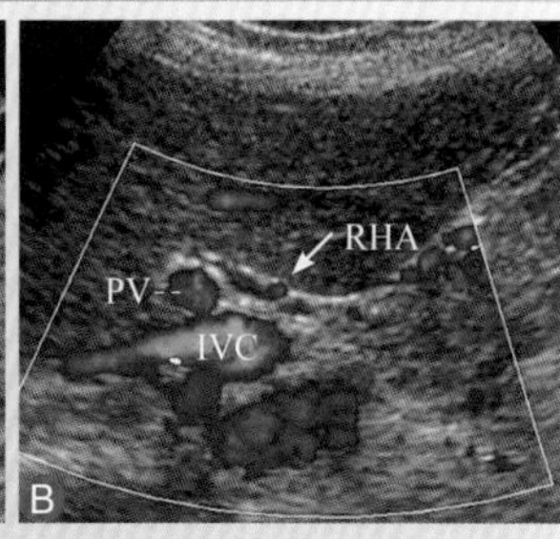

A.肝门区长轴二维灰阶声像图；B.肝门区CDFI。PV：门静脉；IVC：下腔静脉；RHA：肝右动脉。

图2-13

问题

1.请描述图中的胆总管位置，这种变异发生率是多少？

2.胆总管与肝动脉比较，请问哪一个走行更平直？哪一个内径变化更大？

我的答案

答案

1.图中显示胆总管位于门静脉和肝右动脉之间。正常情况下，肝右动脉位于门静脉与胆总管之间。这种变异发生率可高达20%。

2.与肝动脉相比，胆总管走行更平直，内径变化更大。

点评

肝门区的解剖变异相对常见，据文献报道，肝右动脉跨越胆总管前方的变异率可高达20%，但能够被超声显示者并不多。由于肝动脉与胆总管之间存在走行交叉的情况，有时会引起识别混乱。二者鉴别的要点是胆总管走行相对平直，因此肝门区长轴断面总可以显示数厘米长的胆总管，而肝动脉走行弯曲，多仅显示为短轴圆环形断面。另外，肝动脉内径基本一致，而胆总管自近端向远端内径的变化相对较大。此外，肝动脉常对胆总管产生压迹，而胆总管则从不会压迫肝动脉。当然，CDFI使得鉴别变得更容易。

有时，胆总管附近的胆囊动脉也能被显示。胆囊动脉自胆总管右侧起源于肝右动脉，向左侧穿越胆总管进入胆囊壁。胆囊动脉跨越胆总管的位置同样容易发生变异，即可自胆总管前方又可自胆总管后方穿越。因此，声像图上可出现多种表现：胆总管后方显示2个血管断面（肝右动脉和胆囊动脉）；胆总管前方及后方各显示1个血管断面；2个血管断面均位于胆总管前方。

病例14

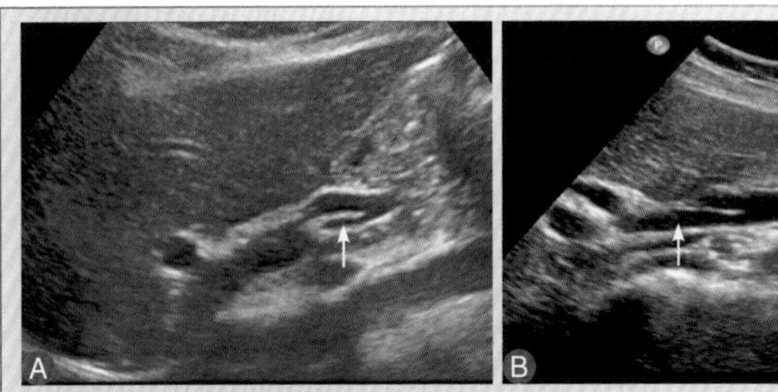

A.患者1肝门区胆总管长轴断面声像图；B.患者2肝门区胆总管长轴断面声像图。

图2–14

问题

1.请问图中箭头所示结构是什么？显示率如何？

2.请问识别该结构的临床意义是什么？

我的答案

答案

1.图中箭头所示为胆囊管。正常胆囊管超声不易显示，但是一旦认识该结构并经仔细寻找，其显示率可高达50%。

2.胆囊管与肝总管汇合处是准确区分胆总管与上段肝外胆管的界线。理解胆囊管的走行及变异，有助于理解Mirizzi综合征。

点评

胆囊管连接胆囊颈部与肝外胆管，长为2～4 cm，直径为1～5 mm不等。胆囊管多在肝门与Vater壶腹的中间位置处汇入肝外胆管，然而其汇入位置多变，既可在肝门区高位汇入，也可一直与肝外胆管伴行至Vater壶腹才与之汇合。约50%的胆囊管在肝外胆管右外侧汇入（如本例声像图所示），也可环绕肝外胆管从内侧汇入（约18%）。

Mirizzi综合征指胆囊管内结石嵌顿，进一步外压引起肝外胆管梗阻，造成肝外胆管上段及肝内胆管扩张，而肝外胆管下段正常。引起Mirizzi综合征的解剖基础是胆囊管汇入肝外胆管之前，二者紧密排列走行，甚至有共同的纤维鞘包裹（附图2-1）。术前判别Mirizzi综合征有助于医师确定手术方式，避免错误结扎。超声怀疑本病时，磁共振胆胰管成像有助于确诊。

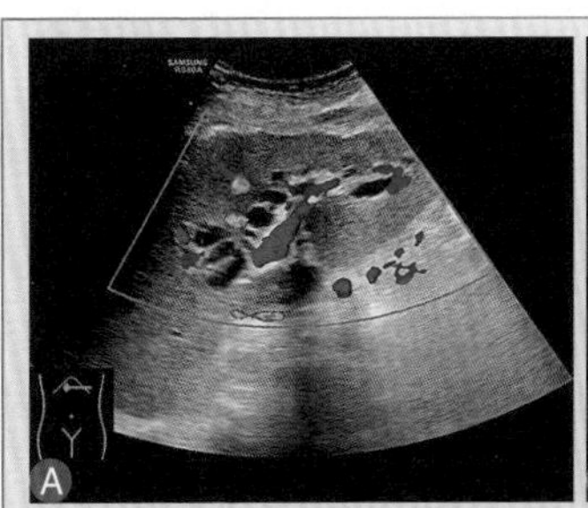

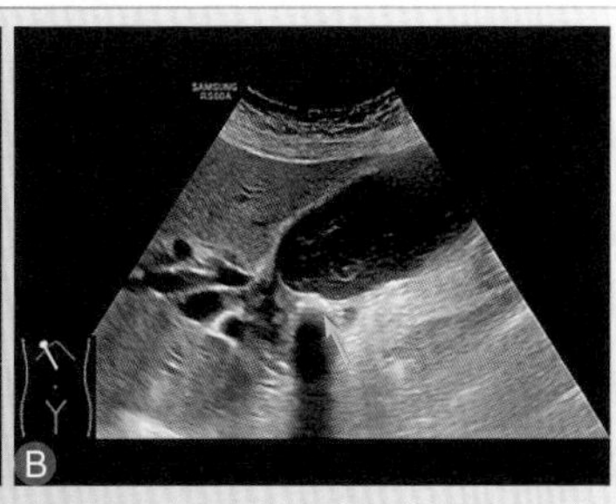

A.CDFI显示肝内胆管普遍扩张；B.经胆囊长轴断面显示胆囊明显增大，结石嵌顿于胆囊管内。此例手术证实为Mirizzi综合征，患者女性，皮肤巩膜黄染1个月，胆囊管结石嵌顿引起肝内胆管普遍扩张，声像图符合Mirizzi综合征。

附图2-1

病例15

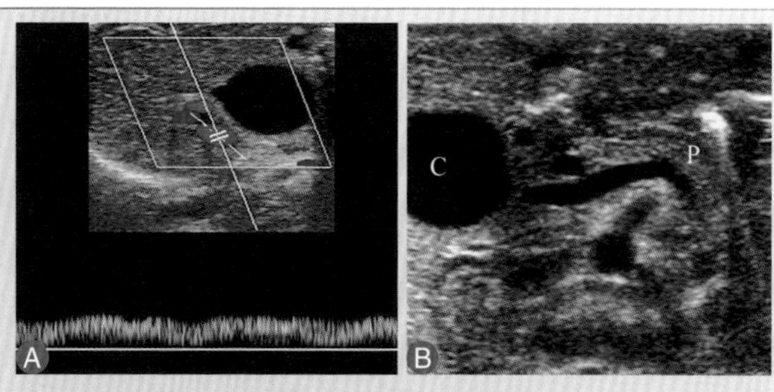

出生3天婴儿。A.肝门区肋间长轴断面局部放大声像图；B.上腹部横断面局部放大声像图。P：胰腺；C：囊性区。

图2-15

问题

1.请描述图中的超声表现，并作出诊断。

2.请指出本病可能的发病原因是什么？分几种类型？

我的答案

答案

1.图中显示肝门区门静脉前方囊性无回声结构，其内无血流信号。横断面扫查见囊性结构恰位于胰头胆总管走行区域，符合先天性胆管囊状扩张症的诊断。

2.先天性胆管囊状扩张症的具体病因尚未得到普遍认可，可能与胆管先天性结构薄弱或交感神经缺如有关。先天性胆管囊状扩张症根据发生部位可分为5种类型。

点评

先天性胆管囊状扩张症发生在肝外胆管，称为先天性胆总管囊状扩张症；发生在肝内胆管，称为先天性肝内胆管囊状扩张症；发生于毛细胆管水平者，可引起先天性肝纤维化。一般认为本病是一种常染色体隐性遗传病。

先天性胆总管囊状扩张症也称先天性胆总管囊肿，可发生在肝外胆管的任何部位，发生在壶腹区者少见，囊肿体积一般较小。发生在胆总管中上段者较为常见，体积可以很大，甚至占据整个腹腔。

先天性胆总管囊状扩张症无论其发生位置如何，诊断的关键是判别囊肿与肝外胆道相通。如正常胆管无法显示，则根据囊肿与门静脉的位置关系来判别。如果经过各断面比较，仍不易与肝囊肿或胰腺囊肿相鉴别时，可进行脂餐试验，胆总管囊肿可在脂餐试验后体积有所变化。

病例16

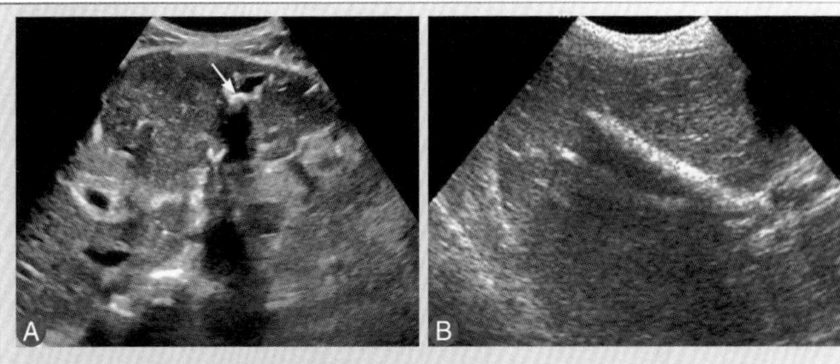

A.患者1肝脏横断面声像图；B.患者2肝脏斜断面声像图。

图2-16

问题

1.请指出图中有何异常表现，可能的诊断及鉴别诊断是什么？
2.请问进一步的有效检查是什么？

我的答案

答案

1.图A显示肝内胆管扩张（箭头），胆管内可见局限性的强回声伴后方声影。图B显示沿胆管分布的线状强回声，某些区域伴后方声影。可能的诊断包括肝内胆管结石、肝内胆道积气、肝内动脉管壁钙化。

2.明确诊断的检查包括磁共振胆胰管成像或经内镜逆行胆胰管成像。

点评

肝内胆管结石通常发生在胆汁引流不畅的胆管区域。反复发作的化脓性胆管炎最容易引发肝内胆管结石。一般认为，化脓性胆管炎首先出现胆汁淤积，在淤积的基础上继发感染，引起胆汁内胆色素钙盐晶体沉积形成多发的胆色素结石。胆色素结石松软，可沿胆管分布形成管形结构。声像图显示结石后方声影时容易诊断。当结石细小无后方声影或声影不明显时，很难与胆管内凝血块、胆道肿瘤相鉴别。引起胆汁淤积的其他病变也可导致肝内胆管结石形成，如硬化性胆管炎、先天性肝内胆管囊状扩张症（又称Caroli病）。

最容易与肝内胆管结石相混淆的情况是胆道内积气，二者均表现为胆管内的强回声。胆道内气体回声通常更强，后方呈现不清晰声影或多重反射伪像。更重要的是，胆道内气体可出现随体位改变而移动。而肝内胆管结石从不会产生后方多重反射伪像，几乎不随体位改变而移动。值得指出的是，胆道内积气与肝内胆管结石可同时存在。积气广泛的情况下，会干扰结石及扩张胆管的显示。肝内小动脉壁钙化也可引起相似的声像图表现，如果超声能够显示较大动脉管壁钙化，诊断则相对容易。

病例17

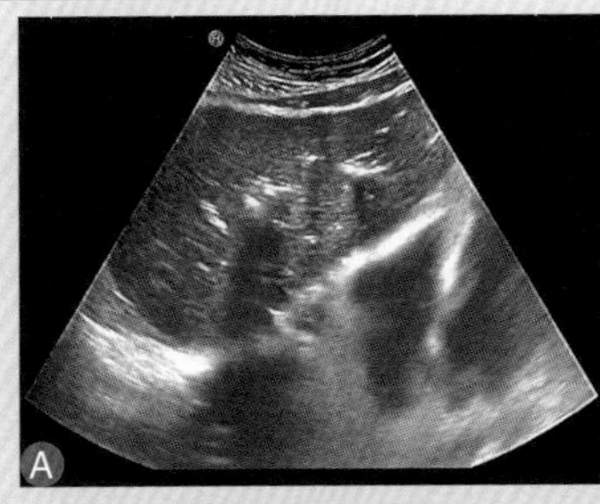

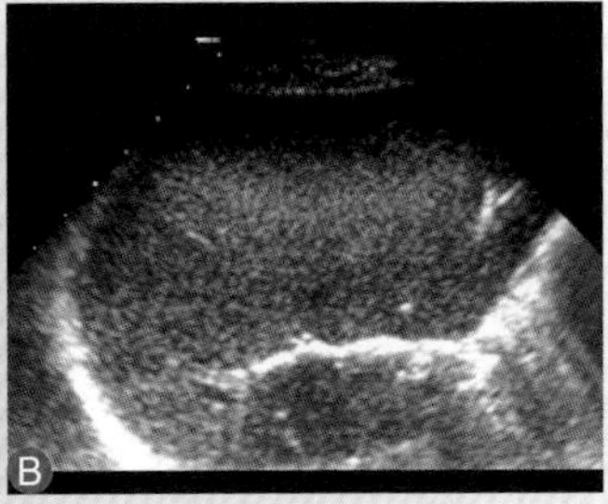

A.患者1肝脏横断面声像图；B.患者2肝脏斜断面声像图。

图2-17

问题

1.请描述图中有何异常表现，可能的诊断及原因是什么？这种异常最常见于左肝还是右肝？

2.如果患者同时合并小肠扩张，应考虑诊断为？

我的答案

答案

1.图中均显示肝内呈线状排列的多发强回声，图A可见部分伴后方声影，图B可见后方多重反射伪像。考虑为肝内胆道积气，最常见于胆肠吻合术或胆管内支架置入术后。由于气体倾向于漂浮，所以患者处于平卧位时，在其左肝内最常见。但是在实际扫查中，气体移动受到胆管限制而并非总表现如此。

2.肝内胆道积气伴随患者小肠扩张，应该考虑是否存在胆结石所致的肠梗阻。

点评

很多涉及胆道的医疗操作均可引起胆道内积气。胆肠吻合术及胆管内支架置入术是最常见的两种情况。内镜下胆总管括约肌切除术后胆道积气也很常见。少见的情况包括胆-肠瘘，大多数情况下是胆结石梗阻、压迫、胆囊壁穿透形成。最容易发生在胆囊与十二指肠之间。反之，十二指肠溃疡或胃溃疡侵犯胆囊或胆管造成的胆-肠瘘也可发生。

胆道积气的声像图表现为沿胆管分布的强回声。偶尔，胆管内的每个独立的气泡可被显示。胆管内气体最常分布在肝脏浅层部位，因此胆总管积气较肝内胆管积气少见。典型的胆管积气后方可见多重反射伪像。

鉴别诊断包括肝内胆管结石、肝内门静脉积气及肝动脉壁钙化。肝内胆管结石通常不像气体回声那么强，不伴后方多重反射伪像。结石不会随体位改变而移动，也没有明显沿肝脏浅层部位分布的特点。肝内门静脉积气容易与胆道内积气相混淆，特别是当气体分布于肝周边小的门静脉分支内。此时，应重点观察肝门区门静脉主干。多数情况下，可以显示门静脉内随血液流动的气泡回声。脉冲多普勒可显示门静脉内气体破裂时形成的“毛刺样”频谱。肝内小动脉壁钙化的回声强度可类似肝内胆道积气，但管壁钙化不会随体位移动，也没有特定的分布特点。在某些情况下，超声诊断仍不明确时，腹部X线片有助于肝内胆道积气与其他病变的鉴别。

病例18

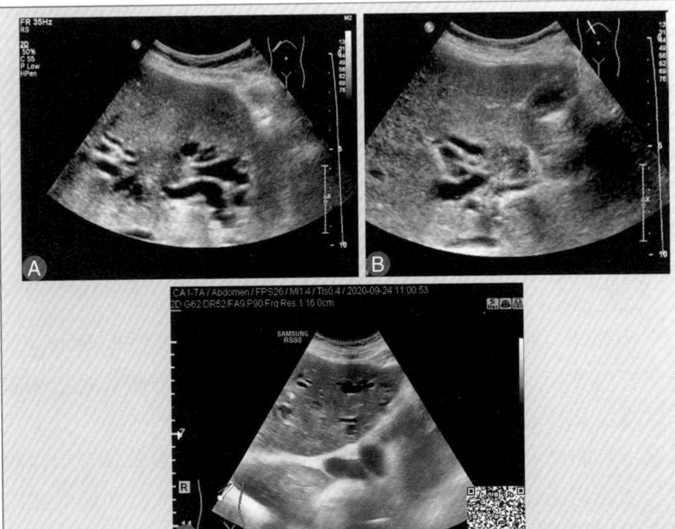

黄疸患者。A.肝门区横断面声像图；B.肝门区纵断面声像图；C.剑突下斜断面肝脏扫查（动态）。

图2-18

问题

1.请描述图中的异常表现，可能的诊断及好发部位是什么？

2.请问如何明确诊断？

我的答案

答案

1.图A显示肝内胆管扩张，扩张胆管突然中断消失在肝门区软组织肿物内。图B显示胆总管扩张，中断消失在胰腺上方的软组织肿物内。最可能的诊断为胆管细胞癌，胆管细胞癌最好发于左右肝管汇合处。

2.磁共振胆胰管成像可明确病变的具体范围及肝内胆管扩张的程度，最终的病理诊断需要超声引导下经皮穿刺活检或内镜引导下组织活检。胆管细胞癌的病理诊断困难，所以活检结果阴性不能完全除外病变。

点评

胆管细胞癌相对罕见，在全部恶性肿瘤中，其发病率<1%，好发于60～70岁老年人群，大部分患者病因不清。胆管细胞癌的危险因素包括胆管的囊性病变（胆总管囊肿及肝内胆管囊状扩张症）、硬化性胆管炎、溃疡性结肠炎、二氧化钍暴露及肝寄生虫感染。胆管细胞癌预后差，5年生存率不足1%，即使行根治性切除的患者，5年生存率也仅有20%。

胆管细胞癌好发于肝外胆管，多达70%的病例发生在左右肝管汇合处，因此肝门部胆管癌，也称Klatskin瘤。典型的Klatskin瘤在发病时肿瘤体积很小，肿瘤倾向于侵犯胆管壁、邻近的血管及肝实质。病变侵及邻近血管及向周围胆管侵犯的程度决定着肿瘤能否被切除，以及采用何种术式切除。

大部分Klatskin瘤声像图表现为肝门区等回声肿物，肿物的边界模糊，可通过周边截断扩张胆管的位置加以判断。超声检查除发现肿物外，还应注意周围血管有无侵犯。一旦声像图显示血管周围有软组织肿块包绕，则可判断血管受侵犯。

10%～20%的胆管细胞癌发生在肝内胆管，由于该病早期不易引起临床症状，发现时体积往往较大，声像图表现无特异性。

其余的胆管细胞癌发生在肝门区以下的肝总管及胆总管处，肿瘤可以呈浸润性生长或呈息肉样生长。胆总管末端的胆管细胞癌，无论声像图或临床表现都很难与壶腹部肿瘤、十二指肠肿瘤及胰头癌相鉴别。因此，该区域的肿瘤统称为壶腹周围癌，较Klatskin瘤切除的概率和成功率更高。

病例19

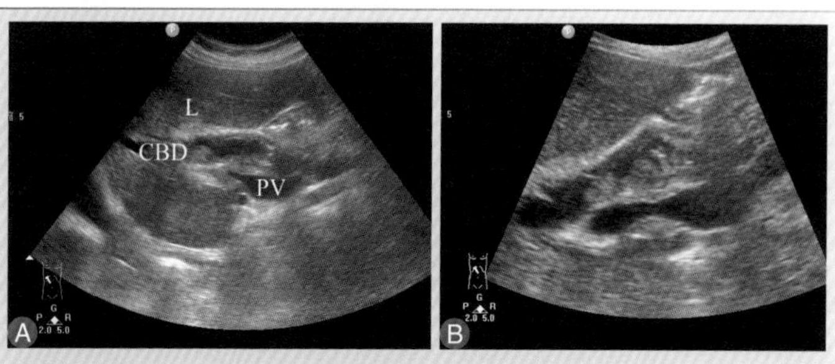

A.肝门区胆管长轴断面声像图；B.肝门区局部放大声像图。L：肝脏；CBD：胆总管；PV：门静脉。

图2-19

问题

1.请描述图中的异常表现及可能的病因。

2.请指出如果是溃疡性结肠炎患者，则可能的诊断是什么？如果管腔完全闭塞，则可能的诊断是什么？

我的答案

答案

1.图中显示胆管壁增厚，回声减低。引起胆管壁增厚的原因有硬化性胆管炎、胆管结石、支架置入后的刺激反应、化脓性胆管炎、胆管癌及胰腺炎等。

2.溃疡性结肠炎患者则考虑硬化性胆管炎。管腔完全闭塞则提示胆管癌。

点评

正常胆总管壁薄，管壁与腔内胆汁之间的界面反射使得胆管壁显示为线状强回声。任何情况下，只要胆管壁的厚度能够被分辨出来，就存在胆管壁的异常。大部分情况下，增厚的胆管壁为均匀的低回声，管壁与腔内胆汁间的界面为强回声。超声检查发现胆管壁增厚时，需紧密结合患者临床资料才能缩小诊断范围，寻找病因。许多患者需行进一步的CT、磁共振胆胰管成像或经内镜逆行胆胰管成像检查。

病例20

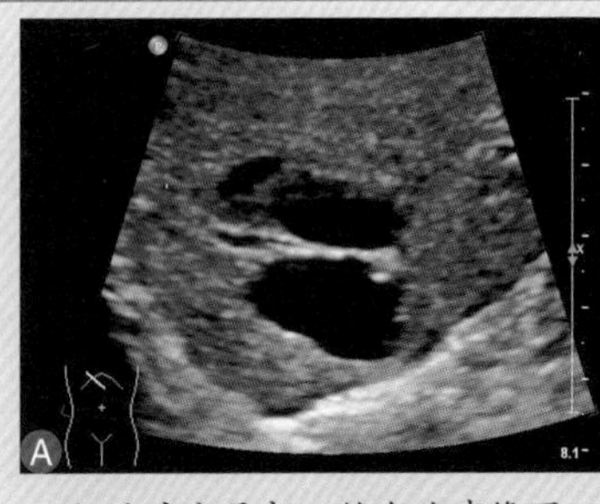

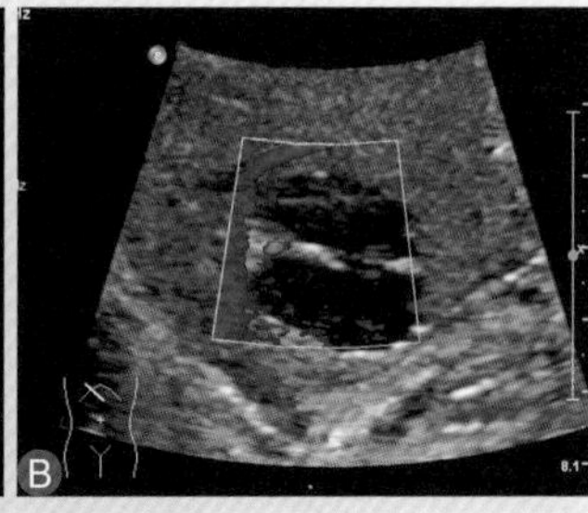

A.肝脏病变局部二维灰阶声像图；B.对应断面的彩色多普勒声像图。

图2-20

问题

1.请问图中显示何种征象，诊断是什么？

2.请预测患者可能的合并症，其他器官是否受累？

我的答案

答案

1.图中显示肝内囊性病变，病变中央可见实性“条带样”强回声，CDFI显示内部点状血流信号，这种声像图特点称作“中心点征”，为先天性肝内胆管囊状扩张症的特征性改变。

2.先天性肝内胆管囊状扩张症患者的合并症包括胆道结石、胆道梗阻、胆管炎、肝脓肿及胆管癌等。患者的肾脏可出现各种各样的囊性病变。

点评

先天性肝内胆管囊状扩张症（Caroli病）多在儿童及青少年期发病。一些学者认为，本病与先天性肝纤维化、常染色体隐性遗传多囊肾病关系密切。按照系统分类，先天性胆总管囊状扩张症属于V型Caroli病。单纯的Caroli病包括多发性、局灶性肝内胆管囊状扩张。扩张胆管内胆汁淤积容易形成胆结石、肝内胆管梗阻、胆管炎和肝脓肿。Caroli病的另一常见类型是合并肝纤维化，导致门静脉高压，最终引起肝衰竭。肾脏囊性病变多与Caroli病伴发，有些患者甚至首先以肾衰竭就诊。

超声诊断本病的关键是明确肝内囊性病变与周围正常或扩张的胆管相通。唯一特征性的表现是局部扩张的胆管包绕伴行的肝动脉和门静脉生长，此时位于囊状扩张胆管中央的血管形成特殊的“中心点征”。一旦声像图显示“中心点征”则高度怀疑Caroli病的诊断，往往无须进一步检查。对于声像图表现不典型者，可被误诊为胆道梗阻或单纯性肝囊肿，此时经皮肝穿刺胆道成像或磁共振胆胰管成像有助于明确诊断。

（崔立刚　付　颖　孙　洋　孟　颖）

第三章 3

胰腺解剖及病例声像图分析

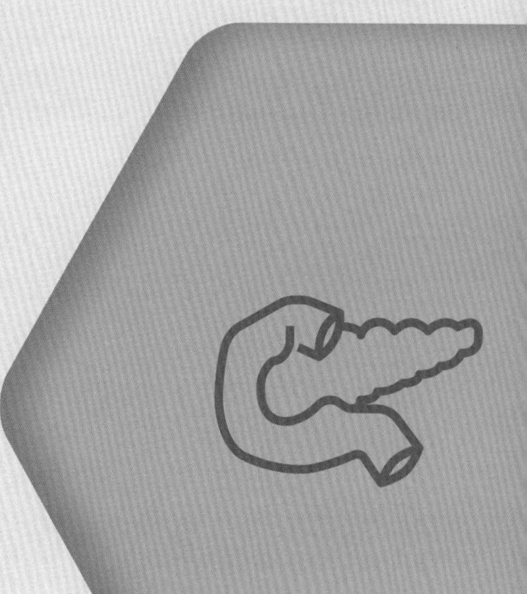

病例1

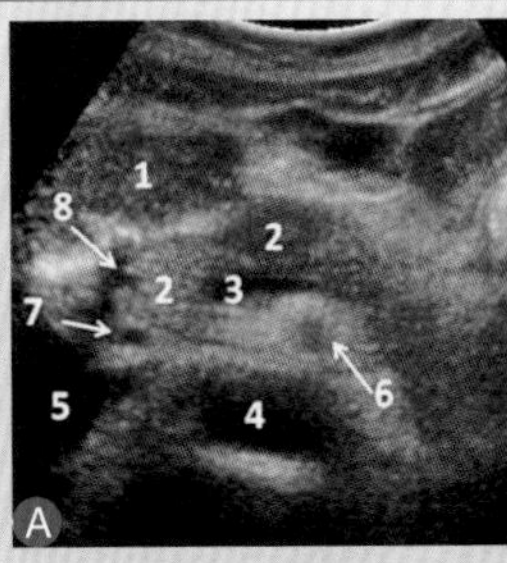

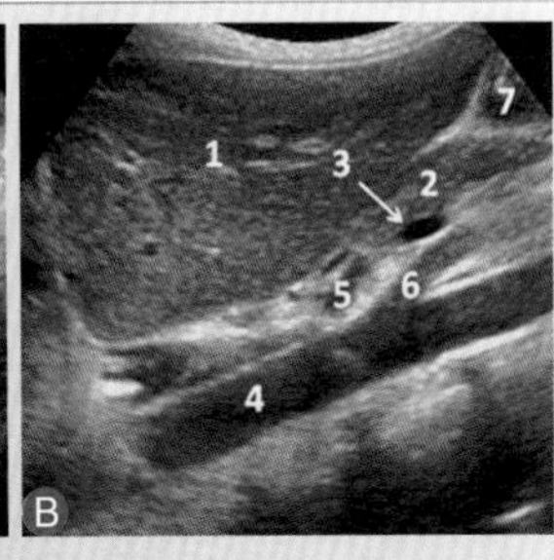

青年男性。A.上腹部横断面声像图；B.沿腹主动脉切面的上腹部纵断面声像图。

图3–1

问题

1.请分别指出图中数字所代表的结构名称。

2.请描述纵断面声像图显示的胰体形态。

我的答案

答案

1.图A中数字所代表的结构名称依次为1：肝左叶；2：胰腺；3：脾静脉；4：腹主动脉；5：下腔静脉；6：肠系膜上动脉；7：胆总管；8：胃十二指肠动脉。图B中数字所代表的结构名称依次为1：肝左叶；2：胰腺；3：脾静脉；4：腹主动脉；5：腹腔干动脉；6：肠系膜上动脉；7：胃窦。

2.纵断面声像图显示胰体通常为卵圆形。

点评

胰腺是腹部超声检查最难显示的器官之一，熟悉胰周的血管结构有助于胰腺的定位。其中，最主要的解剖标志是脾静脉，横断面声像图表现为无回声的“管样”结构，恰好位于胰体的后方。脾静脉与肠系膜上静脉在胰头后方汇合形成门静脉，胰头恰好包绕门静脉的右侧壁，胰腺钩突则伸至血管的后方。胰腺周围的静脉与胰腺紧贴，二者之间无脂肪间隔。与之相反，胰腺周围的动脉包被强回声的纤维“脂肪样”组织，并不与胰腺直接相贴。腹腔干动脉在胰腺后上方发自腹主动脉，腹腔干动脉分支为肝总动脉和脾动脉的位置恰好位于胰体的上方。肠系膜上动脉在胰腺后下方起自腹主动脉，周围可见特征性的强回声纤维脂肪组织环状包绕。

胆总管在胰头的右后侧走行，横断面声像图显示其恰好位于下腔静脉的前方。胃十二指肠动脉起自肝总动脉，沿胰头前面下行，横断面声像图显示其位于胰头右上方，呈小圆形无回声。

病例2

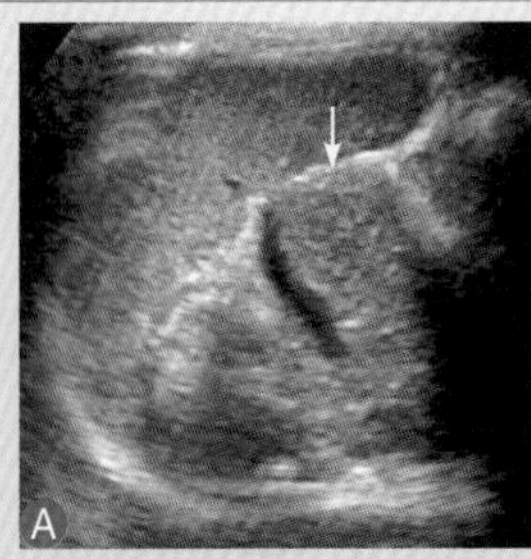

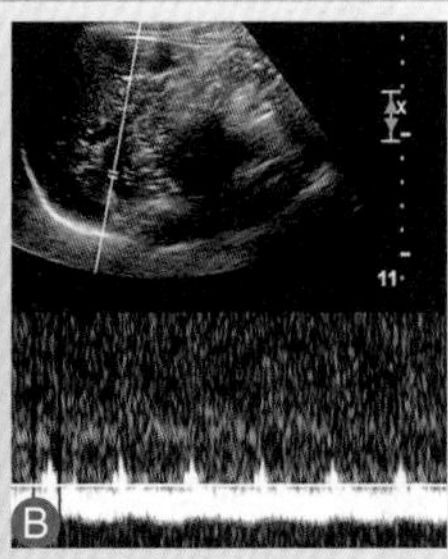

青年女性。A.左上腹脾门区冠状面二维灰阶声像图；B.该患者同一切面彩色多普勒频谱声像图。

图3-2

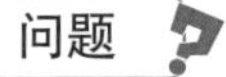

1.请指出图中箭头所示的结构名称及其与脾脏的关系。

2.请指出该结构与脾静脉、左肾的位置关系。

我的答案

答案

1.图中箭头所示结构为胰尾，正常胰尾延伸指向脾门。

2.胰尾位于脾静脉的下方及其腹侧，位于左肾上极的前方。

点评

由于胰尾位置较高且深在，所以超声检查具有挑战性。传统的经前腹壁超声扫查受胃及结肠脾曲内气体的干扰，胰尾通常很难显示。患者饮水后胃腔充盈，可提供良好的声窗，并且可以推挤开结肠，提高胰尾的显示率。然而，当患者饮水量过多时，增加了扫查深度，反而使胰尾不易显示。

另一种胰尾的超声扫查方法是利用脾脏做声窗，沿腋中线进行冠状面成像。胰尾指向脾门，并且恰好位于左肾上极的前方，因此扫查过程中首先获得脾脏、左肾的冠状面，然后探头逐渐向腹侧偏转，直到左肾图像消失并适当旋转探头使脾门显示清晰，此时即可显示“条带样”的胰尾结构。在脾门区，脾静脉恒定的位于胰尾背侧上方，成为确认胰尾的声像图标志。

病例3

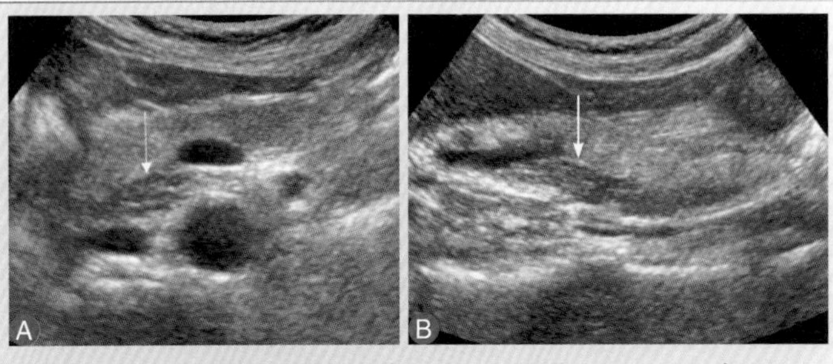

中年男性。A.胰腺头部横断面声像图；B.胰腺头部纵断面声像图。

图3-3

问题

1.请问胰腺内局灶性回声减低的常见原因是什么？

2.请问本组胰头局灶性回声减低的原因是什么？发生率是多少？如何鉴别？

我的答案

答案

1.胰腺炎和胰腺肿瘤是引起胰腺内局灶性回声减低的常见病因。

2.本例所示的胰头局灶性回声减低是由于该区域的脂肪含量低于胰腺其他部位所致，这种改变属正常变异，据报道尸解发生率约50%，但超声显示率很低。胰头局灶性回声减低分布在胰头的后半部分和钩突，前缘平直，无占位效应，不引起胰管及胆管梗阻，这些特点是鉴别的关键。

点评

在胚胎发育过程中，胰腺由腹芽和背芽融合而成。背芽形成胰头前半部分、胰体和胰尾。腹芽形成胰头后半部分和钩突。一般情况下，胰腺整体回声均匀一致。在某些患者中，声像图显示腹芽构成的胰腺区域回声减低，研究发现该区域胰腺内的脂肪含量低于其他部位。

这种正常变异的超声显示率约20%，常见于老年人及胰头显示特别清晰的患者。与胰腺癌和局灶性胰腺炎不同，正常变异的回声减低区与胰腺其他部位分界清晰，边界平直，对周围结构无挤压占位效应，不会引起胆总管和胰管梗阻。

病例4

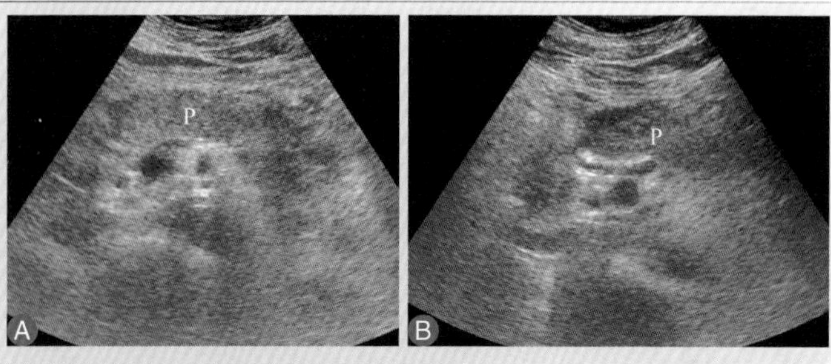

A.胰腺横断面声像图；B.同一患者胰腺体部纵断面声像图。P：胰腺。

图3-4

问题

1.请描述图中异常表现及可能的病因。

2.请指出超声诊断的效率如何？大多数胰腺病变的回声类型是什么？

我的答案

答案

1.声像图显示胰腺形态饱满，回声减低，胰腺前缘边界不清，可见“条带样”的更低回声，考虑胰腺炎。本病最常见的病因是胆囊结石、暴饮暴食及酗酒。

2.胰腺炎患者多因肠管不同程度的胀气，干扰超声的显示。对于胰腺的大部分病变来讲，其声像图表现均为低回声。

点评

胆囊结石、暴饮暴食和酗酒占全部急性胰腺炎病因的75%，其他少见情况包括药物、缺血、病毒感染、外伤等，约10%的胰腺炎为特发性。胰管梗阻后，管腔内压力增高，胰酶释放至周围组织引起一系列炎症反应。胆管结石梗阻及酗酒引起的蛋白沉积都是引起胰管梗阻的可能原因。在临床上，急性胰腺炎分为轻型胰腺炎和重型胰腺炎，轻型胰腺炎也称急性水肿性胰腺炎，炎症水肿局限于腺体内部；重型胰腺炎又称急性出血坏死性胰腺炎，胰腺组织出现广泛性坏死，炎症累及周围组织。

对于急性胰腺炎的严重程度及病变范围，增强CT检查优于超声检查。但是超声检查除评估胰腺情况外，还能判断胆道有无梗阻等潜在的胰腺炎病因。很多轻型胰腺炎患者的胰腺超声检查可无异常发现。常见的急性胰腺炎声像图改变包括胰腺体积增大，回声减低，胰腺导管轻度扩张。然而这些声像图改变受很多因素干扰，如正常胰腺的回声强度变异范围就很大，造成很难准确判断炎症时的回声减低。尽管可以测量胰腺不同部位的径线，但是胰腺体积增大与否的超声判断还具有一定的主观性。此外，肠管胀气、患者局部腹痛拒绝探头加压扫查等因素都会干扰超声的显示率。所幸的是，急性胰腺炎胰周积液多聚集在胰腺浅方，相对容易被检出。当超声发现其他部位，特别是肾周间隙无法解释的积液时，应怀疑是否存在胰腺炎。有时，当少量积液聚集在胰体与脾静脉之间，声像图显示脾静脉周围低回声包绕，应注意识别。

病例5

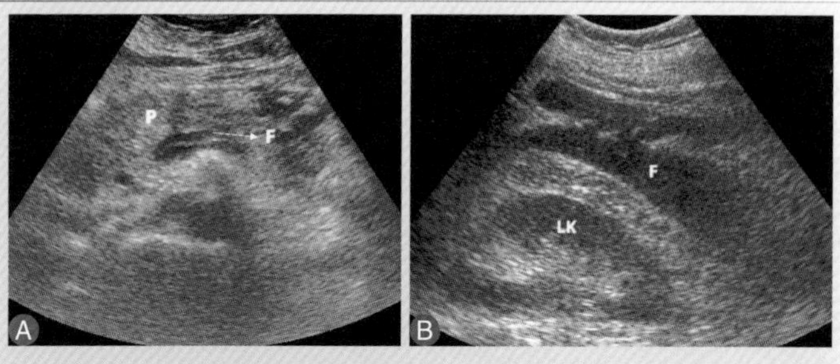

A.已确诊胰腺炎患者的胰腺横断面声像图；B.同一患者左侧腹左肾冠状面声像图。LK：左肾；P：胰腺；F：积液。

图3-5

问题

请描述图中的异常表现。

我的答案

答案

声像图所见胰腺形态饱满，回声尚均匀。胰腺后方与脾静脉之间可见极少量积液（图A）。左肾脂肪囊周围可见大量无回声积液（图B）。

点评

本例急性胰腺炎患者胰腺本身的声像图表现并非典型，然而胰腺炎的间接征象明显，结合患者腹痛的临床病史，还是能够间接提示急性胰腺炎的可能。急性胰腺炎的临床表现包括急性上腹痛、恶心、呕吐、发热、黄疸、腹胀、肠麻痹、腹腔积液、胸腔积液、肺炎、电解质紊乱、出血、皮下瘀斑等多种非特异性症状。对于急性水肿性胰腺炎，临床经过多为自限性，预后良好。而急性出血坏死性胰腺炎病变严重，病情凶险，容易合并休克、腹膜炎、胰腺脓肿等。

急性胰腺炎早期血清淀粉酶、尿淀粉酶增高，血清淀粉酶一般常于发病后2～6小时开始升高，12～24小时达峰，可持续1～3天。在血清淀粉酶增高后2小时，尿淀粉酶也开始增高，但其持续时间较长，可达1～2周，甚至在血清淀粉酶恢复正常后仍可增高。血清脂肪酶增高时间较晚，发病后3～4天达峰，可持续7～10天。

增强CT检查是判别胰腺炎严重程度的重要工具，常见的CT表现为胰腺肿大、密度减低、边缘不规则、胰腺周围脂肪间隙消失、胰周间隙积液及肾前筋膜增厚等。

病例6

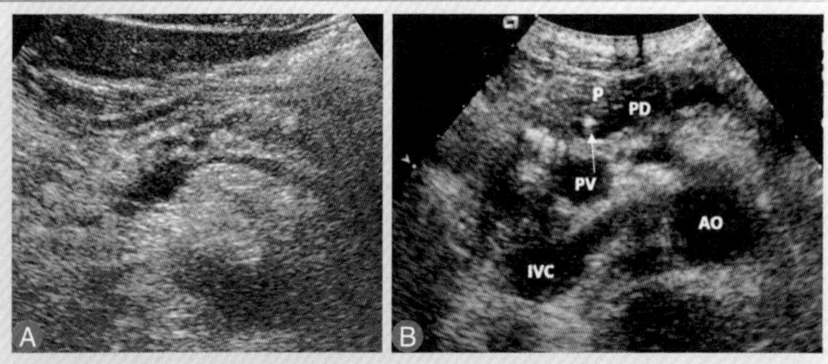

A.胰腺超声横断面声像图；B.另一患者胰腺横断面声像图。IVC：下腔静脉；AO：腹主动脉；PV：门静脉；P：胰腺；PD：胰管。

图3-6

问题

1.请描述声像图异常及诊断，以及可能的诱因。

2.如果声像图同时显示胰腺内合并囊肿，可能的诊断是什么？

我的答案

答案

1.图A显示胰腺体积缩小，腺体内弥漫性分布点状强回声钙化灶。图B显示胰管不规则全程扩张，胰管内可见斑块样强回声（箭头）。这些声像图异常符合慢性胰腺炎的表现。慢性胰腺炎伴有弥漫性钙化最常见的诱因是酗酒，而非胆结石。

2.可能的诊断是胰腺假性囊肿。25%～40%的慢性胰腺炎患者合并胰腺假性囊肿。

点评

慢性钙化性胰腺炎常见于长期嗜酒者。一般认为酒精可诱使胰腺分支胰管内的蛋白沉积，进而引起钙质包裹形成结石阻塞导致一系列的炎症反应：胰腺实质破坏、胰管周围纤维化形成，分支胰管节段性狭窄与扩张，随病程进展最终累及主胰管发生相似的病理改变。

慢性胰腺炎的声像图表现包括胰腺实质的改变和主胰管的扩张。胰腺实质表现为体积缩小，回声不均匀。腺体内分布大小不等的强回声钙化灶，可弥漫、可局限，大者伴明显的声影。主胰管扩张多不规则，形成“串珠样”表现。约1/3的慢性胰腺炎患者表现为局灶性回声异常，类似肿物回声，多位于胰头区并可引起胰管和胆总管扩张，因此很难与胰腺癌相鉴别。当同时出现钙化灶时，提示慢性胰腺炎的诊断，对于诊断困难的患者，则需进一步行经内镜逆行胆胰管成像，甚至组织学活检。

病例7

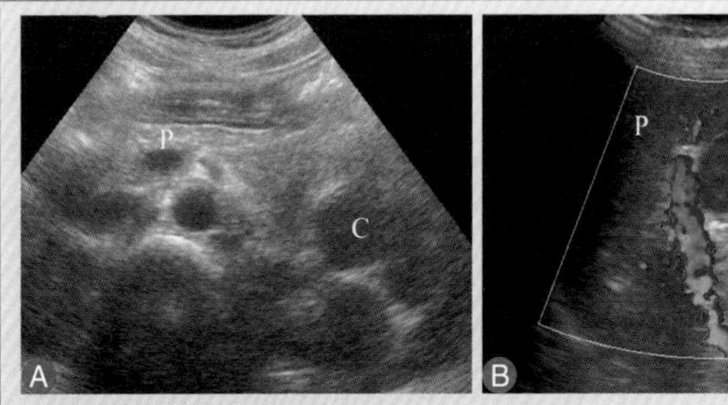

A.胰腺横断面声像图；B.另一患者左侧腹冠状面脾门区声像图。P：胰腺；C：囊性区。

图3-7

问题

1.根据声像图表现，首先需要询问患者的病史是什么？胰腺癌出现坏死囊性变是否常见？

2.请问患者的性别不同，是否对鉴别诊断有影响？

我的答案

答案

1.声像图显示胰腺内不同大小的囊性病变，首先考虑为胰腺假性囊肿，应询问患者有无胰腺炎病史。胰腺癌很少出现坏死囊性变。

2.女性患者囊性胰腺肿瘤的发病率较男性高，因此如果女性患者发现胰腺囊性病变，更应警惕胰腺囊腺瘤或囊腺癌。

点评

胰腺炎可合并一系列的并发症，声像图可能发现的局部并发症包括：积液、假性囊肿、脓肿、假性动脉瘤、静脉血栓和胆管梗阻等。40%～50%的急性胰腺炎患者胰腺内部或胰腺周围可出现积液，大部分积液可自行吸收。当积液部分机化，周围形成纤维性假包膜时，假性囊肿形成。由积液发展成包绕完整的成熟假性囊肿的过程约6周。在全部急性胰腺炎患者中，2%～10%的患者发展成假性囊肿。

胰腺假性囊肿几乎可发生于任何部位，最常见的部位是胰腺内部或紧邻胰腺附近。声像图表现为边界清晰的混合回声肿物，中央回声更低或为无回声。假性囊肿内部常含有坏死组织碎屑，出血或纤维分隔。对于声像图表现复杂的假性囊肿需要与囊性肿瘤，特别是与黏液性囊腺瘤相鉴别。鉴别诊断的关键是患者既往有无急性胰腺炎病史，超声随访观察也可帮助诊断，假性囊肿腔内的组织碎屑一般随时间发展逐渐被吸收。对于诊断困难的患者，可抽取囊液行实验室检查。假性囊肿的内部囊液淀粉酶水平增加，而黏液性囊腺瘤患者囊液内癌胚抗原水平增加。有文献报道内镜逆行胰胆管造影也有助于诊断，其可以发现超声无法显示的胰腺炎的证据，并可能在高达70%的患者内发现假性囊肿与胰管之间的通道。

病例8

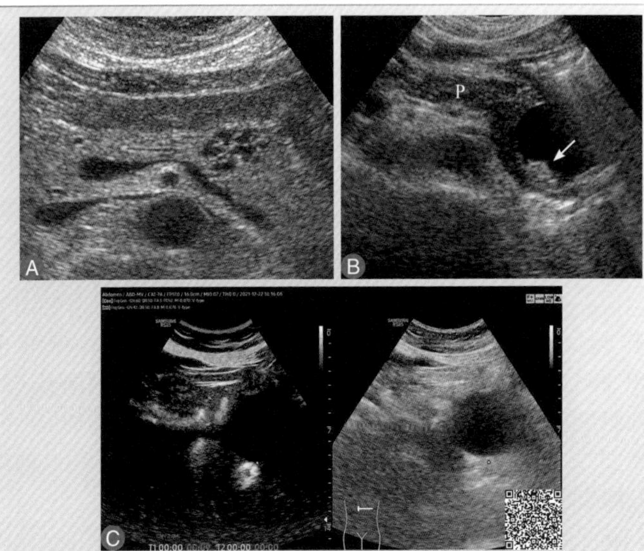

A.患者1胰腺横断面声像图；B.患者2胰腺横断面声像图；C.患者2超声造影检查（动态）。P：胰腺。

图3-8

问题

1.请描述声像图所见、可能的诊断，以及病变的好发位置。

2.请问本病男女发病率有无差异？好发年龄为？

我的答案

答案

1.声像图显示胰体尾区类圆形的囊性病变，内部可见多发强回声分隔（图A）及实性结节样凸起（图B箭头），考虑为胰腺黏液性囊性肿瘤。好发于胰体及胰尾区，很少发生于胰头。

2.胰腺黏液性囊性肿瘤几乎仅见于女性，中年好发。因为新的病理定义要求胰腺黏液性囊性肿瘤需存在卵巢基质，故男性很少诊断。如男性患者为黏液性肿瘤，则归为胰腺导管内乳头状黏液瘤。

点评

胰腺黏液性囊性肿瘤也称大囊型胰腺黏液性肿瘤，包含了一组胰腺囊性病变。尽管部分肿瘤组织学表现良性，但所有的黏液性肿瘤都具有潜在恶性风险。一些学者认为肿瘤源于胰腺分支导管上皮，肿瘤细胞分泌黏液，同时分支导管与主胰管不相通。胰腺黏液性囊性肿瘤恶性程度低，预后远较胰腺癌好。实际上，完整手术切除后的长期生存率达90%。

胰腺黏液性囊性肿瘤体积可以很大，呈单房性或多房性生长，囊壁出现壁结节提示恶性。多房性生长者，每个单囊直径一般大于2 cm。少于10%的患者囊壁上可出现钙化，与微囊型胰腺浆液性肿瘤不同，钙化很少出现在病变中央。

病例9

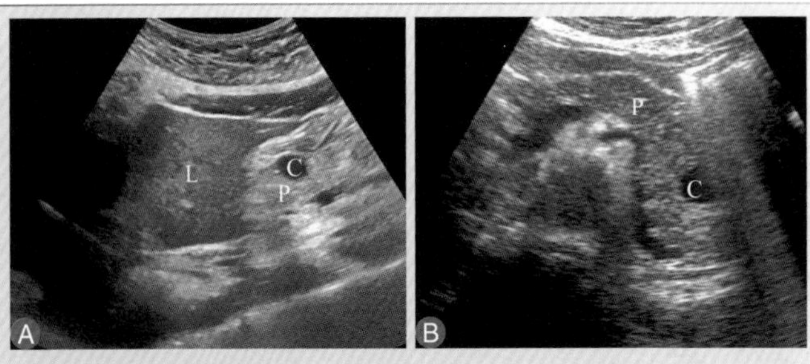

A.患者腹主动脉纵断面声像图；B.另一患者胰腺横断面声像图。L：肝脏；P：胰腺；C：囊性区。

图3-9

问题

1.请描述声像图的异常表现。

2.请描述可能的诊断及处理原则。

我的答案

答案

1.声像图显示胰头（图A）及胰尾区（图B）小的囊性结构，边界清晰，局部胰腺外形无改变。

2.考虑可能的诊断为胰腺真性囊肿。

点评

胰腺囊肿按照病理类型分为真性囊肿和假性囊肿两大类。真性囊肿少见，来自胰腺组织，早期多发生在胰腺内，体积较小。根据病因不同，又进一步分为先天性囊肿、潴留性囊肿、赘生性囊肿和寄生虫性囊肿。相对于真性囊肿，胰腺假性囊肿更为常见。

胰腺囊肿的临床表现取决于囊肿的类别、大小和部位。体积较小，生长缓慢的囊肿常无症状。囊肿较大时，可因压迫邻近器官引起上腹部疼痛、腹胀、食欲减退等症状。如果压迫胆总管，还可出现梗阻性黄疸。

本例胰腺内囊肿体积小，位于胰腺实质内近胰管走行区域，可以考虑胰腺的真性潴留性囊肿。这类囊肿多单发，体积较小。相比而言，CT检查可显示胰腺内或胰腺外低密度的囊肿，对于诊断直径＜1 cm的囊肿和位于胰腺以外部位的囊肿较超声更为准确。

值得注意的是，当诊断胰腺单纯性囊肿时，应该引起高度警惕，尤其是发现胰腺多发囊肿时，必须要考虑是否具有与胰腺囊肿相关的遗传性疾病，如常染色体显性遗传性多囊肾和希佩尔-林道综合征。希佩尔-林道综合征表现为一系列的病变，基本组成分为两个部分：①视网膜、脑干、小脑或脊髓的血管母细胞瘤；②腹腔脏器病变（嗜铬细胞瘤、肾囊肿或肾细胞癌、胰腺囊肿等）。

病例10

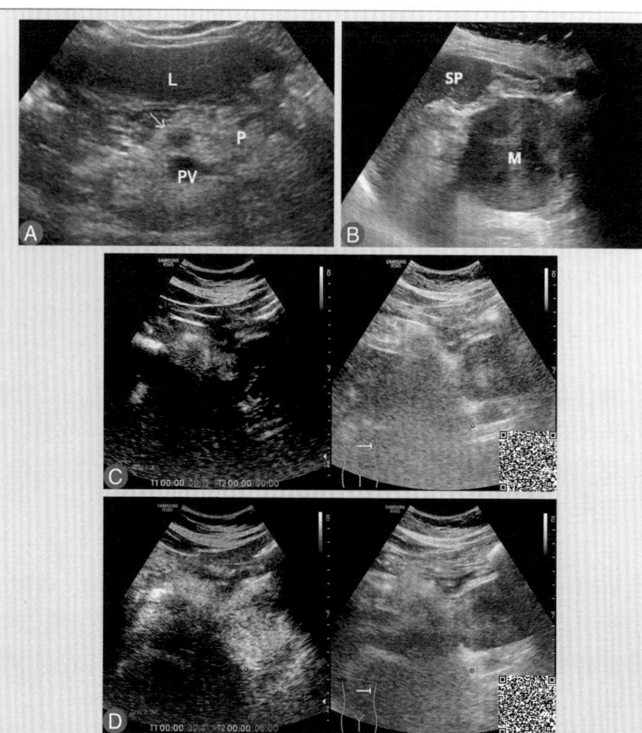

A.患者1胰腺横断面声像图；B.患者2经脾门斜冠状断面声像图；C、D.患者2病变超声造影动脉早期和动脉晚期（动态）。L：肝脏；P：胰腺；PV：门静脉；SP：脾脏；M：病变。

图3-10

问题

1.根据声像图表现，首先应考虑哪两种疾病？

2.比较两种疾病，哪一种富血供？哪一种可能出现钙化？哪一种更常见胰管阻塞？

我的答案

答案

1.声像图显示胰体部边界清晰的低回声病变，首先考虑胰腺癌和胰腺神经内分泌肿瘤的诊断。

2.胰腺神经内分泌肿瘤一般血供丰富，瘤体内更常见钙化。胰腺癌多引起胰管梗阻，胰管扩张。

点评

神经内分泌肿瘤是一组能够分泌生物活性胺和多肽类激素的异质性肿瘤，可发生于全身各个存在神经内分泌细胞的器官和组织，最常见于胃、肠、胰腺等部位。通用肿瘤标志物为嗜铬素A（CgA）。发生于胰腺神经内分泌肿瘤远较胰腺癌少见，占原发性胰腺肿瘤的1%～2%，男女发病率无差异，发病高峰为40～50岁，在胰腺的任何部位都可发生，但胰头部更多见。根据临床表现可分为功能性（约占20%）和非功能性（约占80%）。神经内分泌肿瘤均具有一定的恶性潜能并具有较广泛的侵袭性。最常见多灶性的肝转移，也可能转移到肺、骨等部位。有4种遗传性综合征与胰腺神经内分泌肿瘤的发生有关，分别是多发性内分泌腺瘤病1型、希佩尔-林道综合征、神经纤维瘤病1型和结节性硬化，其中多发性内分泌腺瘤病1型最常见。治疗方法以手术切除为主，手术无法切除可行药物治疗。

胰腺神经内分泌肿瘤发生于体尾部多见，超声表现为胰腺实质内低回声肿块，多为单发，回声常较均匀，形态规则，边界清晰，可合并囊性变，内部可伴有钙化，血流信号多丰富；超声造影表现为以动脉期均匀高增强、实质期无明显消退为主要特征。而胰腺癌多发生于胰头部，肿块轮廓常向外突起或向周围呈“蟹足样”或“锯齿样”浸润性生长，其边缘不规则，较清楚，常合并梗阻性黄疸及主胰管扩张；因胰腺癌多为乏血供病变，故其典型的超声造影表现为病灶晚于胰腺实质增强，动脉期及静脉期呈不均匀低增强。

病例11

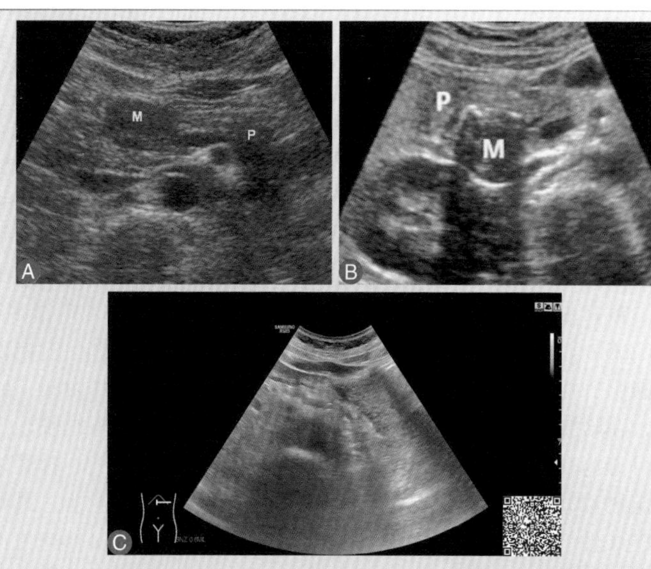

A.年轻女性患者胰头部横断面声像图；B.另一年轻女性患者胰腺体尾部横断面声像图；C.胰腺横断面扫查（动态）。M：病变；P：胰腺。

图3-11

问题

1.请描述声像图的异常表现。

2.请描述可能的诊断及鉴别诊断。

我的答案

答案

1.声像图中都显示胰腺低回声结节，图B中可见结节周边钙化强回声。二者共同的特点是边界清晰，胰管未见扩张。

2.由于患者为年轻女性，首先考虑胰腺实性假乳头状瘤。鉴别诊断主要考虑胰腺癌。

点评

胰腺实性假乳头状瘤细胞起源尚不明确，曾有多种命名，直到1996年才被世界卫生组织确定本名。胰腺实性假乳头状瘤是一种多发生于年轻女性的良性或低度恶性胰腺肿瘤，比较罕见，发病率占胰腺肿瘤的0.13%～2.7%，约15%是恶性的，且恶性风险随年龄的增长而增加。胰腺实性假乳头状瘤可发生于胰腺的任何部位，但以体尾部最多见，约占65%。本病临床症状隐匿，瘤体生长缓慢，就诊时体积多较大，文献报道平均最大径可达10 cm。由于肿瘤外生性生长的特点及肿瘤本身质地较软，所以很少出现胆道梗阻或胰管扩张。

胰腺实性假乳头状瘤的大体病理表现为圆形或椭圆形肿物，边界清晰并有包膜。镜下以局部实性、假乳头、囊性变成分互相参集为特征。肿瘤血管的脆性较大，容易破裂。因此，不论瘤体大小几乎全部都有囊性变出血或坏死。肿瘤偶可见钙化，常位于包膜（图B）。

超声能够较好地显示出上述大体病理特点，瘤体较大者，其内囊性变表现为无回声区域。但对于体积较小者，瘤体内的微小囊性变则不易被超声显示（图A）。与超声相比，MRI对出血、囊性变的显示更为特异，呈特征性的“分层现象”。

尽管包膜出现钙化时可被超声敏感地发现，但无钙化时超声很难确定是否存在包膜。而CT及MRI可清晰显示瘤体的包膜。有报道超声造影也可显示瘤体周边环形增强的线样包膜，并可据此判断包膜完整与否。

病例12

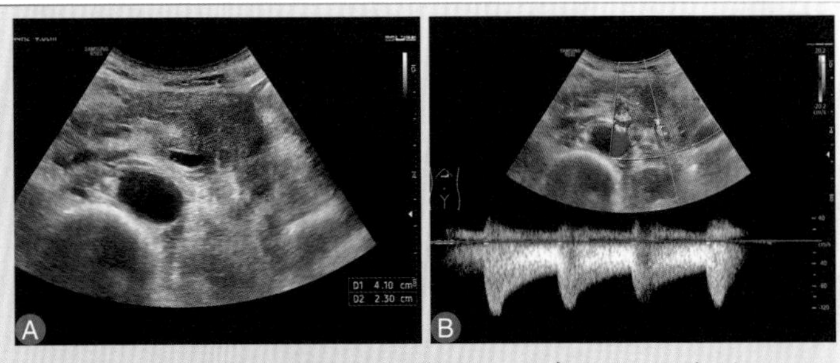

近期自觉消瘦患者。A.胰腺体尾部横断面声像图；B.相对应切面的频谱多普勒声像图。

图3–12

问题

1.请描述声像图的异常及可能的诊断。

2.请问该患者是否可以行外科手术治疗？导致其不可切除的常见因素是什么？

我的答案

答案

1.声像图显示胰腺体尾部低回声肿块，边界尚清，形态不规则，脾静脉未见明确显示，脾动脉受压变细，提示胰腺癌，脾动静脉受侵。

2.由于存在血管侵犯，故该患者无法进行手术治疗；导致肿瘤不可切除的常见因素包括远处转移、胰腺周围血管的侵犯及扩散到腹膜。

点评

胰腺癌以来自胰管上皮细胞的腺癌（又称导管腺癌）最常见，发病率呈逐年上升趋势。胰腺癌早期临床症状不典型，确诊时往往处于晚期，预后差，5年生存率仅为10%。胰腺癌由于其生长较快，加之胰腺血管和淋巴管丰富，胰腺又无包膜，往往早期发生转移，或者在局部直接向胰周侵犯，或经淋巴管和（或）血管向远处器官组织转移，其中最常侵犯到胆总管、十二指肠、肝、胃、横结肠、上腹部大血管、淋巴结、腹膜及腹膜后等。超声可以有效发现胰腺癌，敏感性与CT相当，可作为首选筛查方法。

一旦检测到胰腺癌，下一步最重要的评估方向是确定肿瘤的可切除性。导致肿瘤不可切除的常见因素包括远处转移、胰腺周围血管的侵犯及扩散到腹膜。超声能够检测到远处转移，并可应用彩色多普勒技术评估肿瘤与周围血管的关系，是可切除评估的关键。最常受侵犯的血管包括肠系膜上动脉、腹腔干及其分支、门静脉、脾静脉和肠系膜上静脉。动脉侵犯可表现为血管被肿瘤包绕＞1/2周径或完全包埋。由于动脉管壁较厚，一般管壁光滑、管腔通畅，较少出现管腔狭窄。在声像图上，正常情况下胰腺周围的动脉包被为强回声的纤维脂肪样组织，当脂肪组织回声被低回声软组织打断时，表明动脉受侵犯；而与之相反，正常情况下，胰腺周围的静脉与胰腺紧贴，二者之间无脂肪间隔，故静脉侵犯较难检测，血栓形成和管腔狭窄是静脉侵犯的直接征象，胰周静脉侧支循环的形成是静脉阻塞的间接征象。但由于超声不可避免的操作者依赖性，临床上还需要结合其他影像学检查（如螺旋增强CT和增强MRI）来进一步评估。

病例13

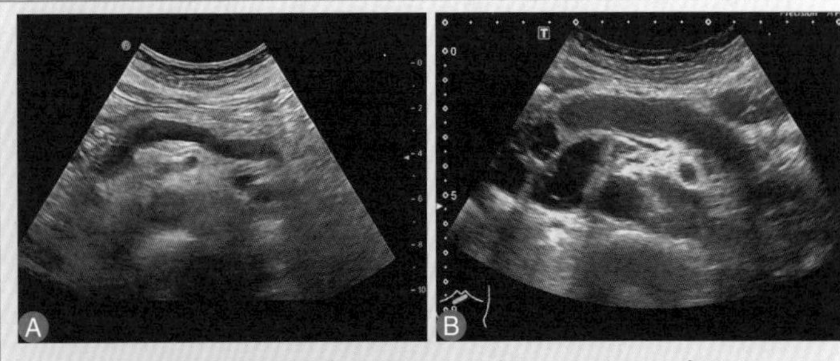

A.患者1胰腺横断面声像图；B.患者2胰腺横断面声像图。

图3-13

问题

1.请描述声像图异常及最可能的诊断是什么？

2.请问进一步检查应首选哪一种影像学方法？

我的答案

答案

1.声像图均显示主胰管全程不规则扩张，图A透声好，图B透声欠佳。最可能的诊断为胰腺导管内乳头状黏液瘤。

2.首选MRI检查，因MRI具有较高的软组织分辨力，更容易看清分隔、壁结节及病灶与主胰管的相通处。另外对于需要长期随访的患者，无辐射也是MRI的一大优势。

点评

胰腺导管内乳头状黏液瘤是胰腺较为少见的一种囊性疾病，占胰腺肿瘤的1%～3%。1982年首次由日本学者Ohhashi报道，病理特点为胰腺导管上皮细胞乳头状增生，伴随过度的黏液分泌物及进行性胰管扩张或囊性变。好发于老年男性，导管扩张的程度和其内分泌黏液的量决定了其临床症状和体征。临床主要表现为上腹部疼痛、乏力，主要因为慢性胰腺炎急性发作引起相应症状，其机制为胰管阻塞、胰液流出受阻。根据累及的部位及影像学特点，可将胰腺导管内乳头状黏液瘤分为3种类型：主胰管型、分支胰管型和混合型。

胰腺导管内乳头状黏液瘤的超声特点：主胰管或分支胰管扩张，伴或不伴壁结节和腔内内容物。主胰管的扩张可以是弥漫性或是节段性的，扩张的胰管常呈不规则状。分支胰管型好发于钩突部，也可位于体尾部，主要表现分叶状或葡萄串样囊性病变。混合型则表现为囊性病灶和主胰管扩张。在超声检查中，正确识别胰腺和扩张的胰管结构是鉴别诊断的基础。主胰管型胰腺导管内乳头状黏液瘤主要与慢性胰腺炎相鉴别，后者扩张的胰管内常伴有结石，同时还可以伴有胰腺内钙化和胰腺假性囊肿形成，而胰腺导管内乳头状黏液瘤胰腺钙化和胰管结石罕见。分支胰管型胰腺导管内乳头状黏液瘤主要与胰腺囊性肿瘤相鉴别，后者与主胰管不相通。一旦超声怀疑到胰腺导管内乳头状黏液瘤的可能性，则需进一步的影像学检查，包括MRI或内镜超声、磁共振胆胰管成像等。MRI为首选的检查手段，其重点在于准确找出胰腺导管内乳头状黏液瘤恶变的标志，即主胰管累及和壁结节。

病例14

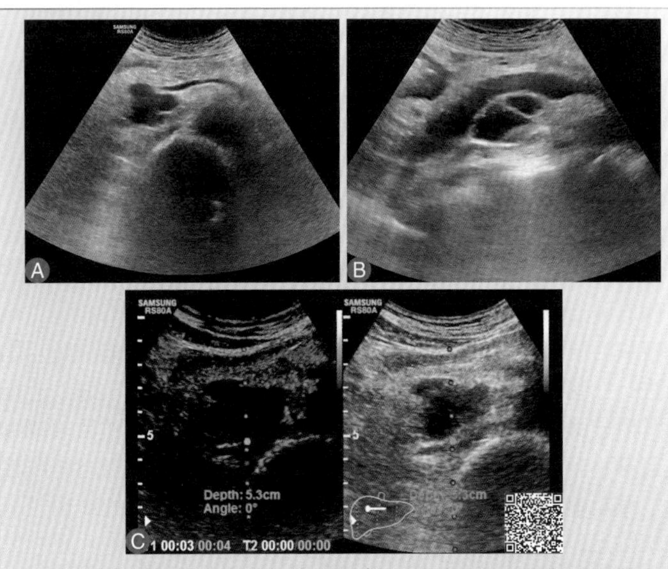

A.中年男性患者胰腺头部横断面声像图；B.同一患者的胰腺头部纵断面声像图；C.胰腺病变处超声造影动脉期（动态）。

图3-14

问题

1.请描述声像图异常及最可能的诊断是什么？

2.病变长径为3.5 cm，胰管无扩张，患者无临床症状，请问首选哪种治疗方式？

我的答案

答案

1.中年男性患者胰头部囊性病变，内部透声欠佳，内可见多发分隔，最可能的诊断是囊腺瘤或者分支胰管型的胰腺导管内乳头状黏液瘤，但胰腺导管内乳头状黏液瘤好发于胰头，囊腺瘤则好发于女性患者的胰尾，因此本例更倾向于分支胰管型胰腺导管内乳头状黏液瘤的诊断，还需要进一步动态观察病变与胰管是否相通。

2.病变没有直接的手术指征，但是由于病变大小>3 cm，具有恶性胰腺导管内乳头状黏液瘤的“可疑特征”，因此需要行进一步的超声内镜检查。

点评

胰腺导管内乳头状黏液瘤占胰腺肿瘤的1%～3%，占胰腺囊性肿瘤的20%～33%。胰腺导管内乳头状黏液瘤的生物学行为多变，包括了从良性腺瘤到侵袭性癌的过程，其中，主胰管型胰腺导管内乳头状黏液瘤生物学恶性的可能性比较高。术前判断胰腺导管内乳头状黏液瘤良恶性是具有挑战性的，需要综合临床、影像学与血清学数据来判断，目前不同指南基于循证医学证据层次不一，不同患者治疗方案需要个体化。

主胰管型胰腺导管内乳头状黏液瘤与混合型胰腺导管内乳头状黏液瘤具有较高的恶变率，一经发现均建议手术切除，但由于分支胰管型胰腺导管内乳头状黏液瘤不侵犯胰管且恶性程度较低，且胰腺手术术后并发症较多，因此对于手术指征的把控则更加细化。中华医学会推荐直径<3 cm的分支胰管型胰腺导管内乳头状黏液瘤可随访观察，出现恶变高危因素时手术。在影像学表现中，病变内出现壁结节≥5 mm、囊内的实性成分或主胰管直径>10 mm时高度可疑恶性，需要手术治疗；当病变>3 cm，病变内的壁结节<5 mm，肿瘤增长速度>5 mm/2年，主胰管为5～9 mm，胰腺周围淋巴结肿大这些“可疑特征”时，需要进一步使用超声内镜下细针穿刺活检。如超声内镜结果显示壁结节大小≥5 mm，细胞学阳性或者怀疑主胰管侵犯则建议手术治疗，但术后5～10年仍有复发风险，部分指南中建议终身随访。本例患者病变长径为3.5 cm，但不伴有壁结节与胰管扩张，因此可进一步行超声内镜检查后再制订治疗方案。

（崔立刚　刘士榕　秦　闻　孙　洋　葛喜凤）

第四章 4

脾脏解剖及病例声像图分析

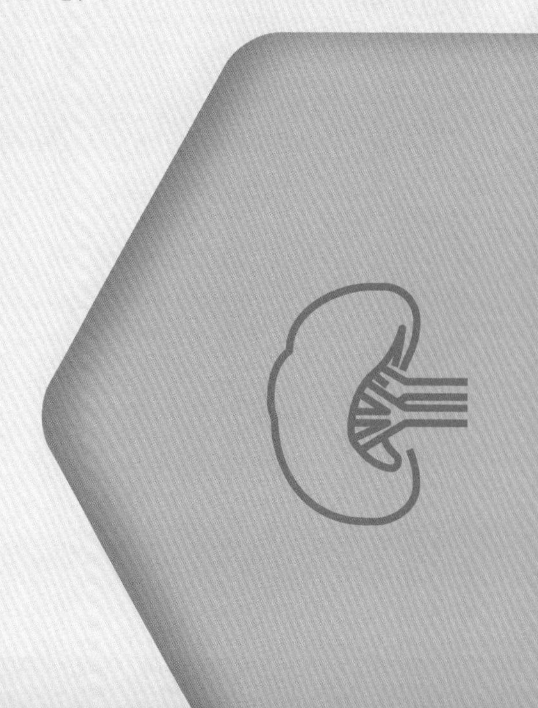

病例1

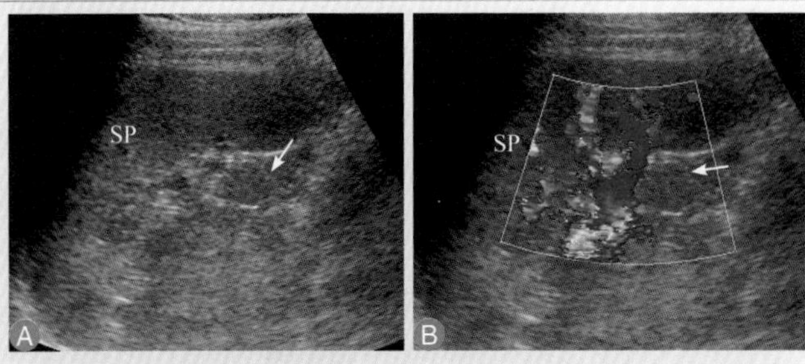

患者男性，35岁。A.左上腹脾脏长轴断面二维灰阶声像图；B.脾长轴断面彩色多普勒声像图。SP：脾脏。

图4-1

问题

1.请描述图中的异常表现及其血供的来源。

2.请问图中异常表现的发生率是多少？是否需要进一步检查？

我的答案

答案

1.图中显示脾门区等回声结节、边界清晰、有包膜、内部可见规则的血管分布，符合副脾的诊断。副脾的动脉血供来自脾动脉。

2.据报道，尸体解剖中，副脾的发生率高达30%。这是一种常见的声像图发现，无须进一步检查。

点评

副脾十分常见，多在影像学检查时偶然发现。通常体积较小，直径<3 cm，一般单发，但文献报道接近10%者可多发。当脾大或脾切除后，副脾可代偿性增大。除脾门外，副脾还可发生在胰尾、脾周韧带内。

大部分情况下，副脾可明确诊断，有时需要与左上腹其他组织来源的肿物进行鉴别。如胰尾部肿瘤、外生性生长的左肾或胃肿瘤、左肾上腺肿瘤及少见的腹膜来源肿瘤。除特征性二维灰阶声像图外，鉴别诊断的要点是显示副脾的血供源自脾动脉，可见副脾的动静脉沿血管门进入副脾内。常规CDFI检查困难者可行超声造影或增强CT检查，放射免疫显像对诊断副脾也很敏感。

病例2

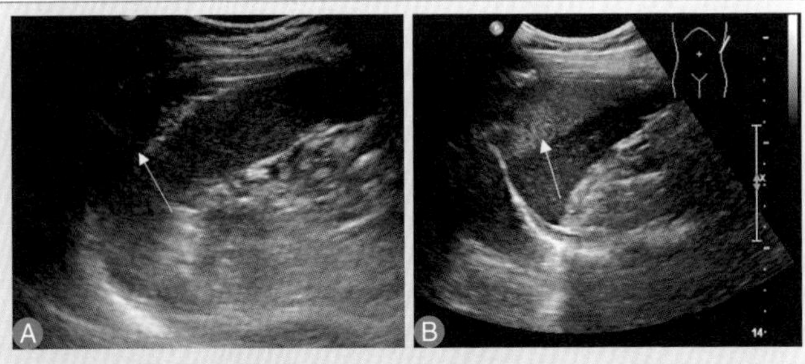

A.患者1左上腹脾脏长轴断面声像图；B.患者2左上腹脾脏长轴断面声像图。

图4-2

问题

1.请描述图中箭头所示的异常表现及可能引起的误诊。

2.如何明确诊断？患者是否需要立即进行其他检查？

我的答案

答案

1.图A箭头所示为脾脏头侧新月状的低回声结构，容易考虑诊断为脾周复杂性积液或脾脏被膜下积液。图B箭头所示为脾脏头侧新月状的高回声结构。

2.实时连续扫查观察该结构与左肝的关系或进行CDFI检查观察内部血流信号分布有助于确诊。肝左叶过长盖过部分脾脏的情况很常见，无须其他检查。

点评

某些患者肝脏左叶较长可延伸至左上腹，恰好位于脾脏与膈之间。此时经腋中线行左上腹纵断面扫查，可见肝脏位于脾脏上方。正常情况下，肝脏回声低于脾脏，容易被误诊为脾脏被膜下或脾周血肿。当患者存在脂肪肝时，诊断则相对容易，如本例图4-2B所示。由于肋骨、肋软骨及左上腹胃肠道内气体的干扰，通常不太容易对左肝进行连续观察，但是，如果熟悉这种解剖变异则有利于判断。CDFI显示过长的肝左叶正常血管分支及观察2个脏器随呼吸变化的相对运动可帮助诊断。

病例3

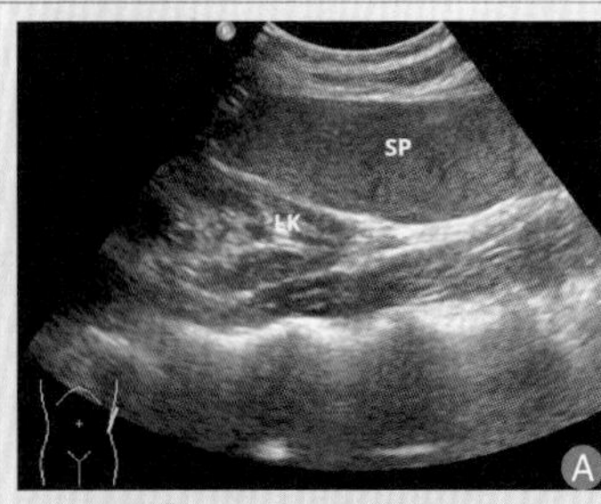

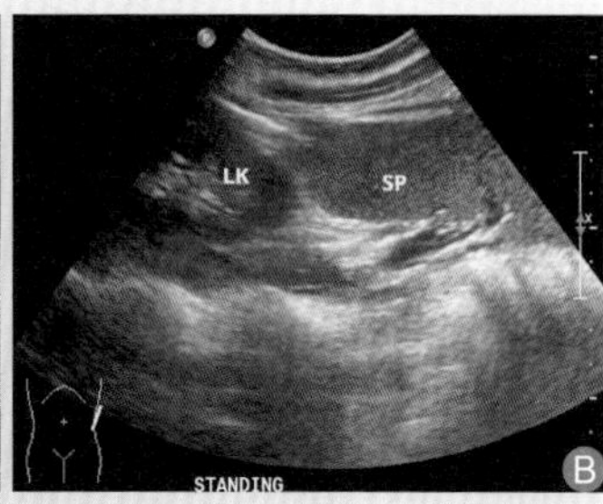

A.患者平卧位左侧腹部冠状面声像图；B.同一患者站立位左侧腹部冠状面声像图。SP：脾脏；LK：左肾。

图4-3

问题

1.请问图中有何异常表现？诊断的关键是什么？

2.请问是否需要进一步检查？

我的答案

答案

1.平卧位声像图（图A）显示脾脏下极位置较低，位于左肾足侧，脾脏上极显示不清；站立位声像图（图B）脾脏上极显示清晰，位置进一步下移，脾门部血管可见。考虑诊断为游走脾脏。诊断的关键是通过脾门部血管明确脾脏位置。

2.患者体位变化后，利用超声观察脾脏的位置，能够明确诊断游走脾，无须其他检查。

点评

脾脏离开正常解剖位置而异位于腹腔其他部位称为游走脾，也称异位脾脏。异位脾脏少见，多见于20～40岁的经产妇，也可见于体瘦者。脾脏离开脾窝后可达腹腔内任何部位。游走脾患者的临床症状主要是脾脏受牵拉或压迫邻近器官和组织，多表现为活动后左侧腹部不适、恶心、纳差等。如果出现游走脾扭转，可引起脾脏缺血、坏死，出现剧烈腹痛，甚至休克。

超声检查时，如果发现脾窝处无脾脏回声，而在腹腔其他部位发现脾脏结构，即可诊断。如果脾脏位于脾窝处，无肿大，但位置过于低下，则应怀疑本病。此时应嘱患者变动体位，由平卧位改为右侧卧位或站立位，如果脾脏位置下移，也可诊断。有时，脾脏位置变化可不明显，但脾门发生反转，脏面朝向膈肌。

明确异位肿块为脾脏的关键是寻找脾门，一旦超声能够显示脾门切迹和脾门血管，就可以与胰腺、胃肠道、左肾、淋巴瘤等相鉴别。

病例4

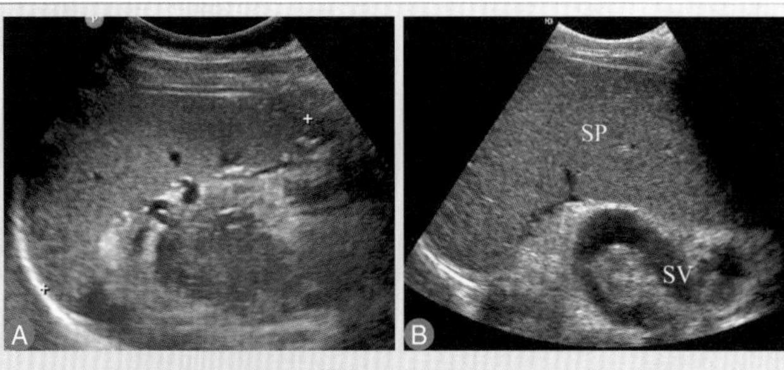

A.患者1沿脾门纵断面声像图；B.患者2沿脾门纵断面声像图。SP：脾脏；SV：脾静脉。

图4-4

问题

1.请问正常脾脏的长径及厚径是多少？正常脾脏是否能够延伸至左肾下极？

2.请问图B中的脾门处血管是否正常？患者脾脏异常的最可能原因是什么？

我的答案

答案

1.正常脾脏长径为10 ~ 12 cm，脾脏厚度为3 ~ 4 cm。通常脾脏不会延伸至左肾下极水平。

2.图B显示脾门处迂曲扩张的脾静脉，结合患者脾脏增大，其最可能的原因是门静脉高压。

点评

通常经过细致的体格检查就可发现脾大，但是某些患者体格检查可能受限，如肥胖、明显触痛或大量腹腔积液等。当触诊怀疑脾脏肿大时，有时难以与左上腹其他肿大脏器或肿瘤相鉴别。在这些情况下，超声检查就非常有价值。超声检查不仅能判断脾脏是否肿大，有时还能够明确引起脾大的原因。

脾脏为弧形、盘状形态的器官，有时很难通过标准断面进行测量。有些学者推荐测量脾脏的最大长径。编者认为脾脏的厚径更容易测量，并且其测值重复性较好，正确的脾脏厚径测量首先要获得经过脾门的脾脏标准长轴断面，沿脾门垂直于脾脏膈面边缘切线的距离即为脾脏厚径。

病例5

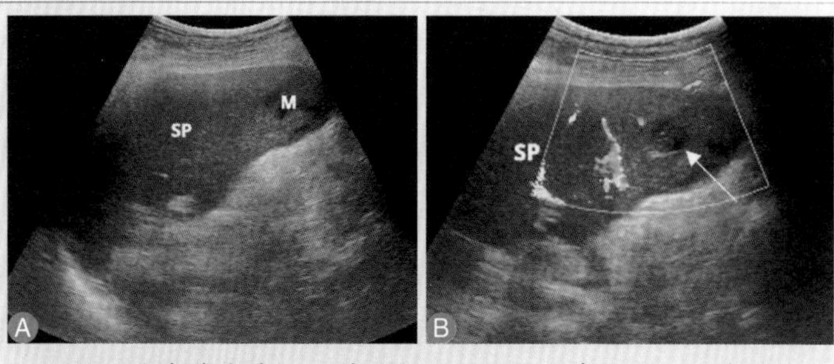

一位因腹痛来诊患者。A.脾脏长轴二维灰阶声像图；B.脾脏长轴CDFI。SP：脾脏；M：病变。

图4-5

问题

1.请描述图中的异常表现，病变处于急性期还是慢性期?

2.请问其他有价值的影像学检查是什么？本病最常见的病因是什么?

我的答案

答案

1.图中显示脾脏下极处呈楔形分布的不规则低回声区，底边位于脾脏边缘，内部回声不均匀，内部未见血流信号，考虑急性脾梗死。一般来讲，随着时间的延长，脾梗死灶的回声逐渐增强。

2.超声造影及增强CT扫描检查有助于确诊，不仅可以更清晰地显示未强化的梗死区域，而且有可能发现常规超声显示不清的小梗死灶。引起脾梗死的常见原因包括：心内或动脉粥样硬化栓子脱落、淋巴增生性疾病、动脉炎、胰腺炎、败血症和镰状细胞性贫血等。

点评

脾梗死是引起脾脏局限性病灶的最常见原因之一，当梗死灶较小时多无临床症状或仅有轻微的临床表现。因此，偶然发现者并非少见。较大的脾梗死可引起腹痛、发热、膈肌痉挛。

典型的脾梗死表现为脾内单发或多发的楔形结节，位于脾脏周边，多表现为不均匀的低回声区，内部回声粗糙，也有无回声的报道。有时，脾梗死灶不易与脾内肿物相鉴别，大多数情况下，患者的临床病史可提供诊断线索。脾梗死灶内部回声粗糙也具有诊断特征。有学者提出“亮线征”，即脾实质低回声病变内2条或2条以上相互平行或近乎平行的与声束垂直的细线，且多断面扫查持续存在，对脾梗死的诊断具有特异性。对于诊断困难的患者可行增强CT及超声造影检查。

病例6

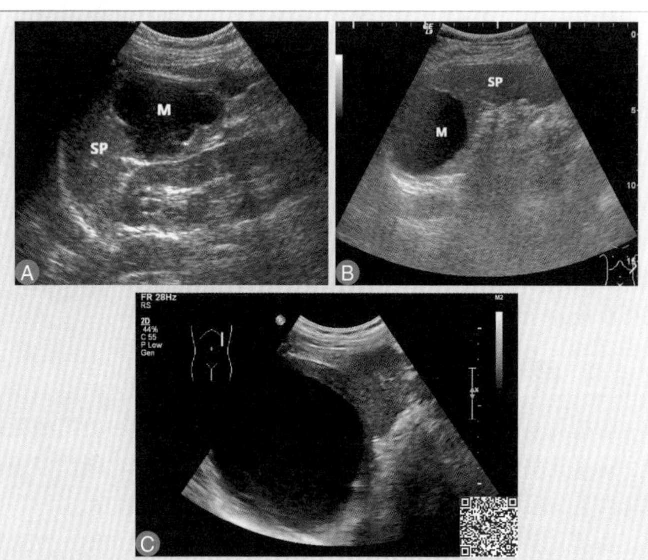

A.患者1脾脏长轴断面声像图；B.患者2脾脏长轴断面声像图；C.脾脏长轴断面超声扫查（动态）。SP：脾脏；M：病变。

图4-6

问题

1.请描述图中的异常表现。

2.请问图中的患者可能的诊断及鉴别诊断是什么？

我的答案

答案

1.图中显示脾脏内囊性无回声结构，分别位于脾脏下极和上极。图A显示囊性病变形态欠规则，内部可见“细点样”回声，其余部位脾脏实质回声均匀。

2.诊断首先考虑单纯性脾囊肿，需要鉴别的是脾脏内陈旧性血肿、脾脓肿、脾脏囊性转移瘤。

点评

脾囊肿可分为表皮样脾囊肿、单纯性脾囊肿和假性脾囊肿。其中最为常见的是假性脾囊肿，发生率约为真性脾囊肿的4倍。假性脾囊肿发生于脾脏外伤或脾梗死后组织的液化坏死，一般体积较大，形态不规则，内部多有组织碎屑回声和“条索样”结构。当单纯性脾囊肿合并囊内出血、感染时，仅凭声像图表现不易与假性脾囊肿相鉴别。

脾脓肿较为罕见，多在全身免疫力低下时出现，或者继发于邻近组织感染蔓延。脓肿早期脾实质内出现局灶性的回声减低或增强区，边界不清晰，内部回声不均匀。随着病情进展，病灶内液化坏死，逐渐出现不规则的无回声，内部散在组织碎屑回声。无回声区壁厚，后方回声增强。一般结合临床资料诊断并不困难，如果穿刺抽出脓液，即可确诊。

脾脏转移瘤相对少见，肿瘤可因内部出血、坏死液化而类似囊肿表现，也可直接以囊性形式发生转移，常见于原发于卵巢的肿瘤。有原发病灶是诊断脾转移瘤的有力证据。

脾包虫囊肿好发于牧区，与单纯性脾囊肿不同，脾包虫囊肿壁厚。当囊内出现子囊、孙囊，内部排列呈“蜂房状”或“车轮状”时，具有诊断特征。医师应询问患者病史，必要时可结合血清试验等明确诊断。

病例7

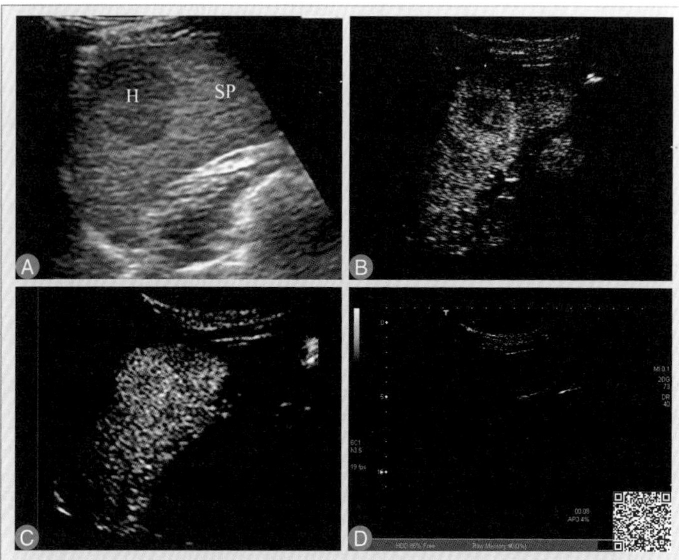

同一患者。A.脾脏肿瘤二维灰阶声像图；B.脾脏肿瘤超声造影动脉期声像图；C.脾脏肿瘤超声造影延迟期声像图；D.脾脏肿瘤超声造影动脉期（动态）。H：肿瘤；SP：脾脏。

图4-7

问题

1.请描述图中的超声表现，根据图A，可能的诊断有哪些？

2.请指出本例超声造影的特点和可能的诊断是什么？

我的答案

答案

1.图中显示脾脏中部边界清晰的低回声结节（H），后方无声影，局部脾脏外形无改变。可能的诊断包括脾血管瘤、局灶性生长的脾淋巴瘤、脾转移性肿瘤。

2.超声造影显示动脉期，脾内结节明显强化，增强程度高于周围正常脾实质；延迟期，脾脏实质均匀强化，结节仍然呈高增强状态，考虑诊断为脾血管瘤。

点评

脾血管瘤的声像图特点与肝血管瘤类似，典型者表现为边界清晰的高回声结节，后方无声影。结节周边可出现裂隙征象，内部回声呈“筛网样”改变。少数病例表现为脾内边界清晰的低回声结节，此时单纯依靠二维灰阶声像图的特征较难与脾脏内其他实性占位性病变相鉴别。

血管瘤是脾脏内常见的良性肿瘤，以海绵状血管瘤为主，一般认为是先天性血管发育异常所致。其临床症状取决于肿瘤的发生部位、大小、增长速度和邻近器官受压情况。

以往血管瘤的确诊需要进行增强CT扫描来观察瘤体内的血流灌注情况。随着二维灰阶超声造影技术的成熟应用，已经部分取代了增强CT检查。脾血管瘤本质上是一个流动极其缓慢的“血湖”，因此在动脉期造影剂可出现在瘤体周边并呈局灶性浓聚，回声明显高于周围正常脾实质。当脾实质逐渐被造影剂填充时，脾血管瘤内的造影剂进一步聚集，由于其内血液流动缓慢，所以相对于正常脾实质内部造影剂浓度仍较高，呈现高增强表现，即所谓的“慢进慢退”。

病例8

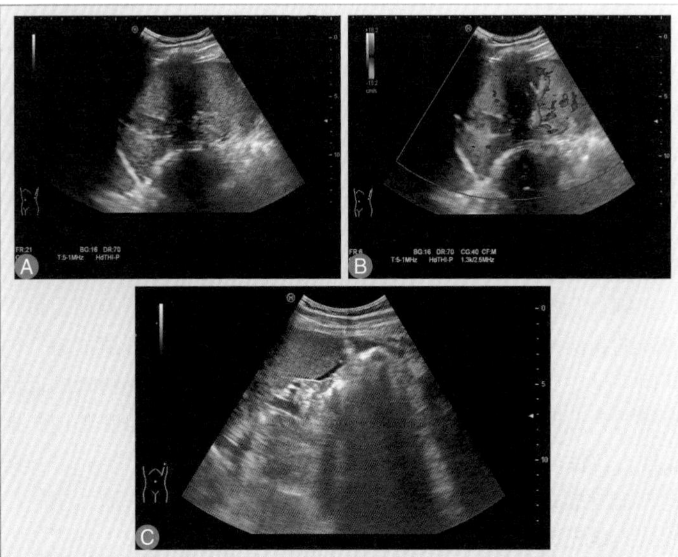

38岁男性患者外伤后出现腹痛。A.脾脏长轴断面二维灰阶声像图；B.脾脏长轴断面彩色多普勒声像图；C.左侧腹部冠状面声像图。

图4-8

问题

1.请描述图中超声表现，并给出可能的诊断和分型。

2.请分析可能的进一步超声检查方法。

我的答案

答案

1.图中显示患者脾大，厚度达到4.5 cm，脾上极被膜连续性中断，该处脾被膜下实质回声不均匀，另外，脾周还可见无回声区。考虑脾破裂可能性大。脾破裂可分为外伤性和自发性，尤其多发于腹部钝性创伤后，一般分为3种类型：①真性脾破裂，最常见，累及包膜，出现腹腔内出血，如本例；②中央型脾破裂，发生在实质深部，包膜完好，部分形成实质内血肿；③包膜下脾破裂，发生在脾实质周缘部，包膜未破损，形成包膜下血肿。

2.超声造影可对脾破裂行进一步诊断。

点评

脾破裂的声像图特征有：①主要出现在脾周、肝周或者腹腔的游离积液；②脾被膜下血肿；③脾实质损害。脾实质的损伤在二维灰阶声像图上的表现各种各样，可以是高回声、等回声、低回声，甚至是混合回声，当二维灰阶超声诊断有困难时，可以进行超声造影检查。超声造影比二维灰阶超声更容易发现被膜下血肿。这是由于急性被膜下血肿往往在二维灰阶声像图上表现为等回声，而在超声造影时血肿无增强。脾外伤后少见的并发症有假性动脉瘤，据报道，有14%的脾外伤患者会发生假性动脉瘤，其被认为是一种特殊的隐匿性脾破裂，是腹腔内延迟性破裂出血的预兆，在超声造影时，假性动脉瘤表现为很清晰的高增强区。

（崔立刚　付　颖）

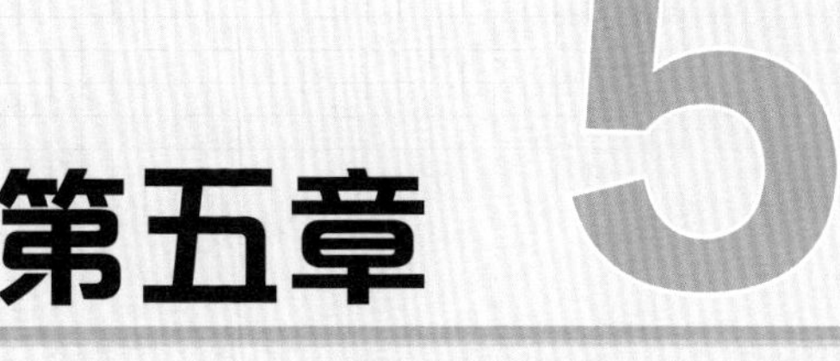

第五章 5

泌尿生殖系统解剖及病例声像图分析

病例1

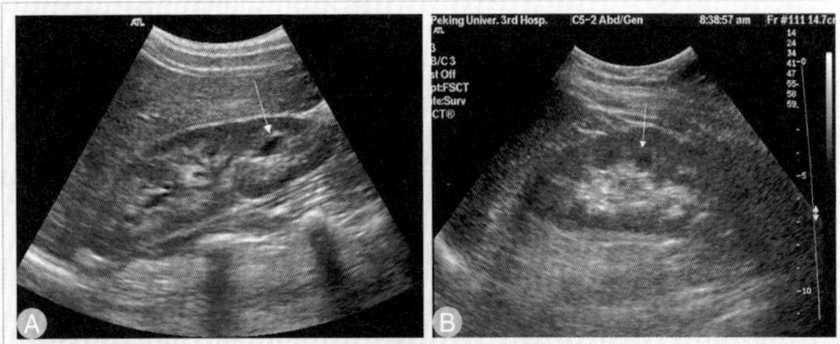

同一患者肾脏纵断面声像图。

图5-1

问题

1.请问图中所示肾脏是否正常？如何确定左肾和右肾？正常成年人肾脏长度范围是多少？

2.请问箭头所指为肾内何结构？

我的答案

答案

1.该图为正常肾脏声像图。图A为右肾，图B为左肾。根据所提供的声像图，只能通过邻近的脏器大概判断左肾与右肾。肝脏回声通常与肾脏回声一致或稍高于肾脏实质回声，而脾脏回声一般高于肾脏实质回声。正常成年人肾脏长径为9 ~ 13 cm。

2.箭头所指为肾锥体结构。

点评

与腹腔其他实质脏器不同，肾脏的回声相对复杂。正常肾脏中央为肾窦区，由肾集合系统、脂肪、血管、淋巴管等组成，回声较强。肾脏实质较肾窦区回声减低，为低回声。由于超声探头分辨力的提高，大多数情况下，肾实质内的肾锥体较皮质表现为更低回声，甚至类似于无回声。腹部实质脏器回声强度依次减低的排列顺序为：肾窦＞胰腺＞肝脏＞脾脏＞肾实质。

进行肾脏超声检查时，应特别注意比较肾实质回声与邻近肝脏及脾脏回声间的差异大小，许多弥漫性肾病会引起肾实质回声改变。因此，肾脏超声扫查过程中，特别是纵断面扫查时，应首先进行肝肾或脾肾断面扫查，使两个脏器在同一切面显示以比较回声强度。右肝位置低下时，多以肝脏作声窗，行肝-肾扫查。脾脏体积较小，位置高，不易与左肾同时显示。扫查时，探头注意向后、外侧移动，患者平卧位配合深呼吸扫查，多可成功。

病例2

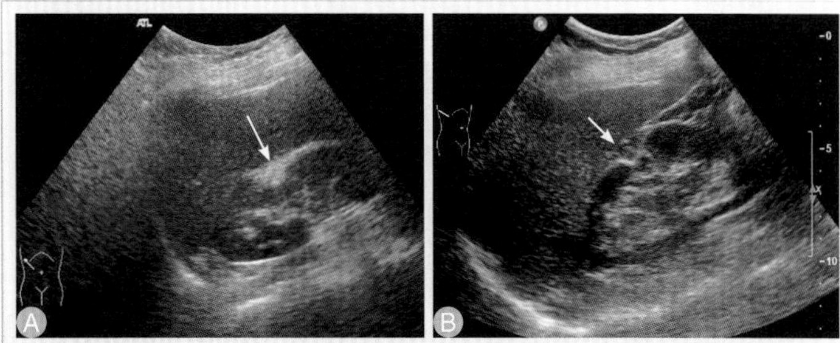

A.患者1右肾纵断面声像图；B.患者2右肾纵断面声像图。

图5-2

问题

1.请问肾脏中-上1/3交界处，肾实质局部缺失而代之以三角形的强回声结构的原因是什么？

2.请问这种表现的发生率如何？双肾的出现率有无差异？是否需要进一步检查？

我的答案

答案

1.这种局灶性强回声结构称为肾实质结合部缺失或肾小叶结合部缺失。

2.这种声像图表现发生率约20%，最常见于右肾，一般无须进行其他检查。

点评

右肾纵断面声像图常于肾脏前表面、肾实质中–上1/3交界处出现三角形的实质缺失区。有时，横断面声像图也可显示这种结构。这是在肾脏发育过程中常见的一种变异，出现在胚胎肾脏发育时上部肾小叶与下部肾小叶融合的部位。双肾发生率一致，由于左肾超声检查受声窗限制较多，因此声像图上右肾出现率高。

肾实质结合部缺失的典型声像图表现为局部三角形强回声结构，位于肾脏中–上1/3交界处，强回声结构与深方肾窦结构相延续。判断是否与肾窦组织相延续的方法是沿实质缺失部位向内侧移动探头，纵断面扫查。在一些病例中，三角形强回声结构与肾窦组织间呈线样的强回声相连。另一些病例中，连接的部分可能更宽广。以上这些声像图特征有助于鉴别肾脏血管平滑肌脂肪瘤。

病例3

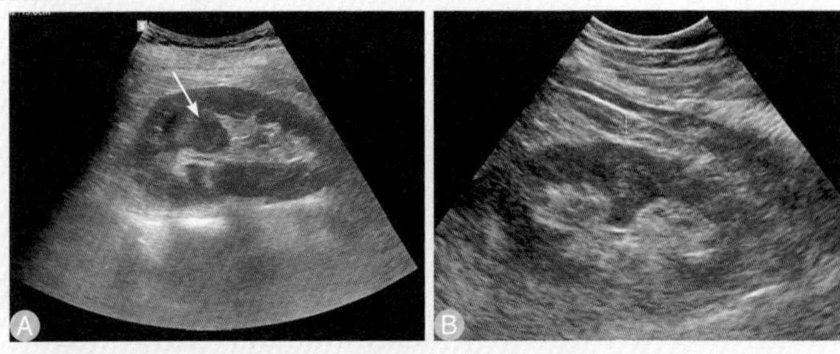

A.患者1肾脏冠状切面声像图；B.患者2肾脏冠状切面声像图。

图5-3

问题

1.根据声像图所示，白箭头所指部位最可能的诊断是什么？其他的主要鉴别诊断为？

2.请指出进一步如何确诊？这种情况通常是否需要其他检查？

我的答案

答案

1.最可能的诊断是肥大肾柱引起的声像图改变，主要应与肾细胞癌相鉴别。

2.造影增强的影像学检查方法，包括超声、CT、MRI均可明确诊断。大部分情况下，单纯超声检查就可作出诊断，只有声像图表现不典型或临床高度怀疑肾脏肿瘤时才需要其他影像学方法辅助诊断。

点评

肥大肾柱是肾脏相对较常见的解剖变异，曾经存在许多命名，如局灶性肾皮质增生、附肾叶、肾脏假肿瘤等。根据肾脏胚胎发育特点及声像图表现，很多学者认为肥大肾柱是由于胚胎期肾脏亚单位融合处未吸收所致。因此，有学者提出本变异最适合的命名为结合处肾实质。出现这种解剖变异的患者，可能会同时合并双肾盂或分叉肾盂变异。

肥大肾柱的典型声像图表现为肾脏实质呈一肿物样突入至中央肾窦区，恰位于肾脏中-上1/3交界处。一般径线为2～3cm，局部肾脏外形轮廓无改变。肥大的肾柱回声与周围肾皮质回声相似或稍强。肥大肾柱内偶尔可见低回声的肾锥体结构，此时更有助于诊断。

病例4

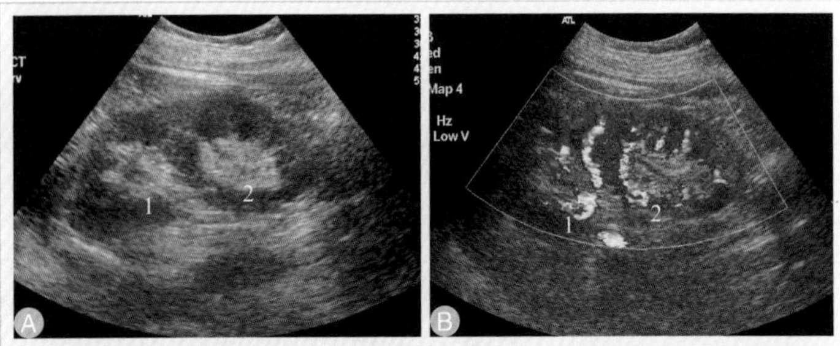

A.患者肾脏冠状切面灰阶声像图；B.同一患者肾脏冠状切面CDFI。

图5-4

问题

1.请问本例声像图表现是否异常？诊断是什么？

2.请问这种异常最常见的合并症是什么？

我的答案

答案

1.声像图显示肾脏轮廓及形态正常，肾窦内回声分为两组（图A中1、2所示），CDFI显示两组肾脏血管出入肾门，考虑诊断为重复肾。

2.重复肾畸形的上组肾脏多引流不畅，容易发生积水、结石、感染等。

点评

胚胎发育过程中，输尿管芽顶端被原始生肾组织包围，分为两支，未来发育成肾大盏。若输尿管芽上端分支多于两支，则形成重复肾盂。若分支过早，则形成重复输尿管。重复肾多数融合为一体，但重复肾盂、重复输尿管上端及重复血管明显独立分开。如果同时合并重复输尿管，往往上位输尿管开口异位，男性异位可见于后尿道、精囊、输精管和前列腺等处，开口位于尿道外括约肌之内，因此无漏尿现象。女性异位开口可在尿道、阴道、子宫颈等处，当开口位于膀胱颈之下时，可出现尿失禁。异位的输尿管开口多有狭窄，通常出现输尿管积水，进而上行导致肾盂积水。

重复肾的超声诊断主要是显示肾窦分为两组，若显示上下两个肾门均有独立的血管出入，即可作出诊断。重复肾上极肾窦多明显小于正常，可合并肾窦积水，较明显者可酷似肾囊肿，此时应注意寻找扩张的输尿管。显示输尿管扩张积水的敏感部位是在膀胱后方。

病例5

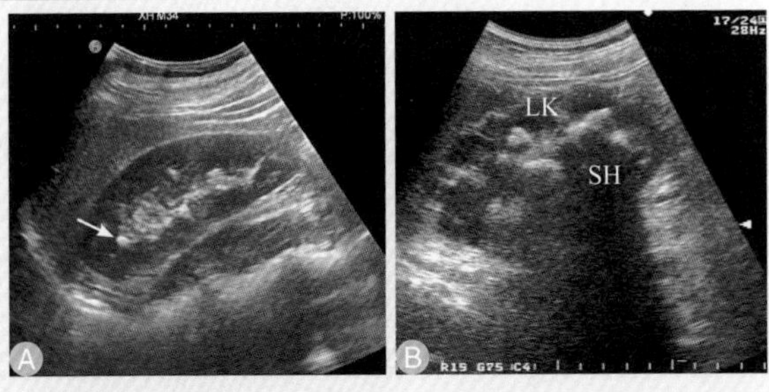

A.患者1肾脏冠状切面声像图；B.患者2肾脏冠状断面声像图。LK：左肾；SH：声影。

图5-5

问题

1.请问该图中有何异常？超声诊断是否敏感有效？

2.请问CT检查能否发现相同的改变？请列举肾内可能引起声影的情况。

我的答案

答案

1.图中两幅声像图内均可见肾内斑块样强回声伴声影，符合肾结石的诊断。超声诊断肾结石的敏感性取决于结石的体积大小。

2.CT检查能够发现肾结石，并且较超声敏感。肾内能够引起后方声影的情况包括：结石、气泡、肾囊肿内结晶、血管平滑肌脂肪瘤、正常肾窦结构引起的折射、钙化灶（动脉壁、囊肿壁或肿瘤内的钙化灶）、肾盂内导管。

点评

1.肾结石属于常见病，尽管结石的大小、形状及成分多样，但在声像图上均表现为强回声伴后方声影，与胆囊结石的声像图特点类似。然而，实际工作中肾结石的超声显示率明显低于胆囊结石。其可能的原因包括：肾结石通常位于呈强回声的肾窦结构包裹之中，而不像胆囊结石周围有无回声的胆汁衬托。

2.与胆囊相比，肾脏位置较深，很难缩短探头与结石之间的距离，限制了超声的分辨力。

3.肾结石与周围软组织间的声阻抗差小于胆囊结石与胆汁之间的差异，使得来自肾结石的声反射强度不如来自胆囊结石的声反射强度。

超声检查发现肾结石的敏感性变化很大，影响超声检出率的主要因素是结石的大小。大于5 mm的结石，超声诊断敏感性高，而小于5 mm的结石，超声诊断的敏感性差。值得指出的是，肾结石扫查过程中某个切面结石显示不清晰时，调整探头入射切面或入射途径可改善显示率。超声检查诊断肾结石需要与肾窦结构引起的后方声影相鉴别，肾窦结构引起声束折射可造成后方声影，但声影前方没有明确的强回声结构。

超声诊断肾结石的另一个局限性是无法精确测量结石大小，所以很难通过记录结石的测量数值变化来评价治疗效果。例如，肾结石碎石术后，超声很难鉴别单一结石与成簇结石形成的强回声。

与胆囊结石比较，肾结石更容易被CT显示。因为肾结石多含有足够的钙盐类矿物质，足以引起CT图像上的密度改变。

病例6

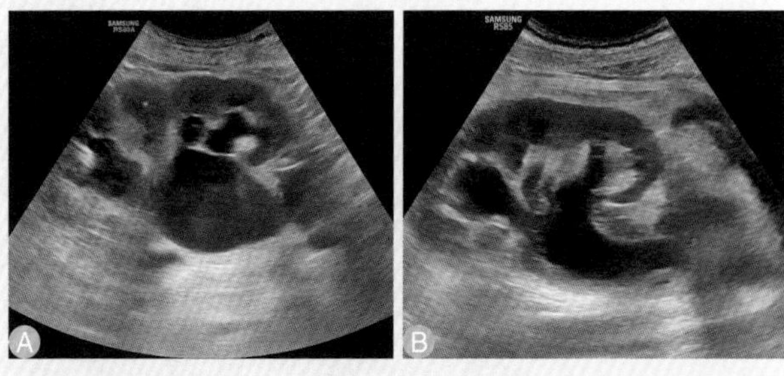

A.患者1肾脏长轴声像图；B.患者2肾脏长轴声像图。

图5-6

问题

1.请指出声像图所示有何异常？程度如何？

2.请指出声像图为肾脏何种切面？

我的答案

答案

1.声像图显示肾脏积水，为轻度肾积水。

2.本例声像图为肾脏的冠状切面。

点评

超声检查通过显示肾脏集合系统扩张来发现泌尿系梗阻，集合系统扩张表现为强回声中央肾窦区内出现无回声。大部分情况下，实时超声扫查能够明确各个囊性无回声区相互连通并与肾盂相延续，从而确认集合系统积水。

根据集合系统扩张程度将肾积水大致分为3度。轻度肾积水，肾窦区强回声轻微分离，横切面测量大于1 cm；中度肾积水，肾窦区明显扩张，冠状面声像图呈“手套状”或“烟斗状”；重度肾积水，肾窦区显著扩张伴有肾实质受压变薄，冠状面声像图似“调色板样”。

任何情况下超声发现肾脏积水时，下一步的任务都是要确认梗阻平面及原因。双侧肾积水，梗阻多在膀胱及膀胱以下水平，容易被超声显示。男性的常见原因是前列腺增生、肥大，女性则多见于盆腔肿瘤压迫。单侧膀胱水平以上的输尿管梗阻，确定梗阻原因存在一定困难。多数情况下可沿扩张输尿管扫查，尽可能显示输尿管扩张段与非梗阻段的移行区，明确梗阻原因。输尿管中段的梗阻原因超声很难显示，除非梗阻为一定体积的肿物或结石所致。无法明确病因时，则需进一步行静脉肾盂造影或CT检查。

病例7

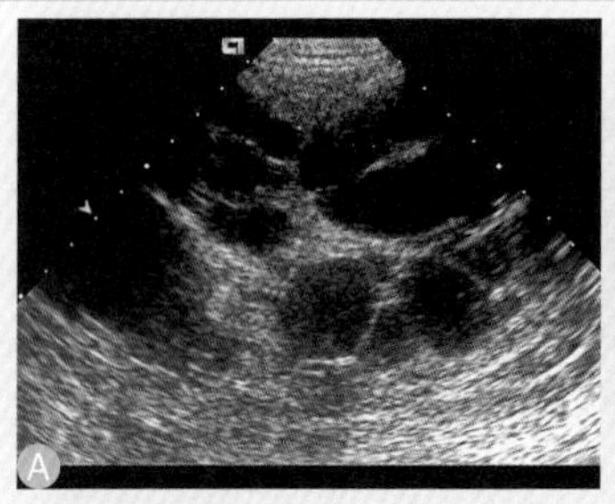

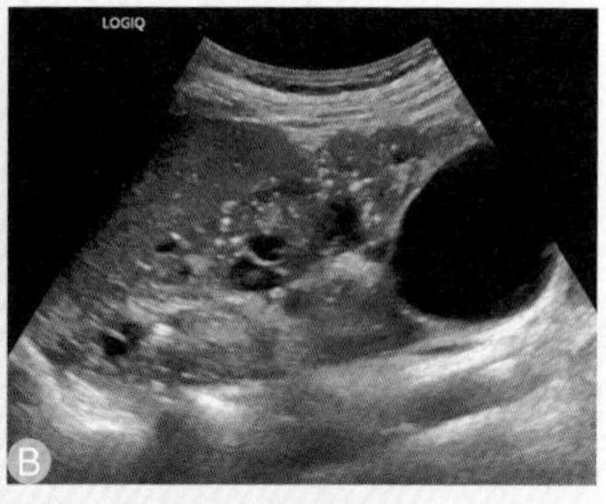

A.患者1肾脏长轴冠状切面声像图；B.患者2肾脏长轴冠状切面声像图。

图5-7

问题

1.请问图中肾脏病变最重要的并发症是什么？其他可能存在的病变是什么？
2.如果患者没有家族史，诊断是否改变？有无有效治疗方法？

我的答案

答案

1.成人型多囊肾最重要的并发症是肾功能衰竭及高血压。患者潜在的风险还包括囊内出血、肾脏感染和肾结石。除肾脏多囊样改变外，患者还可存在肝脏及胰腺（罕见）的多囊性病变。

2.成人型多囊肾属于常染色体显性遗传，但是高达50%的患者可由基因突变产生，而无家族史。目前本病无有效的治疗方法，针对囊肿的抽吸治疗可缓解症状，有可能部分改善肾功能。

点评

常染色体显性遗传多囊肾病是一种100%外显遗传性疾病，但其临床病理表现情况多样。患者通常在40～50岁出现症状，包括肾脏肿大引起的腹部不适、高血压、血尿或尿路感染，平均60岁左右出现肾功能衰竭。在北美及欧洲，约10%的终末期肾病由常染色体显性遗传多囊性肾病引起。如不治疗，多囊性肾病患者出现症状后的平均生存期为10年。

目前已知引起常染色体显性遗传多囊肾病的基因缺失有两类：Ⅰ型为16号染色体短臂的缺损，约占90%；Ⅱ型为4号染色体的长臂缺损，占10%。这两种基因型患者主要临床表现不同在于I型患者出现终末期肾损害的年纪较轻。

尽管与其他脏器比较，肾脏囊性病变发生程度最重，但囊肿也可发生在肝脏（50%）、胰腺（7%）、脾脏（<5%）。不过，后三者的囊性病变很少引起临床症状。特别是肝脏，即使全部肝实质几乎被囊肿占据，肝脏功能仍然正常。此外，约10%的患者可合并颅内动脉瘤。

超声诊断常染色体显性遗传多囊肾病的依据为双肾实质内多发囊肿。年纪较大的患者，肾脏体积明显增大，甚至超出探头扫查范围而无法准确测量。多囊肾囊内出血较常见，声像图表现为囊内低回声、液-液平面或囊内的类实性回声。囊壁钙化及肾结石也很常见。

受累家族的青少年超声筛查有助于判断其是否罹患病变。评判的标准包括：30岁以下者，一旦单侧肾内出现至少2个囊肿或每侧肾都至少1个囊肿时，则处于高危状态；30～59岁家族成员的高危状态则指每侧肾内至少出现2个囊肿；对于60岁以上者，评判标准为每侧肾内至少出现4个囊肿。大多数患者临床表现为双侧肾脏多发囊肿，不存在诊断疑问。Ⅰ型患者及30岁以上的Ⅱ

型患者，超声诊断敏感性高。当超声检查诊断不明确或存在疑问时，可进行DNA基因连锁分析。

肾脏多发囊肿的鉴别诊断包括透析患者的获得性肾囊肿、希佩尔-林道综合征、结节性硬化和淋巴瘤。透析患者肾脏体积往往缩小。希佩尔-林道综合征患者除肾脏囊肿病变外，还合并中枢神经系统肿瘤、视网膜动脉瘤及嗜铬细胞瘤，此外，肾细胞癌引起的肾脏实性肿瘤也较常见。结节性硬化患者合并中枢神经系统和皮肤病变。淋巴瘤回声极低，但很少形成类似囊肿的多发局灶性肾内病变，而且患者多有淋巴瘤病史及体内其他部位的相应表现。

病例8

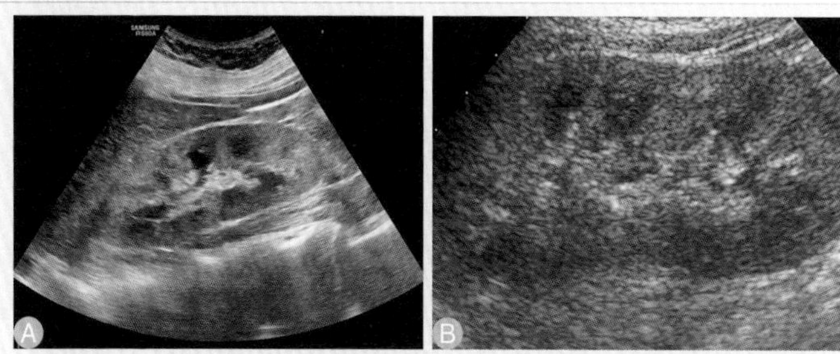

A.患者右侧肾脏长轴切面声像图；B.同一患者左侧肾脏长轴切面声像图放大图像。

图5-8

问题

1.请问图中双肾声像图表现出何种异常？有无特异性？

2.为明确诊断，请问下一步需进行什么检查？肾实质回声正常能否除外肾脏功能不良？

我的答案

答案

1.双肾声像图显示实质回声增强，表示肾脏实质性病变，但是对实质病变的类型无特异性。

2.明确不同类型的肾实质弥漫性病变需结合临床资料，最准确的方法是进行肾脏活检。肾实质回声正常不能除外肾脏功能不良。

点评

肾实质回声异常可以通过和肝脏或脾脏的回声比较来确定。尽管正常情况下，右肾实质回声强度可类似肝脏回声，但右肾实质的回声通常略低于肝脏。一旦右肾实质的回声强于肝脏，则可视为异常。由于脾脏回声较肝脏回声稍强，所以左肾实质回声与脾脏回声强度相似或增强就属于异常。

比较肾实质、肝脏和脾脏的回声强度时，需注意调节距离深度增益曲线，使肝脏和脾脏的整体回声均匀一致。

某些情况下，无法直接比较肾脏与肝脏或脾脏间的回声差异，比如脾脏较小、大量腹腔积液使肝肾分离或者脾肾分离、肝脏或脾脏的弥漫性病变等。例如，患有脂肪肝的患者，即使肾脏实质回声增加，与肝脏比较仍较低，造成错误判断。这种情况下，比较肾脏皮质与髓质之间的回声差异有助于判别。当肾脏皮质回声增强，锥体回声相对异常减低，这种差异可作为判断肾脏实质病变的一个软指标。

尽管肾脏实质回声增强提示肾脏病变，但这种声像图表现不具有特异性。不同疾病可以出现相同的声像图改变。因此，肾脏功能异常且伴有肾脏实质回声增强的患者，需要进一步穿刺活检以明确病变性质。

病例9

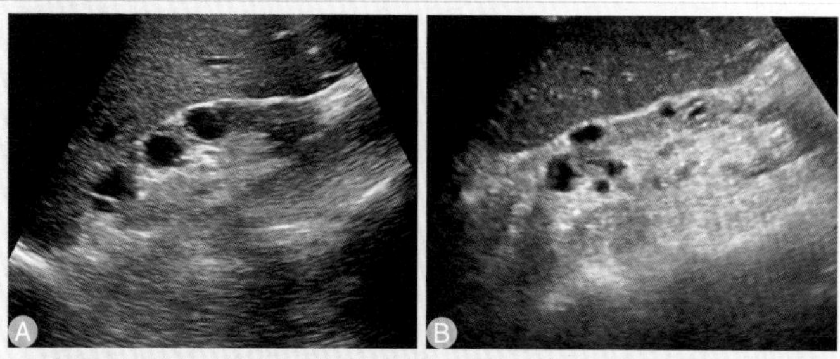

A.患者右侧肾脏长轴切面声像图；B.同一患者左侧肾脏长轴切面声像图。

图5-9

问题

1.根据图中患者的声像图表现，请描述最可能的诊断是什么？患者是否存在发生肿瘤的风险？

2.如果患者接受肾脏移植手术，请问能否影响病变进程？其他脏器有无类似病变？

我的答案

答案

1.患者双肾的声像图表现为肾脏体积缩小，回声增强，肾实质内可见多发小囊肿，考虑为慢性肾衰竭合并获得性肾囊肿。获得性肾囊肿患者存在发生肾肿瘤的风险。

2.患者接受肾脏移植手术可改进获得性肾囊肿发生的进程。慢性肾衰竭的获得性肾囊肿仅出现在肾脏，不会影响其他脏器。

点评

获得性肾囊肿常见于慢性肾衰竭患者，特别在透析患者中十分常见，其发生率随透析时间延长而增加。3年以上的透析病史患者中，获得性肾囊肿的发生率高达80%。囊肿发生的原因是由于肾脏小管上皮细胞增生导致的肾单位扩张积水。肾衰竭患者经过肾脏移植有效治疗后，可明显逆转肾囊肿的形成。

获得性肾囊肿的常见并发症有囊内出血、肾周间隙出血或肾脏被膜下出血。一旦发生，出血量可以很大，甚至危及生命。另一个并发症是肾细胞癌，获得性肾囊肿发生肾癌的概率约10%。

典型的超声表现包括：双肾体积缩小，回声增强，皮质内多发囊性无回声。早期囊肿体积较小，可能无法完全显示囊肿的声像图特征。随时间进展，囊肿的数目及体积逐渐增加。但囊肿的发展几乎不会引起肾脏体积明显增大，因此与多囊肾容易鉴别。

一旦发生肾细胞癌，声像图表现为实性肿物，与邻近囊肿明显不同。考虑到需与囊肿合并囊内出血相鉴别，应该常规进行彩色多普勒血流显像，如果肿物内部出现血流信号就可高度提示诊断。

病例10

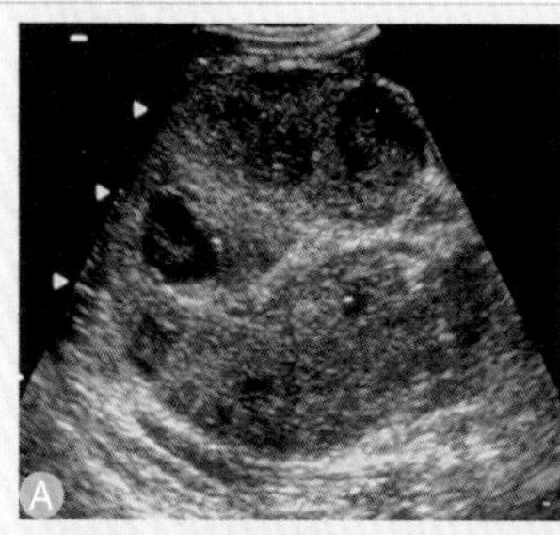

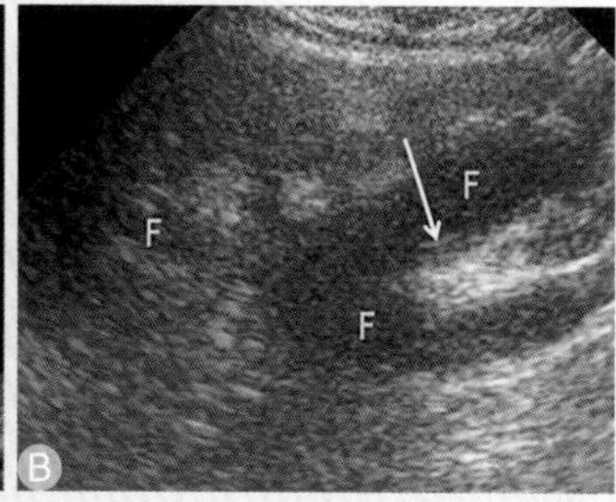

A.患者1肾脏短轴切面声像图；B.患者2肾脏长轴切面声像图。F：可能的病变。

图5-10

问题

1.请描述图中的异常表现，可能的超声诊断是什么？
2.请问超声在本病的诊断价值如何？是否需要进行超声引导下穿刺活检？

我的答案

答案

1.声像图显示肾脏体积增大，结构欠清晰，集合系统可见极少量无回声，局部肾盂黏膜增厚（图B箭头）。如果患者同时合并泌尿系感染症状，则高度考虑肾盂肾炎的诊断。

2.许多肾盂肾炎的患者无明显异常声像图改变，因此超声诊断本病的价值不大，主要用于排除其他疾病及发现并发症。部分患者炎症为局灶性，声像图不易与肿瘤相鉴别，需要进行超声引导下穿刺活检。

点评

大部分肾盂肾炎来源于膀胱炎症的逆行感染，只有少数为血行播散所致。成人肾盂肾炎的诊断主要依靠临床表现，经过有效的抗生素治疗，患者的症状在48～72小时后就可得到改善。这样的患者通常无须影像学检查，影像学检查多在明确临床诊断之前进行，或者用于除外其他病变。

肾盂肾炎最常见的声像图表现是肾盂、输尿管的移行上皮轻度增厚，但是这种改变大多很轻微，如果没有进行有意识的扫查，很容易被忽略。正常情况下，肾窦集合系统的管壁呈线状强回声，代表管壁与管腔内尿液之间的界面回声。当管壁由于炎症增厚时，声像图表现为管壁增厚，在表面的强回声线之下出现低回声带，类似胆管炎的改变。除感染因素外，输尿管及肾盂内的结石、输尿管内支架也可引起管壁增厚。对于肾移植患者，排斥反应和集合系统缺血也可引起管壁增厚。

肾盂肾炎的其他超声表现包括肾脏体积增大、肾脏实质内不规则的片状回声增强或减低区、肾窦中央强回声区消失、肾脏皮髓质结构模糊及肾周少量积液，积液多积聚在肾脏两极。

体内其他部位的炎症感染，多表现为局部充血；肾脏则恰好相反，往往出现血流灌注降低。然而，受扫查深度、肠气等多种因素干扰，这种改变不易被彩色多普勒超声显示，特别是对于成年人。由于血流灌注的改变是肾盂肾炎诊断的重要线索，所以增强CT检查是临床可疑患者的首选影像学方法。目前，超声造影广泛用于腹腔脏器肿瘤的诊断中，由于其对血流灌注的敏感性高，相信能够成为肾盂肾炎的有效检查方法。

病例11

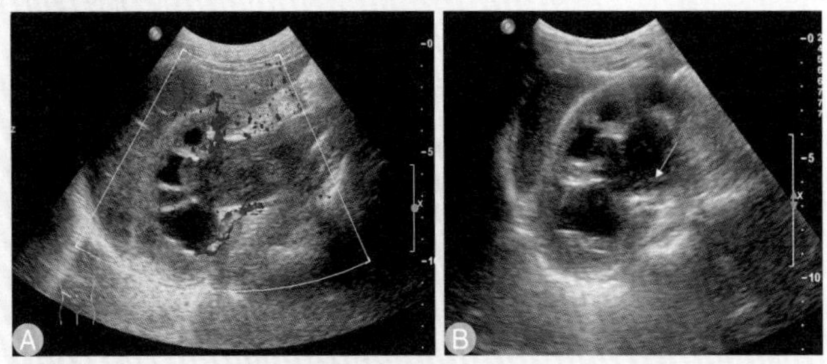

A.患者1肾脏长轴切面CDFI；B.患者2肾脏长轴切面声像图。

图5-11

问题

1.请描述图中声像图的异常表现，可能的诊断是什么?

2.请描述超声在本病中的诊断价值。

我的答案

答案

1.声像图显示肾脏结构不清晰，肾内出现囊性无回声区，类似囊肿。同时肾窦区积水增宽，内透声差（图B白箭头所示）。这些声像图表现高度提示肾结核的诊断。

2.X线静脉肾盂造影是诊断肾结核的常规方法。对于中度、重度肾结核患者，超声能够判断有无肾结核病变及其部位和范围，是X线静脉肾盂造影检查的重要补充。

点评

肾结核在泌尿系统结核病中最常见，多由肺结核血行感染所致。早期结核菌主要位于肾脏皮质，并不引起临床症状，称为病理肾结核。如结核灶不愈合，累及范围扩大，出现临床症状者，称为临床肾结核。临床肾结核多见于一侧肾脏。结核菌首先引起肾乳头破坏，溃疡形成，进而形成髓质空洞和肾盏积脓。严重者，整个肾脏表现为数个空洞形成的囊性包块。肾结核出现钙化时，多局限在肾脏一部分，当全肾弥漫性钙化者，称为“自截肾”。

肾结核病理进程不同，其声像图表现也复杂多样。典型者肾脏结构破坏，肾实质区出现数个无回声区，外形不规则，内部可有“云雾样”点状回声。肾窦区由于结核性脓液引起不同程度的肾窦扩张，表现为回声杂乱。肾脏局部可见钙化形成的点状、斑块状强回声，后方伴有声影或彗星尾征。肾结核的声像图表现需与肾囊肿、肾积水、肾肿瘤进行鉴别。

病例12

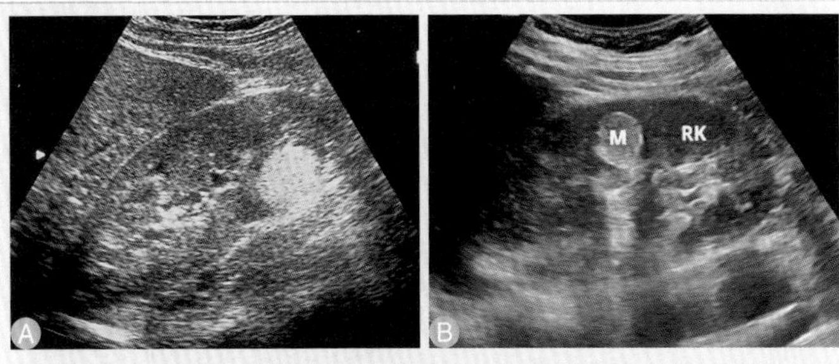

A.患者1右侧肾脏长轴切面声像图；B.患者2右侧肾脏长轴切面声像图放大图像。M：病变；RK：右肾。

图5-12

问题

1.请描述图中的声像图表现及诊断。

2.请问患者是否需要进一步检查？主要的并发症是什么？

我的答案

答案

1.声像图显示肾脏实质内高回声结节，边界清晰，诊断为肾血管平滑肌脂肪瘤。

2.由于肾细胞癌有时也可表现为高回声，所以一般情况下都要求患者进行CT或MRI检查明确病变内是否含有脂肪成分，以免误诊。此外，也可选择超声随访观察病变增长情况。肾血管平滑肌脂肪瘤主要并发症是破裂出血。

点评

肾血管平滑肌脂肪瘤为肾脏良性肿瘤，由脂肪、平滑肌和血管成分组成。肿瘤可以散发，也可能伴发结节性硬化。散发的肾血管平滑肌脂肪瘤常见于中年女性，单发。与结节性硬化伴发的肾血管平滑肌脂肪瘤通常累及双肾、多发，瘤体较小，男女无差异。

大部分肾血管平滑肌脂肪瘤患者无症状，体积较大者（>4 cm）可引起肾包膜下或肾周出血。出血的原因可能是瘤体内异常的血管或微动脉瘤破裂所致，因此一些泌尿科专家主张切除较大的肾血管平滑肌脂肪瘤。

肾血管平滑肌脂肪瘤通常具有典型的声像图表现，80%的瘤体呈均匀的高回声，回声强度与肾窦或肾周脂肪相仿。少数肾血管平滑肌脂肪瘤回声低于脂肪的强度，但仍高于肾脏实质。尽管肾血管平滑肌脂肪瘤的声像图表现很有特点，但仍有部分与肾细胞癌难鉴别。在全部肾细胞癌中，近10%的肿瘤表现为高回声，类似肾血管平滑肌脂肪瘤，特别是小的肾细胞癌。有助于鉴别肾血管平滑肌脂肪瘤与肾细胞癌的征象包括：瘤体内出现囊性成分、钙化成分或瘤体周围存在低回声晕环时，则肾细胞癌的可能性大。如果瘤体后方由于声衰减出现浅淡声影（声影并非由钙化引起）时则肾血管平滑肌脂肪瘤的可能性大。

病例13

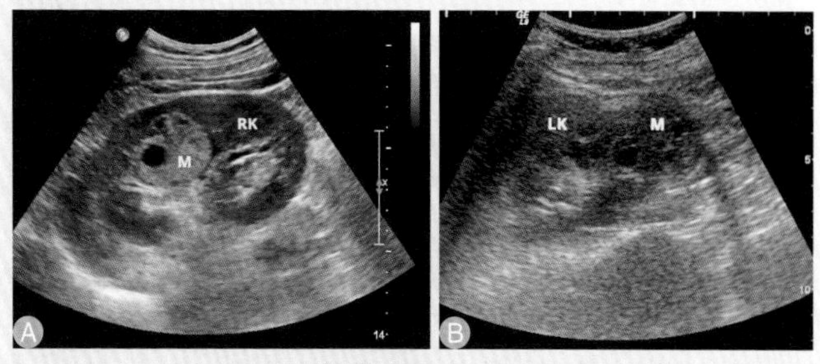

A.患者1左侧肾脏长轴切面声像图；B.患者2肾脏长轴切面声像图放大图像。LK：左肾；RK：右肾；M：病变。

图5-13

问题

1.请描述图中声像图的异常表现并给出诊断及鉴别诊断。

2.请问本病例中，是否需要常规经皮穿刺组织学活检？CT或MRI能否帮助鉴别诊断？

我的答案

答案

1.声像图显示肾脏实质内边界清晰的混合回声肿物，肾脏局部外形略突出，肿物内部回声以实性为主，内可见小囊状不规则无回声区。首先考虑肾细胞癌的诊断，其他可能的诊断包括血管平滑肌脂肪瘤、嗜酸细胞瘤、淋巴瘤及肾脏转移瘤。

2.大多数情况下，此类肾内实性肿瘤均需进行手术切除而并不首先考虑其病理分型。如果患者有淋巴瘤或其他肿瘤的病史，经皮穿刺组织学活检有助于判别原发与转移，因为后者可能无法手术切除根治。另外，如果多种影像学方法及临床特征无法与肾脏感染相鉴别时，可应用经皮穿刺组织学活检。

CT或MRI有助于鉴别肿物良恶性。对于恶性肿物还可进行准确的术前分期诊断。

点评

肾细胞癌是成年患者中最常见的肾脏实性肿瘤，其最主要的组织学类型为透明细胞癌，其他类型还有乳头状癌、颗粒细胞癌及肉瘤样癌。既往大部分肾细胞癌都是在患者出现临床症状，如血尿后才得以明确诊断，往往发现较晚。目前约50%的肾细胞癌是患者因其他原因进行腹部超声或CT检查时偶然被发现。因此，肿瘤被发现时体积均较小，患者手术切除或消融治疗后的疗效也明显提高。

大部分肾细胞癌表现为实性肾内肿物，回声多样，但多数回声略高于邻近肾脏实质。接近10%的肾细胞癌回声明显增强，接近肾窦区回声。小肾细胞癌更容易出现此征象，从而声像图表现类似肾血管平滑肌脂肪瘤。小部分肾细胞癌回声与肾实质相近或减低，等回声肾细胞癌只有引起肾脏外形改变时才能被发现。由于肿物内出血、坏死，导致肾细胞癌内囊性成分多见。CDFI可显示肿物内的血流信号，但一般较周围正常肾实质少。小的乏血供肾细胞癌可能无血流信号显示。

需要与肾细胞癌鉴别的肾脏恶性肿瘤包括尿路上皮癌、肾肉瘤、转移瘤及淋巴瘤。尿路上皮癌多发生于肾脏中央肾窦区，转移瘤及淋巴瘤的患者多有既往史及肾外表现。具有相似声像图表现的其他肾脏良性肿瘤包括肾脏腺瘤和嗜酸性细胞瘤。嗜酸性细胞瘤为腺瘤的变型，肿瘤由体积较大的细胞组成，细胞核小而致密，含有丰富的嗜酸性细胞质。一般而言，影像学方法很难鉴别肾细胞癌与肾脏其他良性肿瘤。只有肾血管平滑肌脂肪瘤例外，一旦CT或MRI检查发现瘤体内存在脂肪即可确诊。

病例14

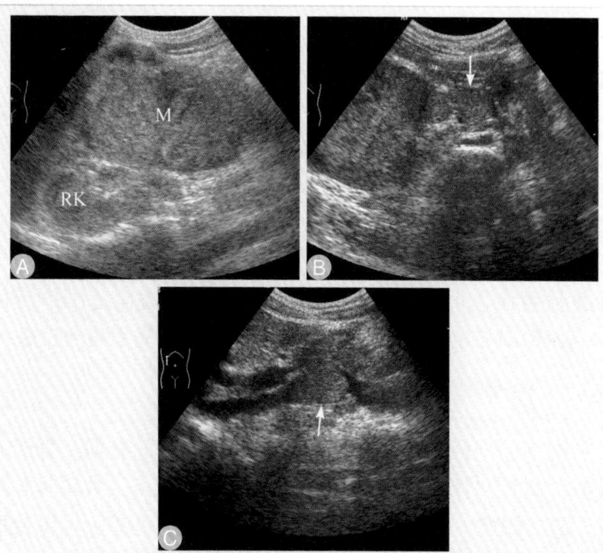

A.患者右侧肾脏长轴切面声像图；B.患者右侧肾脏短轴经肾门声像图；C.剑突下经下腔静脉纵断面声像图。RK：右肾；M：病变。

图5-14

问题

1.请描述图中声像图的异常表现及可能的诊断。

2.请问肾静脉内异常的发生率如何？超声是否为有效的诊断工具？

我的答案

答案

1.右肾纵断面声像图显示肾局部正常组织结构消失，局部可见巨大占位性病变，部分延伸至右肾静脉（图B箭头）及下腔静脉内，局部静脉明显扩张。考虑肾细胞癌合并肾静脉瘤栓及下腔静脉瘤栓。

2.以往的文献报道肾细胞癌合并肾静脉瘤栓者高达20%，而同时出现下腔静脉瘤栓可达10%。由于超声检查的普遍应用，越来越多的早期无症状肾脏占位性病变被偶然发现，因此目前肾细胞癌合并肾静脉瘤栓的发生率明显下降。超声检查能够敏感地发现肾静脉瘤栓，但对于肾细胞癌体积较大，瘤栓范围广泛的病例，CT及MRI显示病变范围的准确性和直观性优于超声检查。

点评

肾细胞癌是肾脏最常见的恶性肿瘤，肿瘤的分期及分级直接关系患者预后。肾细胞癌对化疗及放疗不敏感，手术切除是最有效的方法。因此，术前有效的影像学评价非常重要，可以帮助确定手术路径、切除范围及判断预后。临床上，肾细胞癌的Robson分期应用很广泛。Ⅰ期：肿瘤局限于肾包膜内；Ⅱ期：肿瘤穿破肾包膜，侵犯肾周围脂肪，但局限于肾筋膜内，肾静脉和局部淋巴结无浸润；ⅢA期：肿瘤侵犯肾静脉或下腔静脉；ⅢB期：肿瘤侵犯局部淋巴结，如同时出现肾静脉和淋巴结被侵犯则为ⅢC期；ⅣA期：肿瘤侵犯邻近脏器；ⅣB期：肿瘤出现远处转移。

本例患者肾静脉及下腔静脉受累，属于ⅢA期。一般来讲，4 cm以下的肾细胞癌很少出现肾静脉侵犯。大部分病例肿瘤仅是长入静脉腔内，并不侵犯血管壁。此外，ⅢA期肾细胞癌患者的预后与局限于肾内的肿瘤相似，患者术后生存率主要取决于肾静脉内的侵犯范围。因此，影像学检查及时发现并准确判断肾静脉内侵犯范围非常重要，如果瘤栓达膈肌水平以上，就需进行胸腹联合手术，甚至可能进行血管分流术。

对于大多数患者，超声检查就能够敏感地发现下腔静脉有无侵犯并判断侵犯范围。对于肾静脉内的瘤栓，超声的发现率主要取决于栓子的位置和大小。CT和MRI检查是判断静脉有无侵犯的主要补充。但是，有些情况下会出现假象，如静脉内血流速度过慢。一旦影像学检查发现栓子内有血流灌注，就可以明确诊断为瘤栓而非单纯血栓。反之，尽管超声检查未能探及栓子内的血流信号，也不能除外瘤栓的可能。

病例15

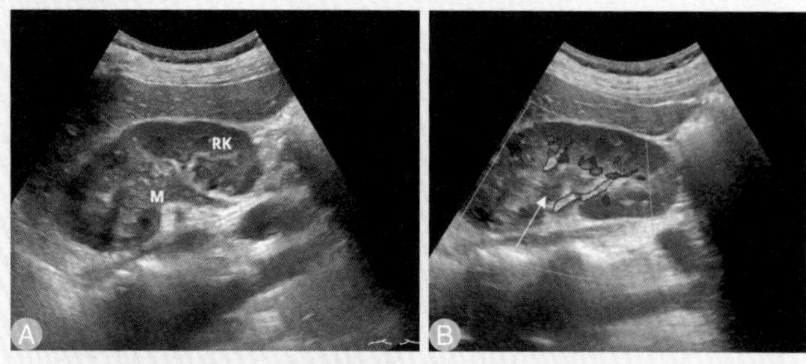

A.右肾冠状切面灰阶声像图；B.右肾冠状切面CDFI。RK：右肾；M：病变。

图5-15

问题

1.请描述图中声像图的异常表现，最可能的诊断是什么？
2.请问该诊断最常见的发生部位是？如何治疗？

我的答案

答案

1.声像图所见肾门区实性低回声结节，外形欠规则，周边可见肾窦区血管包绕，内部可见血流信号分布。最可能的诊断是尿路上皮癌。

2.尿路上皮癌常发生在膀胱。肾盂及输尿管尿路上皮癌治疗需要行肾脏及输尿管切除术。

点评

尿路上皮癌根据发生部位分为膀胱尿路上皮癌和上尿路尿路上皮癌（输尿管、肾盂及肾内集合系统）。膀胱尿路上皮癌较上尿路上皮癌更常见，而肾盂尿路上皮癌又较输尿管尿路上皮癌常见。几乎90%的肾盂内肿瘤和99%的输尿管内肿瘤均为尿路上皮癌。

患者最常见的临床症状为肉眼血尿，腰部疼痛少见，一旦出现通常提示尿路梗阻合并肾积水。当尿路内血块梗阻时，患者可出现急性肾绞痛。进展期患者常有厌食、乏力、体重下降等全身症状。

超声并非上尿路尿路上皮癌的主要检查方法。然而，由于超声的普遍应用，血尿患者多首先进行泌尿系超声检查，并可能被首次发现肿瘤。尿路上皮癌的声像图表现多样，典型者可表现为肾盂扩张积水伴局部实性结节，此时肿瘤容易被检出。也可能不合并积水，仅表现为肾窦区的实性结节伴肾窦内脂肪被推挤移位。甚至肿瘤仅仅引起局部尿路上皮的增厚，这种情况下超声很难检出。声像图上需要与肿瘤鉴别的情况包括：肾盂内凝血块、坏死脱落的肾乳头及肾盂肾炎。如果结节内可探及血流信号则更多考虑肿瘤的诊断。声像图一旦发现异常，需要进一步进行静脉肾盂造影、逆行性肾盂造影、CT或膀胱镜检查。

病例16

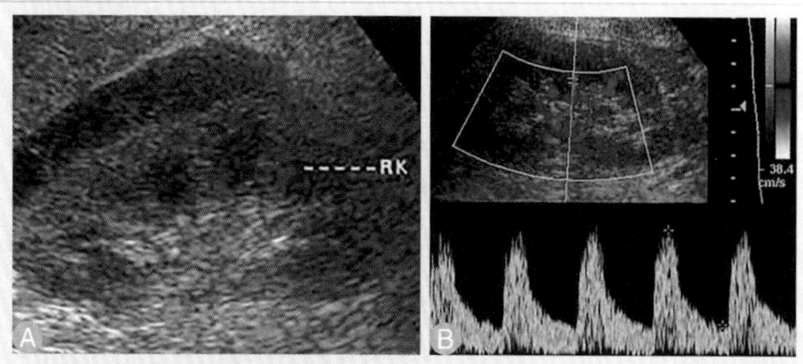

A.肾脏冠状面灰阶声像图；B.肾脏冠状面彩色多普勒及频谱多普勒血流声像图。RK：右肾。

图5-16

问题

1.请描述图中声像图的异常表现，以及其具体位置。
2.请描述本病的诊断及可能的病因。

我的答案

答案

1.灰阶声像图显示部分肾脏周围可见无回声液体包绕，频谱多普勒显示肾脏内舒张期血流速度减低，血流阻力增高，为0.78，提示肾脏实质受压。结合灰阶声像图及频谱多普勒特点，考虑液体聚集在肾脏包膜下所致。

2.本病诊断肾脏包膜下积液，即Page肾。可能的原因包括肾脏活检、其他介入治疗、体外冲击波碎石、抗凝治疗、肿瘤破裂及外伤导致的出血。

点评

Page于1939年首先发现并证明如果用玻璃纸包绕肾脏会导致血压升高。其发病机制为玻璃纸包绕肾脏诱导肾周炎症反应，引起肾脏实质受压，出现肾脏内部的血流动力学变化，继而激活肾素-血管紧张素-醛固酮系统，导致血压升高。随后的研究发现，肾脏包膜下血肿同样会压迫肾脏实质，引起相同的病理生理改变。

肾脏包膜下出血的自然进程与机体其他部位出血后发生的变化一样，急性期通常回声较强，随着凝血块液化溶解，血肿表现为囊实混合性结构。当血肿完全液化时，声像图表现为单纯的无回声。

急性期的肾脏包膜下出血可能很难被超声显示，多数情况下肾脏表现为形态扭曲，正常肾脏实质回声结构消失。这种声像图表现部分由于血肿压迫所致，部分是由于超声无法明确区分血肿与肾脏的边界。对于后者，彩色多普勒血流可鉴别，彩色多普勒血流显像可帮助识别具有血流分布的肾脏实质结构与无血流分布的血肿。

病例17

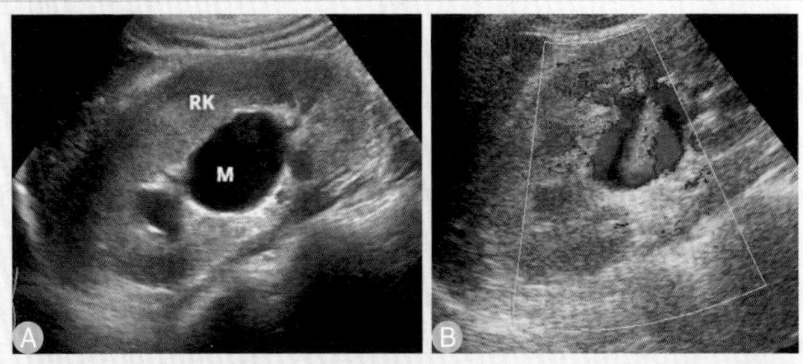

A.患者肾脏冠状面灰阶声像图；B.同一患者对应切面的CDFI。RK：右肾；M：病变。

图5-17

问题

1.请描述图中声像图的异常表现，以及可能的诊断。
2.请问进一步确诊，需要做什么检查?

我的答案

答案

1.灰阶声像图显示肾窦区囊性无回声结构，边界清晰，肾上盏轻度扩张。考虑肾盂旁囊肿。CDFI显示囊内充盈彩色血流信号，血流分布呈涡流。二者结合考虑诊断为肾窦区动静脉瘘形成。

2.进一步确诊须进行脉冲多普勒频谱分析，根据血流速度及阻力情况明确是否为肾动静脉瘘及瘘口的位置。明确诊断需要进行肾脏动脉造影，在明确诊断的同时可进行介入治疗。

点评

肾动静脉瘘是一种比较少见的肾血管疾病，有先天性和后天获得性两种类型。先天性肾动静脉瘘也称先天性肾动静脉畸形，比较少见。后天获得性肾动静脉瘘患者多有肾外伤、外伤后高血压、肾穿刺活检病史。患者多因肉眼或镜下血尿、腰痛、严重的高血压、心脏肥大或充血性心力衰竭前来就诊。因此，多数临床患者实际上为“症状性肾动静脉瘘”。近年来，彩色多普勒超声被学者们普遍认为是肾动静脉瘘的首选影像学检查方法，而且被认为是敏感而准确的无创检查方法。无症状性肾动静脉瘘虽然比较少见，但更易被普通超声误诊为常见的肾囊肿，前者又是超声引导下肾囊肿穿刺的禁忌证。因此，充分利用彩色多普勒对肾动静脉瘘与肾囊肿进一步鉴别，具有实际意义。检查过程中应适当提高多普勒速度标尺并适当调低彩色增益，使得高速血流得以显示，并有利于频谱多普勒取样测定。

肾动静脉瘘的确诊有赖于血管造影（数字减影血管造影）和造影增强CT，特别是CT血管造影和MRI血管造影检查。近年来，CT血管造影和MRI血管造影可进一步进行肾血管图像的三维重建，更有利于直观地显示肾动静脉瘘的形状、大小、数目及其与肾动脉、肾静脉的关系，以帮助制定治疗方案。但是，CT血管造影检查需要静脉注射可能增加肾脏负担的造影剂，肾功能不全患者慎重，所以应选用MRI血管造影。

病例18

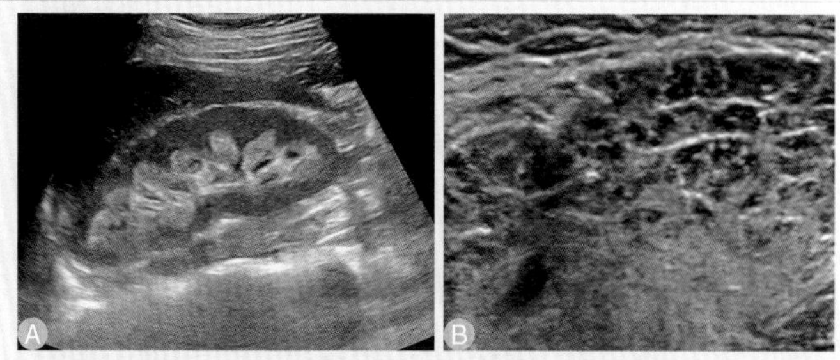

A.患者肾脏冠状面声像图；B.同一患者颌下腺局部放大声像图。

图5-18

问题

请问若患者口干症状明显，如何解释肾脏及颌下腺的异常所见？

我的答案

答案

肾脏锥体回声显著增强；颌下腺形态饱满，实质回声不均匀减低，呈网格样改变。结合患者症状，考虑颌下腺实质弥漫性病变可能由于干燥综合征所致，肾脏锥体回声增强可能是干燥综合征肾损害导致的肾髓质钙质沉着。

点评

肾锥体回声增强可由多种病因所致，其中最常见的是肾髓质钙质沉着和髓质海绵肾。

肾钙质沉着是指肾实质内的钙化，根据发生的部位不同，可分为髓质钙质沉着和皮质钙质沉着，以前者多见。根据病因的不同，可将钙质沉着大致分为营养不良性和代谢性两大类。营养不良性常继发于肿瘤、炎症、血肿、梗死等，钙化多沉着于肾皮质；代谢性钙质沉着的首要病因是甲状旁腺功能亢进引起的高钙血症，其次是由于肾小管功能受损导致的钙离子在集合系统中浓度增高，又可进一步分为原发性和继发性，在继发性因素中包含了多种自身免疫性疾病累及肾小管的情况，例如，本例患者是由于干燥综合征累及肾脏导致的肾小管酸中毒。在超声表现上，肾髓质钙质沉着早期表现为锥体周边回声增强，中央仍保持低回声，形似扩张的肾盏。随着钙质沉着的增多，呈现整个锥体回声增强，呈果核状，围绕肾窦排列。

髓质海绵肾，也称肾小管特发性扩张，是一种不常见的具有遗传倾向的先天性良性肾髓质囊性病变。多在20～40岁发病，确切病因尚不清楚。其病理特征为远端集合管扩张，形成小囊，由于尿液常潴留于小囊内，故常在囊内形成微小结石。髓质海绵肾的典型声像图特征为肾髓质回声显著增强，高回声锥体围绕肾窦呈放射状排列。

肾髓质钙质沉着和髓质海绵肾的声像图表现在回声、部位、分布、形态等各方面有许多相似之处，仅凭肾脏图像往往难以鉴别，需要结合病史、用药情况、实验室检查等进行综合判断，当怀疑钙质沉着时，应对甲状旁腺及颌下腺、腮腺等部位进行补充扫查。

病例19

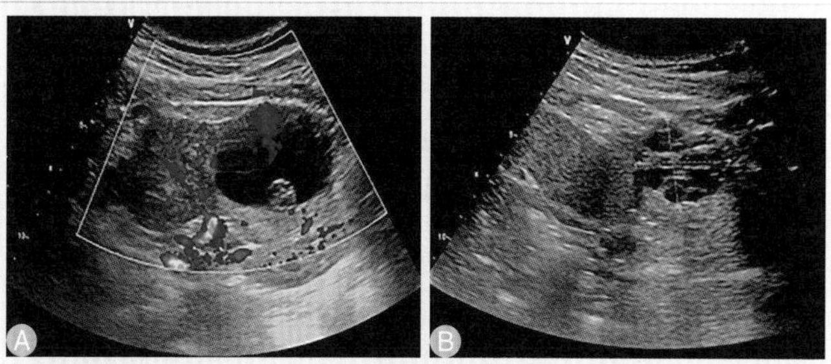

A.患者肾脏冠状面CDFI；B.同一患者肾脏下极冠状面声像图。

图5-19

问题

1.请描述图中声像图的异常表现，并给出可能的诊断。

2.请问除肾脏外还需重点关注哪些脏器？

我的答案

答案

1.左肾可见两个以囊性为主的病变：其一（图A）呈类圆形，边界清楚，囊壁尚光滑，附壁可见一实性结节；其二（图B）呈分叶状，边界清楚，囊内可见较多分隔，部分分隔厚且不规则，囊壁及分隔上未见明显钙化。两个病变均考虑复杂囊性病变，恶性可能性大，建议进一步行超声造影检查评估实性成分及厚壁分隔的血流灌注情况。

2.多发性肾癌时应警惕希佩尔–林道综合征，还需关注胰腺、肾上腺、附睾等有无相关病变。

点评

肾脏囊性病变病因复杂、病理改变各不相同，预后差别甚大。其中，囊性肾癌和肾脏囊性病变是最易发生疏漏的情况，后果也是最严重的。对于不典型或复杂囊性病变，切记不可轻易作出良性囊肿的结论。

Bosniak分级系统是评估肾脏囊性病变良恶性的影像学标准，最初由Bosniak于1986年根据增强CT的影像学表现提出。评估内容主要有形态特征和血供特点两方面，前者包括分隔的数目、囊壁或分隔的厚度、是否有钙化，以及是否存在实性结节；后者指增强后囊壁、分隔及实性结节是否有强化。该分级系统于2019年进行了更新和修订，最新的分级系统中不再将囊性病变的大小作为区分Bosniak Ⅱ级和ⅡF级的依据，也不再将细小和粗大钙化作为Ⅱ级和ⅡF级病变的特点，而是认为Ⅱ级病变可以包括任何类型的钙化。另外，有学者将Ⅲ级病变进一步分为Ⅲs级和Ⅲn级，前者是指病变中仅出现分隔强化，病变的生物学行为更接近ⅡF级，而后者是指出现壁增厚或间隔结节状强化，病变的生物学行为更接近Ⅳ级。

对于超声而言，当声像图特点具备以下征象时，应提高警惕，嘱患者接受进一步检查：囊壁不规则增厚、有多而厚的分隔、囊壁或分隔上伴有钙化或软组织结节、增厚的囊壁或分隔或实性成分内可探及血流信号、囊液透声差。近年来，超声造影在复杂囊性病变良恶性鉴别中的应用日益广泛和成熟，超声造影可提高囊内分隔和实性成分的显示率，以及血供的敏感性。借鉴Bosniak分级系统，有学者提出了可尝试应用于超声造影的Bosniak分级。Ⅰ级：单纯性囊肿，良性，囊壁薄而光滑，囊内无分隔、钙化或实性结节，注入造影剂后囊壁无增强；Ⅱ级：良性，囊内可见少许纤细分隔，可见少量钙化，注入造影剂后囊壁或分隔可见轻微强化；ⅡF级：良性可能性大，较Ⅱ级有更多的细小分隔，囊壁或分隔处可有少量钙化，无实性结节，注入造影剂后囊壁或分隔可见少量造影剂；Ⅲ级：良恶性不确定，囊壁较厚，囊内可见较多分隔，且分隔较厚，囊壁或分隔处可见钙化，注入造影剂后囊壁及分隔均可见强化；Ⅳ级：在Ⅲ级基础上，囊壁或分隔不均匀增厚，注入造影剂后囊内可见强化的实性结节。

本例患者左肾可探及两个复杂囊性病变，术后病理证实均为肾透明细胞癌，对于一侧多发或双侧肾脏的透明细胞癌，应想到希佩尔-林道综合征的可能。希佩尔-林道综合征是一种常染色体显性遗传病，以中枢神经系统和视网膜血管母细胞瘤、肾囊肿、肾透明细胞癌、嗜铬细胞瘤、胰腺囊肿或肿瘤、附睾及阔韧带囊腺瘤为特征。因此，检查过程中，我们还应关注患者的胰腺、肾上腺、附睾等有无相关病变。

其他常见的可能累及双侧肾脏或呈多灶性发生的肾脏占位性病变还包括多发性囊肿、多囊肾（常合并多囊肝）、血管平滑肌脂肪瘤（可见于结节性硬化症）、淋巴瘤、结核等。

病例20

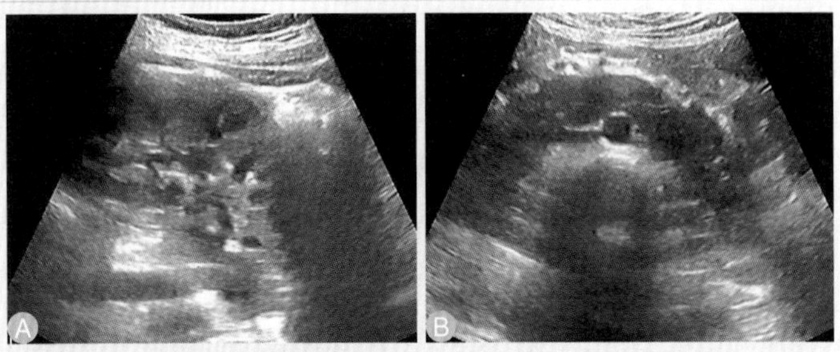

A.患者肾脏冠状面声像图；B.同一患者中腹部经腹主动脉横断面声像图。

图5-20

问题

1.请问图中患者肾脏有何异常?
2.请问该类患者的临床表现如何?

我的答案

答案

1.左肾形态狭长，下极向中线靠近，位置深在，双肾下极于腹主动脉和下腔静脉前方相互融合，考虑马蹄肾。

2.患者可无临床症状，多于体检时发现。但相对正常人，马蹄肾患者更易出现泌尿系统的并发症，如感染、结石、肾盂输尿管连接处狭窄等，临床表现多由并发症引起。

点评

马蹄肾是一种较常见的先天性双肾融合异常，发生率为0.01%～0.25%，指双肾下极或上极靠近中心，并在中线融合，形成马蹄状外观。以双肾下极融合最常见（90%），融合部分称为峡部，可以是肾实质或纤维结缔组织，多位于腹主动脉发出肠系膜下动脉起始处与腹主动脉分叉处之间。马蹄肾具有特征性声像图表现：双肾较正常位置低（肠系膜下动脉压迫峡部阻碍了肾脏的上升），且形态狭长，下极靠近中线，并于腹主动脉和下腔静脉前方相互融合。常见的鉴别诊断包括：肠道来源肿物、腹膜后病变、主动脉旁淋巴结、左肾静脉癌栓等。

马蹄肾的诊断虽无难度，但常被漏诊。在临床工作中，若发现患者肾脏形态狭长，肾下极位置深在，变换体位多切面扫查仍无法显示完整的肾下极时，应警惕马蹄肾的可能。

病例21

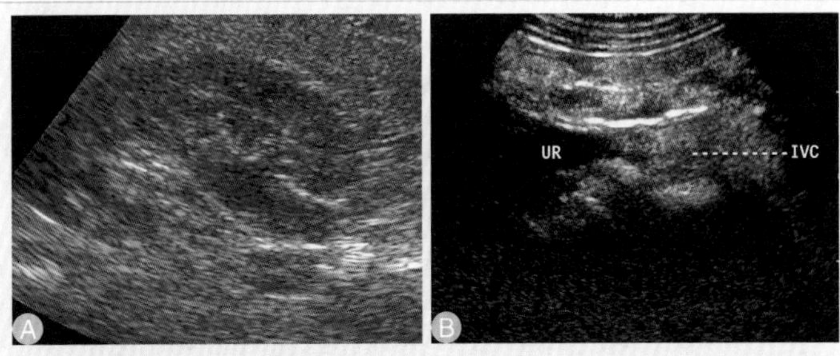

A.患者肾脏冠状面声像图；B.经下腔静脉纵断面超声造影图像。UR：输卵管；IVC：下腔静脉。

图5-21

问题

1.请描述图中声像图的异常表现及可能的诊断。

2.请问该病的发病率如何?

我的答案

答案

1.声像图显示右侧肾盂及输尿管上段轻度扩张，腔内未见明确结石影。超声造影检查显示扩张的输尿管上段远端呈“鸟嘴样”变窄，止于下腔静脉后方。考虑诊断为下腔静脉后输尿管。

2.下腔静脉后输尿管罕见，男性相对较多见。

点评

下腔静脉后输尿管畸形主要是下腔静脉的发育异常，而不是输尿管发育异常。典型病例是右侧输尿管绕过下腔静脉之后走向中线，再从内向外沿正常路径至膀胱。Bateson等（1969年）将下腔静脉后输尿管分为两种临床类型，Ⅰ型：有肾积水及梗阻，梗阻近端输尿管呈“鱼钩样”，较常见；Ⅱ型：没有肾积水或仅有轻度肾积水，此型输尿管在更高位置走向下腔静脉之后，肾盂及输尿管几乎呈水平位，无扭曲，如有梗阻，多因为位于下腔静脉侧壁的输尿管受椎旁组织的压迫。

先天性肾盂输尿管连接处狭窄及输尿管膀胱交界处狭窄也可引起肾盂积水和输尿管扩张。但是这两种病因引起的肾积水程度、梗阻程度完全不同。下腔静脉后输尿管引起的肾积水程度轻，一般不形成完全性梗阻。因此，超声实时扫查过程中，观察到扩张肾盂和输尿管的收缩、扩张、再收缩、再扩张的动态变化，有助于提示诊断。本病的确诊主要依靠静脉尿路造影与逆行输尿管插管造影，显示输尿管移位，向正中线越过第3、第4腰椎而形成“镰刀状”或S形畸形。在受压的近侧段输尿管呈现扩张和肾盂积水表现。

病例22

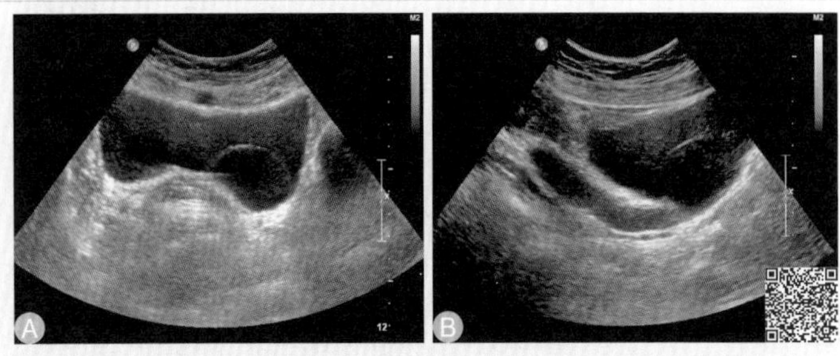

A.患者充盈膀胱后横断面声像图；B.输尿管长轴切面（动态）。

图5-22

问题

1.根据图中的声像图表现，请指出本例的诊断为？超声检查与膀胱造影，哪种检查更适合？

2.请问超声扫查过程中，动态观察数分钟的可能声像图表现为？患者是否容易合并肾积水？

我的答案

答案

1.本例诊断为输尿管末端囊肿。超声检查较膀胱造影更容易显示本病。

2.动态持续观察，随着输尿管的蠕动和排尿，可以显示囊肿周期性的变大和缩小。一般情况下，单纯性输尿管末端囊肿不会造成梗阻性肾积水。

点评

输尿管末端囊肿也称输尿管黏膜脱垂，是指输尿管膀胱壁内段的局限性扩张。单纯性输尿管末端囊肿，常见于成年人，位于正常输尿管开口处，由于先天性输尿管与生殖窦间的隔膜吸收不全或持续存在，导致输尿管口狭窄，尿液引流不畅而逐渐形成囊肿。异位开口的输尿管囊肿多伴有重复肾畸形，并与上组集合系统相连。

输尿管末端囊肿的囊壁薄，均匀一致，体积大小变化很大。当输尿管上段收缩，尿液排入时，囊肿体积增大。随着尿液经过囊肿排入膀胱，囊肿体积又缩小，呈现所谓“膨缩征”。本例囊肿大小不同，即采集了不同时间的囊肿声像图。此外，实时扫查过程中还可观察到尿液自囊肿内沿着正常输尿管开口排出的“喷尿征”。

假性输尿管末端囊肿指膀胱病变或其他继发原因引起的输尿管扩张。例如：输尿管末端结石、膀胱肿瘤、局灶性膀胱炎、膀胱周围肿瘤及膀胱周围炎性病变都能引起假性输尿管末端囊肿的表现。超声检查是帮助判断上述异常的常用方法。

病例23

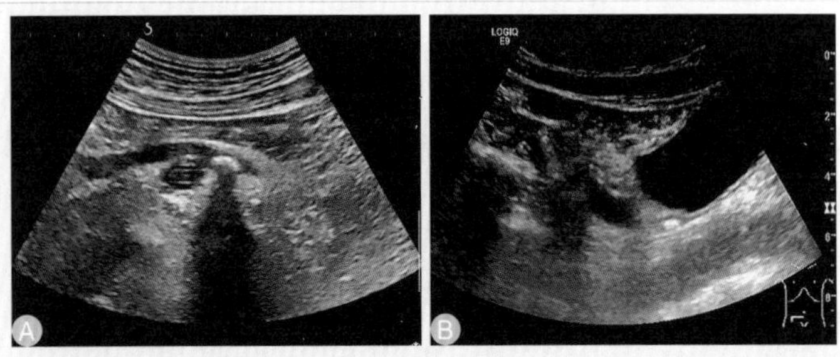

A.患者1下腹部输尿管长轴切面声像图；B.患者2下腹部输尿管末端长轴切面声像图。

图5-23

问题

1.请问该病变在彩色多普勒图像上有何特点?

2.请问该病变的好发部位为?

我的答案

答案

1.图中两名患者输尿管管腔内分别可见一块状强回声，后方伴声影，符合典型的输尿管结石表现，彩色多普勒图像上于强回声后方多可见快闪伪像。

2.结石沿输尿管管腔移动，常停留或嵌顿于3个生理性狭窄处，以输尿管下1/3处最多见。

点评

输尿管起自肾盂，止于膀胱三角区，全程可分为3段：①上段，起自肾盂输尿管连接处，止于跨髂血管处；②中段，起自髂总动脉前方，经盆底的结缔组织达膀胱后壁；③下段，又称膀胱壁内段，斜穿膀胱壁，止于膀胱三角区的输尿管开口处。输尿管有3个生理性狭窄，也是结石嵌顿的好发部位。第1狭窄位于肾盂输尿管移行处；第2狭窄位于跨髂血管处；第3狭窄是指膀胱壁内段。因此，怀疑输尿管结石的患者应重点扫查上述3个狭窄处，根据发生率，依次按照第3、第1、第2狭窄处的顺序扫查，更易于快速、准确地寻找到结石。

典型的输尿管结石在声像图上表现为输尿管管腔内的强回声伴声影，与管壁分界清楚，结石后方可出现快闪伪像，梗阻近端的肾盂和输尿管扩张分离，梗阻远端输尿管开口处喷尿现象消失或较健侧减弱。当然，由于结石的大小、形态、存留位置和组成成分不同，声像图表现也会有一定的差别。

病例24

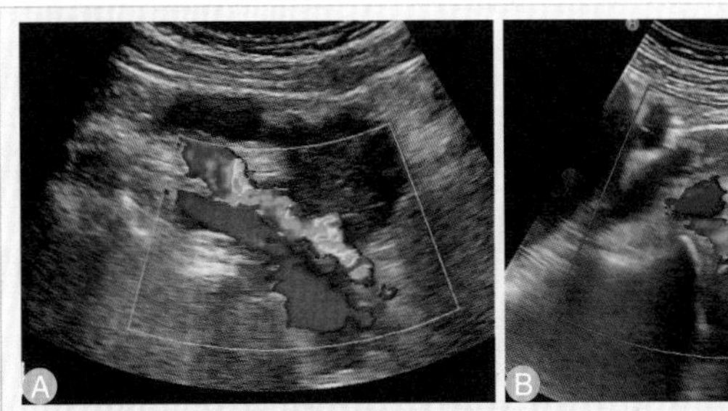
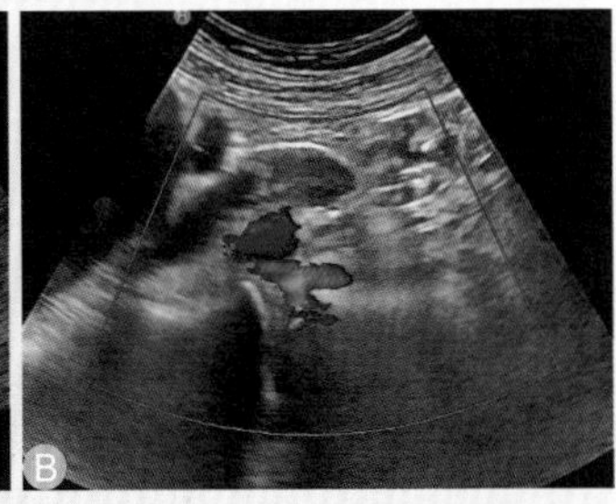

A.患者1右下腹经髂血管长轴切面声像图；B.患者2右下腹经髂血管长轴切面声像图。

图5-24

问题

1.请比较图中两名患者的声像图异同。
2.请问输尿管恶性肿瘤中最常见的病理类型是什么?

我的答案

答案

1.相同点：两名患者均于输尿管跨髂血管处探及一实性病变，近端输尿管扩张，远端截断，病变内血流不丰富。不同点：图A病变呈浸润性生长，并侵犯周围软组织，边缘不规则，可见毛刺，正常输尿管壁结构消失，病变内部呈均质低回声，质地较硬，致深方髂血管受压变窄，彩色多普勒呈“花色”血流信号，考虑恶性病变可能性大；图B病变边缘光整清晰，浆膜面管壁尚连续，内部呈低回声，并可见少许条索状等回声，对深方髂血管无压迫，考虑良性病变可能性大，病变体积虽小，但其近端输尿管呈显著扩张状态，走行迂曲，提示可能病程较长。

2.输尿管恶性肿瘤中最常见的病理类型是尿路上皮癌。

点评

图A是一名55岁中老年男性的声像图，患者既往因膀胱肿物先后进行过4次经尿道膀胱肿瘤电切术，术后病理均为尿路上皮癌，此次因肉眼血尿再次就诊，后行超声引导下输尿管肿物穿刺活检，病理证实为尿路上皮癌。图B是一名34岁中年男性的声像图，患者因体检发现肾积水而进一步就诊，平素偶有腰部不适症状，后手术切除病灶，病理提示为输尿管IgG4相关性硬化性疾病。

输尿管肿瘤以恶性居多，良性极少，病理类型以尿路上皮癌为主，多发生于输尿管中下段（70%~75%），老年人好发，男性多于女性（男女比例约为3:1）。发生于输尿管和膀胱的尿路上皮癌具有同源性，二者相比，前者肌层较薄，因此病变更易穿透肌层发展为浸润性肿瘤。输尿管癌最常见的临床表现是无痛性肉眼血尿，受输尿管塑形作用影响，有时可见尿中的血块和血条。

输尿管癌在大体病理上可以分为两大类型：管壁增厚型和腔内肿块型。前者在声像图上多表现为管壁僵硬、不规则增厚、粗糙，管腔粗细不均，呈不规则狭窄或中断。后者肿物较小时，表现为输尿管腔内的低回声或等回声病变，局部管壁粗糙或不连续，当病变较大并伴有周围侵犯时，受累输尿管壁显示不清，可使周围血管受压移位，病变周围可有肿大淋巴结。病变内多可探及血流信号。在评估病灶内血流灌注情况及病变与输尿管壁的关系方面，超声造影检查更具优势。

输尿管癌的间接征象主要是病变近端的输尿管扩张，肾盂积水。扩张的输尿管是寻找病变的向导，同时为显示病变提供了极好的对比界面。需要注意的是，尿路上皮癌在时间和空间上均具有多中心性，因此可有多个病灶共存的情况，检查过程中应对输尿管全程进行全面扫查，包括对侧输尿管在内。

输尿管癌的鉴别诊断包括与良性肿瘤、炎性肉芽肿、不典型结石、输尿管内凝血块、结核等相鉴别。良性肿瘤很少见，以息肉或乳头状腺瘤为主，声像图符合良性病变的一般特点，包括形态较规则、与输尿管壁分界清晰、局部输尿管壁连续性完整等。炎性肉芽肿是一种炎性增殖性病变，声像图上也表现为输尿管壁局限性增厚，内腔不均匀，黏膜粗糙，难与输尿管肿瘤相鉴别，有反复尿路感染病史时支持炎性肉芽肿的诊断，但并不能作为与肿瘤鉴别的依据。

图B患者输尿管IgG4相关性硬化性疾病也是一种少见的输尿管良性病变。IgG4相关性疾病是一类由于自身免疫调节机制失衡导致的，累及多器官或组织并伴随组织淋巴细胞浸润及纤维化的慢性进行性自身免疫性疾病。可累及胰腺、胆管、腹膜后等多个腹腔脏器及组织，输尿管受累者罕见。由于临床表现缺乏特异性，且发病率低，故常被误诊为肿瘤性或感染性病变。

病例25

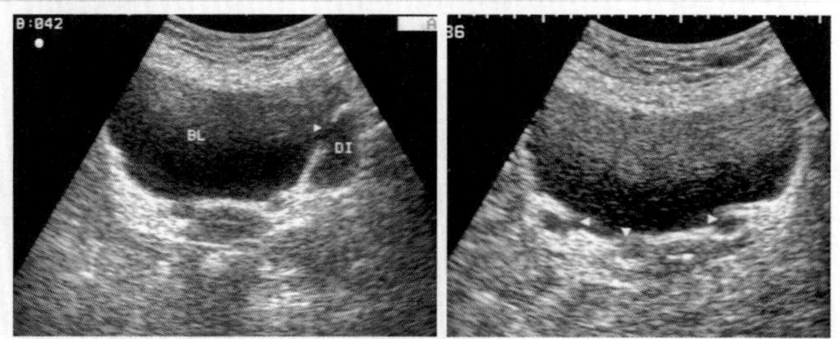

膀胱横断面声像图。BL：膀胱；DI：可能的病变。

图5-25

问题

1.请描述图中的异常表现，男女发病率有无区别？

2.请问该患者是否需要进一步检查？患者可能存在的并发症是什么？

我的答案

答案

1.膀胱（BL）左侧壁及双侧三角区局部可见数个囊袋样无回声（DI），向膀胱外侧突出，与膀胱以窄颈相通（三角箭头），符合膀胱憩室的诊断。本病更常见于男性。

2.膀胱憩室多继发于膀胱流出道梗阻，应进一步评价前列腺有无增生。可检查双肾有无同时合并积水，并嘱患者排尿后测定残余尿量，帮助判断梗阻程度。膀胱憩室的并发症包括膀胱结石、炎症及肿瘤。

点评

膀胱憩室通常继发于膀胱流出道梗阻。先天性膀胱憩室少见，几乎仅见于男性儿童，并常位于输尿管开口附近。约10%的膀胱流出道梗阻患者可合并获得性膀胱憩室，最常见于老年前列腺肥大人群，典型发生部位为输尿管开口处的外上方。憩室壁主要由膀胱黏膜和纤维组织构成，可能包括少量膀胱肌组织。膀胱憩室可单发，亦可多发，多数体积较小，无临床症状，无须处理。由于尿液潴留，本病常合并膀胱结石及膀胱炎。文献报道4%的膀胱憩室可继发膀胱尿路上皮癌，膀胱憩室壁较正常膀胱壁薄，肿瘤因此更容易播散。受憩室位置及开口大小的影响，膀胱镜检查有时很难完整显示憩室内壁，此时超声检查对于发现憩室内结石和肿瘤就很重要。

膀胱憩室的声像图表现为薄壁的含液性无回声区，向膀胱外突出，通常可见憩室与膀胱相通的狭窄颈部。当颈部过于细小，或受声束角度限制无法显示时，可适当加压探头，此时多能发现尿液沿憩室颈部的流动征象，彩色多普勒检查可见类似喷尿的彩色伪像。

病例26

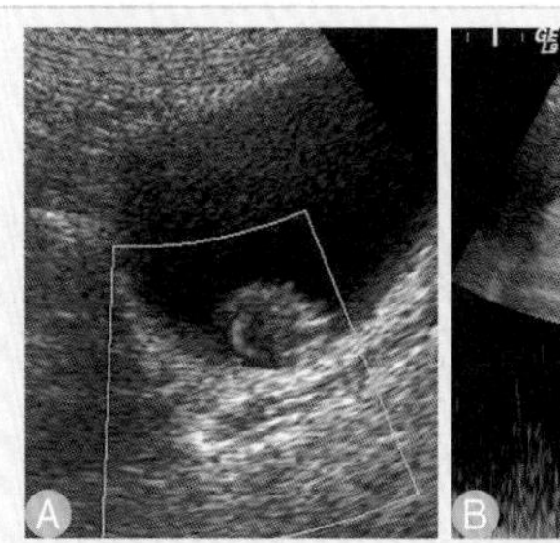
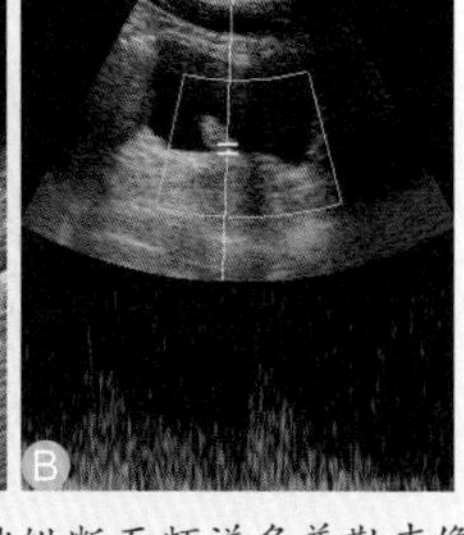

A.膀胱纵断面CDFI；B.膀胱纵断面频谱多普勒声像图。

图5-26

问题

1.请描述图中的异常表现及最可能的诊断。

2.请问本病最常见的发生部位是？对于膀胱内病变，前壁与后壁的超声显示率如何？

我的答案

答案

1.声像图显示膀胱基底部的软组织肿块结构，向膀胱腔内突起，表面不规则，呈“菜花样”，肿块内部可探及动脉血流频谱，考虑最可能的诊断为膀胱尿路上皮癌。

2.膀胱尿路上皮癌最好发于膀胱后外侧壁及三角区附近，受近场多重反射伪像的影响，膀胱前壁的肿物超声显示率不及膀胱后壁。

点评

膀胱癌在所有人类常见恶性肿瘤中占第11位，男性发病率为女性的3倍。90%以上的膀胱癌为尿路上皮癌，鳞状细胞癌仅占不到5%，膀胱腺癌、小细胞癌及膀胱肉瘤则更少见。吸烟是膀胱尿路上皮癌的易感因素，见于几乎全部男性患者的50%。一些职业接触原因也容易引起膀胱癌，如印染、橡胶制造、铝加工等行业。过多的燃油尾气接触，过多的摄取非那西汀及扑热息痛类药物也可造成膀胱癌的发病率增加。

大部分膀胱癌患者的临床表现为无痛性肉眼血尿，少见的临床症状包括尿急、尿频及排尿困难。当尿路流出道梗阻时，可出现侧腹部疼痛。罕见的情况下，患者会出现与肝、肺、骨转移相关的临床症状。

超声检查是发现膀胱癌的有效影像学工具，敏感性及特异性高达90%。因此，对于血尿的患者，应仔细进行膀胱的超声检查。当发现膀胱内占位性病变时需要与膀胱内凝血块进行鉴别。鉴别的方法很简单，凝血块可随患者体位改变而移动。彩色多普勒检查也有帮助，膀胱癌瘤体内部通常能够探及血流信号，而凝血块则无血流信号显示。男性患者增生肥大的前列腺组织可突向膀胱基底部，类似膀胱肿瘤。有时，膀胱周围组织（如乙状结肠）的肿瘤或炎症病变也可累及膀胱，声像图表现类似膀胱肿瘤。以上情况需详细询问病史并仔细分辨膀胱周围的解剖结构来加以鉴别。

病例27

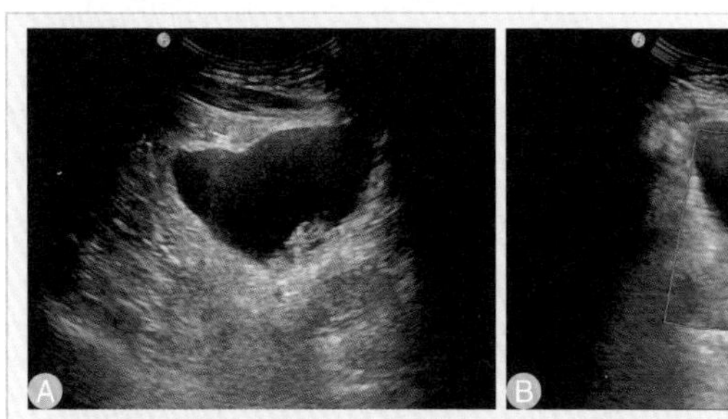
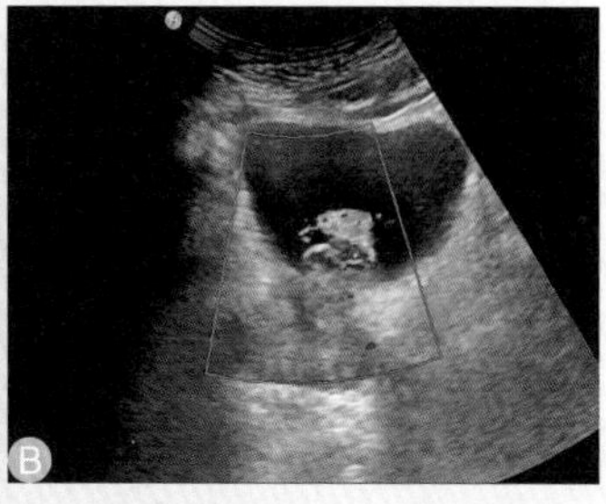

A.患者膀胱横断面声像图；B.同一患者膀胱横断面CDFI。

图5-27

问题

1.根据图中声像图显示，请问最可能的诊断是？其他的主要鉴别诊断是？

2.请问该病变常见的发生部位是？如何治疗？

我的答案

答案

1.最可能的诊断是腺性膀胱炎，主要应与膀胱癌相鉴别，其次为突入膀胱的前列腺组织。

2.腺性膀胱炎好发于膀胱三角区和膀胱颈，此处是尿液动力学的焦点，位置相对固定，且无黏膜下层，缺乏伸展性。治疗腺性膀胱炎应积极消除病因，必要时切除病灶，对于术后是否需要进行膀胱灌注治疗，目前存在争议。

点评

腺性膀胱炎属于膀胱黏膜化生性病变，可呈局灶性或弥漫性。在慢性炎症刺激下，尿路上皮向黏膜固有层出芽性生长，被周围结缔组织包绕分割而形成巢状结构，称为Brunn’s巢。Brunn’s巢中心可以液化形成空腔，内含清亮液体，即囊性膀胱炎，还可以化生成为柱状上皮或立方上皮，分泌黏液，在固有层内形成多数黏液腺样结构，称为腺性膀胱炎。腺性膀胱炎的发展是一个渐变的过程：尿路上皮单纯增生→Brunn’s芽→Brunn’s巢→囊性膀胱炎→腺性膀胱炎。其中，部分肠型化生的病变可能发生向癌的转化，最常见的是发展为腺癌。

腺性膀胱炎女性好发，但男性和儿童也可发生。临床上大部分患者合并有复发性尿路感染、慢性膀胱出口梗阻、神经源性膀胱、结石或长期留置导尿管等慢性刺激因素。患者可以无症状，也可表现为尿路刺激症状或血尿。

腺性膀胱炎的声像图表现因病变范围和程度不同而有较大差别。弥漫性者膀胱壁显著增厚，表面粗糙不平，内部回声不均匀；局灶性者膀胱壁上可见结节样或乳头状隆起突向腔内。其超声表现有时酷似膀胱肿瘤，最后诊断必须经过膀胱镜活检确定。二者在影像学上的鉴别可参考以下3个方面进行：①腺性膀胱炎质地相对疏松，形态上有漂浮的“水草感”，病变内部有时可见小的囊泡样无回声；尿路上皮癌质地相对致密，呈“菜花样”突入腔内，表面粗糙。②腺性膀胱炎病变仅限于黏膜，而尿路上皮癌随病程进展可侵犯肌层。③腺性膀胱炎是乏血供病变，而尿路上皮癌血供丰富，有时可于病灶基底部探及进入瘤体内的滋养血管。

病例28

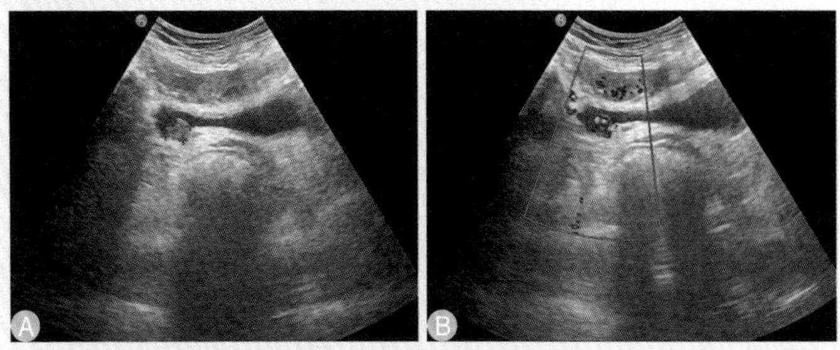

A.患者膀胱横断面灰阶声像图；B.同一患者膀胱横断面CDFI。

图5-28

问题

1.请描述图中声像图的异常表现，以及可能的超声诊断。

2.请问本病有何临床特点?

我的答案

答案

1.膀胱壁上可见一低回声结节，边界清楚，结节内可探及丰富血流信号，考虑副神经节瘤可能。

2.患者可表现为阵发性高血压、心悸、大汗，甚至晕厥，并且上述症状可于排尿时或排尿后几分钟内出现。

点评

副神经节瘤是一种罕见的非尿路上皮来源的膀胱肿瘤，起源于膀胱壁交感神经链嗜铬组织，根据肿瘤释放儿茶酚胺的浓度及活跃性，将其分为功能性和无功能性两大类，前者更常见，患者可表现为阵发性高血压、心悸、大汗，甚至晕厥，这些症状可于排尿时或排尿后几分钟内出现，可能与排尿时逼尿肌收缩、膀胱腔内压力升高，刺激肿瘤，导致释放儿茶酚胺类物质进入体液中有关。

副神经节瘤虽然发病率很低，但具有一定的病理学特征，使得医师在影像学检查中有迹可循：①病变起源于膀胱壁黏膜下层和黏膜肌层，肿物表面黏膜层光滑、完整连续，与尿路上皮癌常见的“菜花样”外观明显不同，在声像图上表现为边缘光整的壁间肿物，表面有时可显示完整的黏膜层，使用局部放大或更换高频探头扫查能更清晰地显示膀胱壁各层结构，有助于观察这一征象；②肿瘤血供丰富，间质内富含薄壁血管，部分血管扩张呈血窦状，在声像图上表现为丰富的血流信号，如同图中所示病例，虽然肿瘤体积很小，但血供异常丰富，有时可见粗大的供血血管，频谱多普勒显示为低阻血流。

副神经节瘤需要与其他膀胱肿瘤相鉴别，如尿路上皮癌和膀胱平滑肌瘤等。不累及黏膜层的副神经节瘤利用黏膜层光滑连续这一特点，易于与尿路上皮癌相鉴别，但是当病变累及黏膜层伴表面糜烂及肉芽组织形成时，患者可出现血尿症状，在影像学和临床特点上，都对二者的鉴别造成困难。膀胱平滑肌瘤是膀胱非上皮来源最常见的良性肿瘤，与无功能性副神经节瘤鉴别困难，但是典型的膀胱平滑肌瘤是由排列呈旋涡状的栅栏状平滑肌纤维束构成，声像图上也可呈现旋涡状的表现，且血供不如副神经节瘤丰富。

当怀疑膀胱副神经节瘤时，无论进行膀胱镜检查或是手术，均应做好充分的术前准备，术中尽量避免刺激肿瘤组织，并严密监测血压变化。

病例29

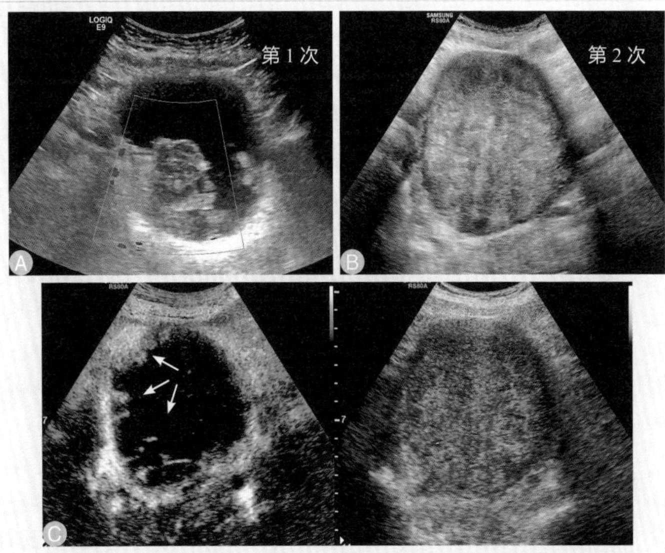

A.患者第1次检查的膀胱横断面彩色多普勒声像图；B.患者第2次检查（间隔4个月）的膀胱横断面二维声像图；C.患者第2次检查的膀胱超声造影图像。

图5-29

问题

1.请描述图中的异常表现及可能的诊断。

2.请问第1次检查时有何注意事项？

我的答案

答案

1.第1次检查时膀胱壁上可见多发低回声病变，呈不规则形，表面不光滑，较大的病变内可见少许斑块样强回声，病变内未探及明显血流信号，考虑占位性病变可能性大，凝血块也不能除外；第二次检查时（间隔4个月），膀胱内病变范围明显增大，造影提示包块内有少量增强的实性成分，并可见多条纤细的供血血管，考虑恶性病变可能，病变体积短时间内迅速增大并充满整个膀胱腔，可能与癌组织破溃、出血，形成大量坏死物质及凝血块有关。

2.检查中应注意调节彩色多普勒条件，适当降低标尺、加大增益，评估病变内是否真的没有血流信号；若无，应嘱患者改变体位后观察病变的位置和形状有无变化，与膀胱内凝血块相鉴别。

点评

本例患者术后病理提示为鳞状细胞癌。膀胱鳞状细胞癌按病因可以分为血吸虫性和非血吸虫性两大类，前者在埃及的发生率最高，在我国并不常见；后者的发生可能与长期留置导尿管、细菌感染、慢性下尿路梗阻、膀胱结石等引起的慢性炎症有关，尤其见于脊髓损伤后长期留置导尿管的患者。在长期反复的慢性炎症刺激作用下，尿路上皮发生鳞状化生，形成角化的鳞状上皮，进而导致鳞状细胞癌。好发年龄是50～70岁，临床症状与尿路上皮癌类似，以无痛肉眼血尿或镜下血尿最常见，尿频、尿急等膀胱刺激症状次之，另有少部分患者以尿路梗阻为首发主要症状。由于许多患者存在长期慢性膀胱炎症表现，因此常常掩盖了肿瘤本身的症状，致使该病的早期发现较为困难。与尿路上皮癌相比，鳞状细胞癌具有恶性度高、浸润性强、生长迅速、转移发生早等特点，预后差，文献报道5年生存率为7.4%～15.3%。

本例患者为82岁老年男性，发现间断肉眼血尿1年，伴排尿不畅。首次超声检查时发现膀胱壁多发不均质回声病变，形态不规则，变换体位后形变不明显，未探及明显血流信号，考虑膀胱壁多发实性占位性病变可能性大，凝血块不除外。患者于3个月后行膀胱镜检查并取活检，病理提示角化物及角化的鳞状上皮（鳞状细胞癌肿瘤生长速度快时会形成大量角化物，是凋亡性改变的结果），未见细胞异型性，未见尿路黏膜；4个月后再次超声检查时膀胱腔内可见一巨大占位性病变，彩色多普勒仍未探及血流信号，造影后方证实包块内有少量增强的实性成分，并可见多条纤细的供血血管。患者接受了经尿道膀胱肿物诊断性电切术，术中见膀胱腔内大量絮状物凝结成团，将膀胱填塞，置入组织粉碎器将絮状物大部分吸除后，见膀胱壁上多发“菜花样”肿物，切除部分肿瘤组织，病理证实为高分化鳞状细胞癌。

有研究认为膀胱鳞状细胞癌与尿路上皮癌相比血管供应较差，二者肿瘤相关性微血管密度具有统计学差异。结合本例经验，对于这类乏血供的病变，超声检查过程中注意避免漏诊。此时，超声造影对评估病变的血流灌注情况有很大帮助。

病例30

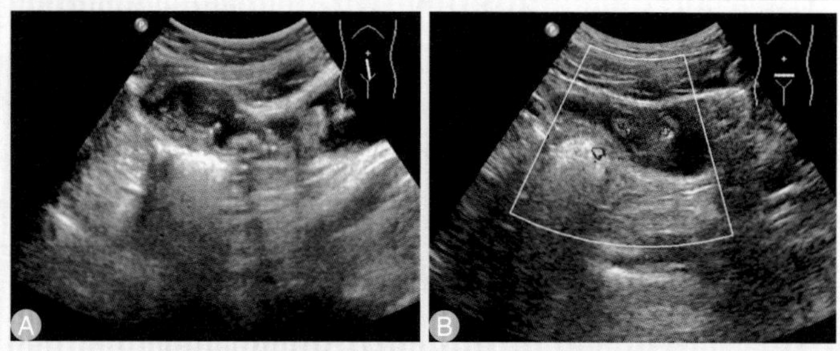

A.下腹部纵断面声像图；B.下腹部纵断面CDFI。

图5-30

问题

1.请描述图中声像图的异常表现，以及可能的诊断。

2.请问该病变随呼吸运动有何特点?

我的答案

答案

1.脐部与膀胱之间可见一囊实性混合回声包块，边缘不规则，内部回声不均匀，可见斑块样强回声，实性成分内可见少量血流信号，该病变侵及膀胱顶部，并可见突入膀胱腔内，考虑脐尿管癌可能。

2.脐尿管位于腹膜外，因此呼吸运动时病变与腹壁保持一致，与深方肠管之间存在相对运动，肠管随呼吸下移，肿物仿佛被抬高顶起，又称“反越峰征”。

点评

脐尿管是脐与膀胱之间疏松结缔组织内的一条纤维索条状结构，由尿囊和泄殖腔退化形成。正常情况下，胎儿出生后脐尿管逐渐自行闭锁，形成脐正中韧带，若发育异常，则会出现脐尿管未闭，包括以下4种表现形式：①脐尿管两端均开放，形成脐尿管瘘（50%），临床表现为脐部漏尿；②脐端闭合、膀胱端开放，形成膀胱顶部憩室（5%）；③脐端开放、膀胱端闭合，形成脐尿管窦（15%），临床表现为脐部黏液样或脓性分泌物；④两端均闭合、中间开放，形成脐尿管囊肿（30%）。

脐尿管癌可发生于脐尿管走行区的任何部位，以腺癌为主。临床症状与肿瘤的部位有关：靠近脐部者，较早出现破溃，脐部有血性或黏液性分泌物；靠近膀胱者，可侵犯或压迫膀胱造成血尿；位于中段者，多表现为腹壁肿物或疼痛。

当发现脐部与膀胱之间的实性或囊实性包块时，应想到脐尿管病变的可能，使用低频探头与高频探头联合扫查有助于获取更多信息：低频探头有利于全面显示腹壁及膀胱结构，完整显示病变范围及其与周围结构的关系；高频探头能清晰显示腹壁各层结构，脐尿管肿瘤位置表浅，前方无干扰，使用高频探头能够发现很小的肿瘤，减少漏诊，并能有效减少膀胱顶部及前壁的多重反射伪像，清晰显示肿瘤与膀胱壁的关系。

脐尿管癌的鉴别诊断包括：膀胱癌、脐尿管未闭合并感染、脐炎、腹壁疝、腹壁结核、韧带样瘤、子宫内膜异位灶、腹壁转移瘤等。

病例31

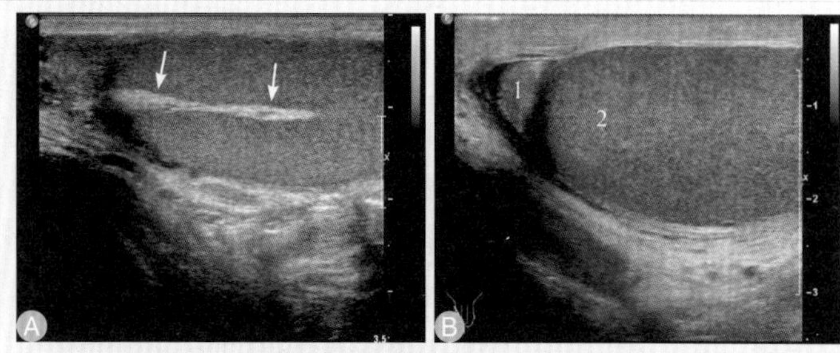

A.睾丸纵断面声像图；B.睾丸横断面声像图。

图5-31

问题

1.请问图A中睾丸内箭头所指的强回声结构是什么？

2.请问图B中睾丸旁标示的1、2分别所指的结构名称是什么？与睾丸实质相比，其回声特点如何？

我的答案

答案

1.位于睾丸边缘的强回声结构为睾丸纵隔。

2.标示1为附睾头，标示2为附睾体。与睾丸实质回声比较，附睾头通常为等回声，而附睾体为低回声。

点评

睾丸为成对的卵圆形器官，位于阴囊内。由外及内，睾丸共有6层结构包裹，依次为：皮肤、阴囊肉膜、精索外筋膜、提睾肌及筋膜、精索内筋膜和睾丸鞘膜。睾丸固有被膜称作白膜。白膜在睾丸后缘深入睾丸内部形成睾丸纵隔，沿睾丸纵隔发出很多放射状走向的睾丸小隔，将睾丸分为250～400小叶，每个小叶由1～3个曲精小管组成。曲精小管向睾丸后缘的睾丸纵隔内汇集，形成睾丸网。睾丸网是一个具有上皮细胞内衬的空间网状结构，精子最终通过10～15个输出小管传入附睾头部。附睾头位于睾丸上方，由8～12个输出小管融合而成，逐渐形成单一管腔的附睾管构成附睾体部及尾部。附睾为半月状结构黏附于睾丸表面，靠近睾丸纵隔，分为上方的头部，下方的尾部及二者之间的附睾体。

正常睾丸为均匀的中低回声，大小约4 cm × 3 cm × 2 cm（长 × 宽 × 厚）。睾丸纵隔呈一条带样强回声结构，沿睾丸周缘自睾丸上1/3处向下1/3处延伸。某些睾丸内睾丸纵隔显示十分清晰完整，而另一些睾丸内则可能完全不显示。附睾头部位于睾丸上极，回声与睾丸相似。多数情况下，在附睾头与睾丸交界处，由于声折射可以出现后方声影。附睾体部位置多变，常位于睾丸侧方及后方，回声低于睾丸实质。

正常阴囊鞘膜腔内存在少量液体，多围绕在附睾头部。有时，在液体衬托的情况下，可以见到睾丸和（或）附睾附件，呈细小的等回声结构附着于睾丸或附睾。

病例32

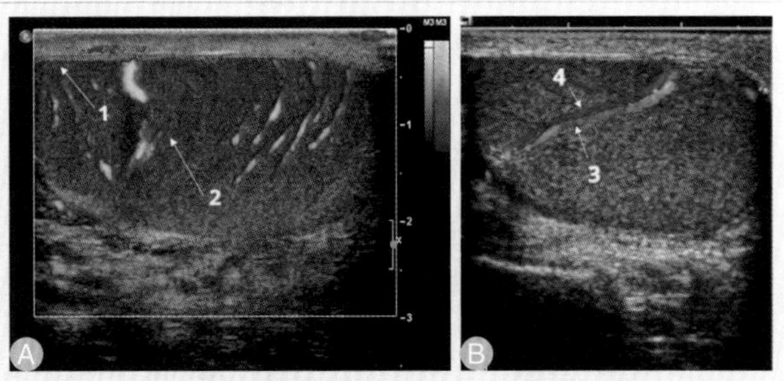

A.睾丸纵断面CDFI；B.睾丸横断面CDFI。

图5-32

问题

1.请指出图中标示的各血管名称，与其他器官相比，睾丸血供的最大特点是什么？

2.请问精索内除睾丸动脉外，是否还有其他动脉？睾丸血供是否较附睾丰富？

我的答案

答案

1.图中标示数字分别为1：睾丸包膜动脉；2：睾丸动脉向心支；3：经睾丸纵隔动脉（或称睾丸中央动脉）；4：经睾丸纵隔静脉。睾丸血供的最大特点是供血的主要动脉位于睾丸表面。

2.精索内尚有输精管动脉和提睾肌动脉。声像图显示睾丸血供明显多于附睾。

点评

本例为正常睾丸血流分布声像图。睾丸的动脉血供有三支，分别为睾丸动脉、输精管动脉和提睾肌动脉。其中睾丸动脉是主要供血血管，输精管动脉主要供应输精管和附睾，而提睾肌动脉还有分支供应阴囊壁。睾丸动脉进入睾丸后发出2～4个分支，沿睾丸周边分布，称为睾丸包膜动脉，是最大的睾丸供血血管。睾丸包膜动脉发出向心支，朝向睾丸纵隔走行供应睾丸实质。向心支达到睾丸纵隔后又发出方向相反的回旋支动脉。约50%的睾丸存在经实质穿行的经睾丸纵隔动脉，如本例的横断面声像图所示。睾丸动脉的频谱形态特征为低阻实质脏器的血流特点。

尽管正常彩色多普勒血流显像可以显示睾丸内静脉，但其数目明显少于睾丸动脉。与经睾丸纵隔动脉伴行的同名静脉并非少见。

病例33

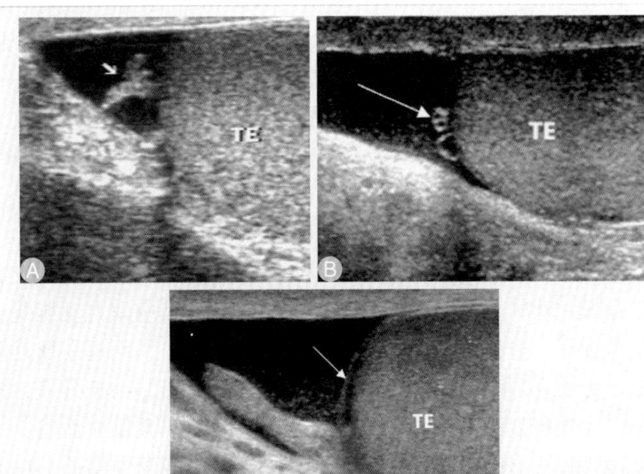

A.患者1睾丸纵断面声像图；B.患者2睾丸纵断面声像图；C.患者3睾丸纵断面声像图。TE：睾丸。

图5-33

问题

1.请描述图中声像图的异常表现及诊断。

2.请问这种情况有无病理意义？

我的答案

答案

1.声像图显示鞘膜腔内少量无回声，局部睾丸实质回声均匀，于睾丸头侧可见呈“V”形，“短棒”及“小囊”样结节，回声与睾丸相似，连附于睾丸。考虑诊断为睾丸附件。

2.睾丸附件为胚胎发育残留物，没有病理意义。

点评

胚胎发育中的残余管道形成睾丸附件、附睾附件，共4类：睾丸附件、附睾附件、迷管和旁睾。睾丸附件是米勒管的残余，由纤维组织和柱状上皮细胞包裹的血管组成。睾丸附件连接于睾丸上极的睾丸附睾沟内。在尸检研究中，单侧发现率为92%，双侧为69%。附睾附件是沃氏管的残余，多位于附睾头部，其尸检发现率为单侧34%，双侧12%。

正常情况下，睾丸附件及附睾附件不易显示。当合并鞘膜积液时，可以被明确观察到。睾丸附件位于睾丸附睾沟处，一般为直径5 mm的卵圆形结构，回声与睾丸一致，偶尔可为囊性。附睾附件与睾丸附件的大小相似，多呈蒂样连于附睾头部或尾部。

睾丸附件及附睾附件可以发生扭转，患者的临床表现与睾丸扭转相似。典型的体征是睾丸浅方可触及小而硬的结节，局部皮肤表面显示为浅蓝色，被称为“蓝点征”。91%～95%的附件扭转发生在睾丸附件，好发人群为年龄7～14岁的男孩。

附件扭转时，声像图显示为睾丸或附睾旁的肿大结节，结节径线>5 mm，回声不均匀，往往表现为周边高回声，中央为低回声。常可见到反应性的睾丸鞘膜积液和患侧阴囊皮肤增厚。CDFI显示结节周边血流信号增多。附件扭转的患者，通常采用保守治疗，着重于疼痛处理。疼痛通常2～3天缓解，扭转附件萎缩并可能合并钙化。超声检查的主要作用在于除外睾丸扭转和急性附睾–睾丸炎。

病例34

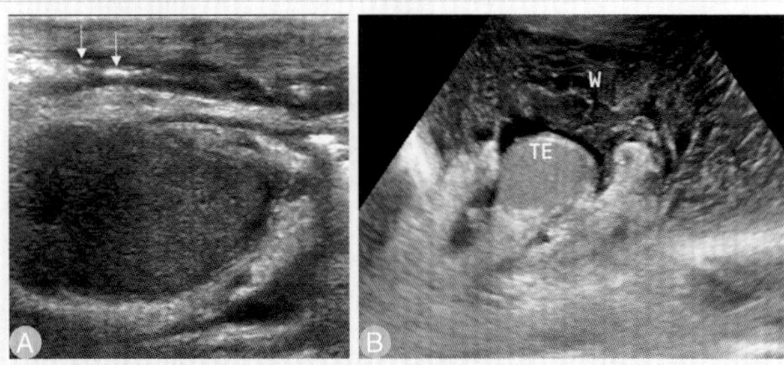

A.患者1阴囊纵断面声像图；B.患者2阴囊纵断面声像图。TE：睾丸；W：阴囊壁。

图5-34

问题

1.请描述图中声像图的异常表现及可能的诊断。

2.请问影像学检查的意义何在?

我的答案

答案

1.声像图显示睾丸形态大小正常。阴囊壁不同程度肿胀，增厚，回声不均匀。图A中阴囊壁内可见气体样强回声。考虑诊断为阴囊壁肿胀，合并气体者不能除外阴囊壁产气菌感染。

2.对于阴囊肿大患者，影像学检查可判断肿大原因是来自睾丸还是阴囊壁。如果是阴囊壁肿胀，则需判断是否合并阴囊壁气性坏疽。

点评

阴囊壁肿胀临床并非少见，多为其他疾病的继发表现，如心力衰竭、肝硬化肝衰竭、特发性淋巴水肿等。声像图表现为阴囊壁不同程度的水肿增厚，强弱回声交替呈层状分布，称为“洋葱皮样”表现。此外感染性因素，如蜂窝织炎及坏疽也可引起阴囊壁明显肿胀。

阴囊壁蜂窝织炎常见于肥胖、糖尿病或免疫缺陷的患者。声像图表现为阴囊壁增厚，回声不均匀，CDFI显示血流信号明显增多。如合并阴囊壁脓肿，通常为多分隔，壁不规则，内部可见低水平回声填充。

阴囊壁气性坏疽是一种多种微生物感染引起的阴囊壁坏死性筋膜炎，常延伸至下腹壁。引起气性坏疽最常见的致病菌有克雷伯杆菌、变形杆菌、链球菌、葡萄球菌、埃希氏菌及梭形产气荚膜杆菌。本病是一种需要早期发现、早期治疗的泌尿系急症，病死率可高达75%。典型的临床表现可帮助诊断气性坏疽。但当临床查体模棱两可时，影像学检查可提供有效帮助。查体发现捻发音是组织内出现气体的有力证据，也是本病诊断的主要依据，据报道18%～62%的患者可以出现。超声检查能够敏感地发现阴囊壁内气体，声像图上表现为多发的点状强回声伴后方多重反射伪像。其他超声发现包括阴囊壁增厚而睾丸及附睾回声正常。超声发现阴囊壁气体时，应注意与疝入阴囊的肠管内气体相鉴别。

病例35

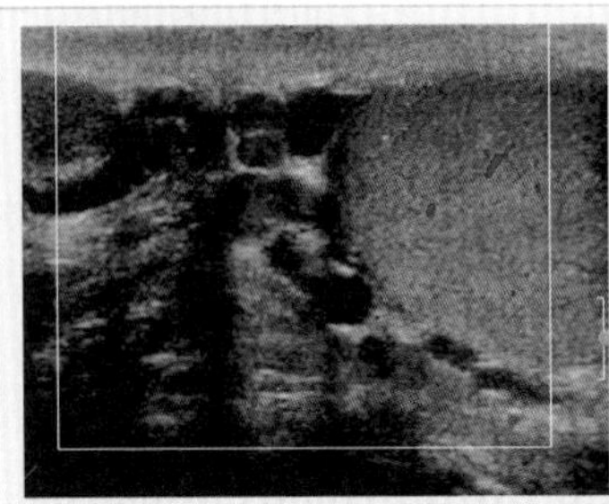
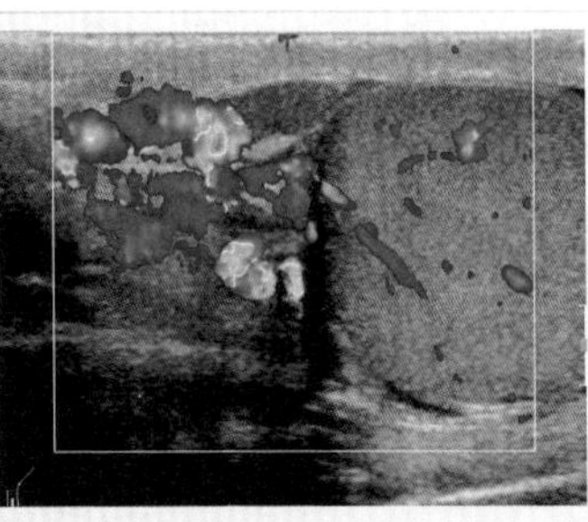

左侧睾丸纵断面彩色多普勒血流。

图5-35

问题

1.请问彩色多普勒血流显像时，患者被要求做何种动作？本病的病因是什么？

2.请问本病的常见临床症状是什么？好发于单侧还是双侧？

我的答案

答案

1.彩色多普勒血流显像显示睾丸周围迂曲扩张的精索静脉内充满血流信号，此时患者被要求做Valsalva动作，增加腹压来观察精索静脉内反流情况。精索静脉曲张的主要原因是精索静脉瓣膜功能不全。

2.常见临床症状包括阴囊及会阴区不适、疼痛，男性不育。约85%的患者为左侧单侧发病，10%～15%的患者双侧发病，单纯右侧精索静脉曲张的情况罕见。

点评

睾丸、附睾周围的蔓状静脉丛进入精索并逐渐回流汇合为精索内静脉。左侧精索静脉回流至左肾静脉，右侧则直接回流入下腔静脉。精索静脉曲张指蔓状静脉丛的扩张，其原因即精索内静脉瓣膜功能不全。瓣膜功能不全使得患者直立位时静脉内静水压增加，从而引起静脉逐渐扩张。由于左肾静脉走行至肠系膜上动脉和腹主动脉之间，容易受压引起静脉压力增加，进而影响左侧精索静脉，造成临床上左侧精索静脉曲张常见。偶尔，精索静脉曲张继发于精索静脉回流受阻，如腹膜后肿物压迫、腹膜后纤维化或静脉之间受肿瘤侵犯。

尽管存在争议，但是大多数学者相信即使是轻度，亚临床型的精索静脉曲张也会引起患者精液检查异常，纠正精索静脉曲张可改进患者受孕能力。因此，对于男性不育的患者，精索静脉曲张的诊断很重要。

精索静脉曲张在声像图上表现为睾丸周围多发、迂曲扩张的静脉。当病变程度较轻时，迂曲的静脉主要分布在睾丸的头侧及侧方。随病程加重，静脉扩张向睾丸后方及足侧延伸。文献报道正常睾丸周围静脉内径不超过3 mm。编者在临床实践中发现，其内径很少超过2 mm。CDFI显示曲张静脉内血流缓慢，有时二维灰阶图像上也可辨别。当患者做Valsalva动作时，曲张静脉内出现明显增加的反向血流信号，持续时间多大于1秒。如果精索静脉曲张的患者，特别是不育的患者，平卧位未引出反向血流时，应让患者站立位条件下行Valsalva动作再次观察。

病例36

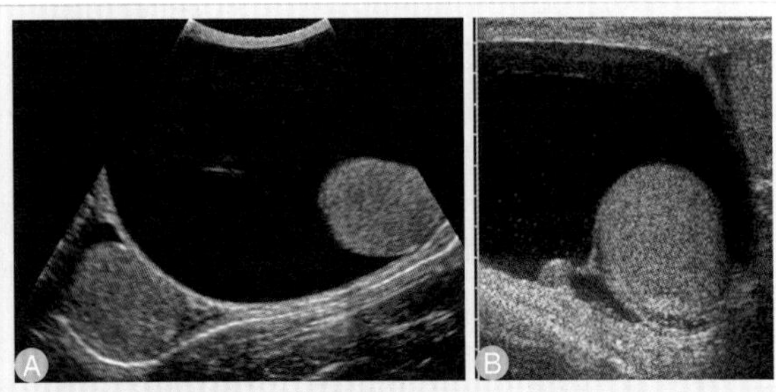

A.患者1阴囊横断面声像图；B.患者2阴囊横断面声像图。

图5-36

问题

1.请问在图中所示情况下，典型的睾丸位置是位于阴囊前壁还是后壁？病变的解剖部位是什么？

2.请问声像图所示病变的原因是什么？如果加大增益，可能的声像图变化是什么？

我的答案

答案

1.声像图所示为睾丸鞘膜积液，在睾丸鞘膜积液的衬托下，睾丸的位置通常位于阴囊后壁，但也存在变异。积液的解剖位置是阴囊壁最内层所形成结构：睾丸鞘膜腔。

2.睾丸鞘膜积液多为特发性。慢性睾丸鞘膜积液内常有晶体形成，当加大增益时，无回声积液内可见细点样低回声浮动。

点评

睾丸鞘膜积液指睾丸鞘膜腔内异常液体的积聚。正常情况下，鞘膜腔内存在少量液体包绕在睾丸周围，并可被超声显示，测量时液体最大径线通常不会超过1 cm。发生鞘膜积液时，横断面声像图显示睾丸周缘超过75%的范围被积液包绕，纵断面显示积液的包绕范围则大于50%。由于睾丸的后缘黏附于阴囊壁，所以液体无法完全包裹。尽管存在变异，但是典型的鞘膜积液聚集在阴囊前部，将睾丸推向后方。偶尔，局部未完全闭锁的睾丸鞘突内液体聚集形成睾丸头侧的囊性无回声，称为精索鞘膜积液。

睾丸鞘膜积液的病因包括感染、睾丸或睾丸附件扭转、外伤及睾丸肿瘤。这些原因导致的鞘膜积液量相对较少，大量的单纯性鞘膜积液多为特发性。合并大量睾丸鞘膜积液的患者，睾丸触诊不满意。因此，超声检查的一个重要任务是判别睾丸有无异常。当睾丸被推向后方时，探头经阴囊前壁扫查可能无法获得满意的声像图。此时，可将探头移至阴囊后壁从而更贴近睾丸。

病例37

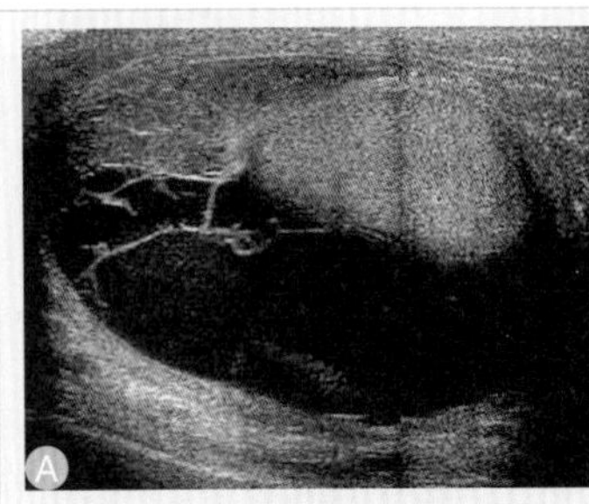

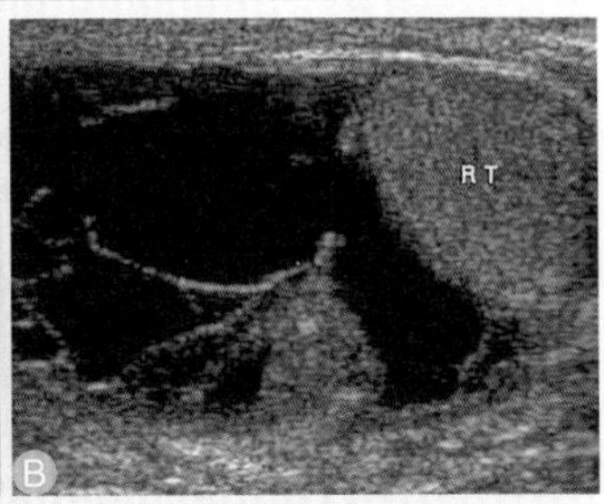

A.患者1阴囊纵断面声像图；B.患者2阴囊纵断面声像图。RT：睾丸。

图5-37

问题

1.请问在图中声像图所示的两种可能诊断是什么？仅从声像图表现能否鉴别？

2.请问引起这种声像图改变的常见可能原因是什么？病变能否跨越阴囊纵隔累及另一侧阴囊？

我的答案

答案

1.本组两例为复杂睾丸鞘膜积液的声像图，考虑可能诊断为睾丸鞘膜积脓或积血。大多数情况下，仅凭声像图表现二者很难鉴别。

2.睾丸鞘膜积脓的最常见原因为附睾炎，外伤则最可能引起睾丸鞘膜积血。由于阴囊纵隔的存在，睾丸鞘膜积液、睾丸鞘膜积脓或睾丸鞘膜积血总是局限于一侧阴囊。尽管有时双侧阴囊鞘膜腔可同时出现，但并非一侧波及另一侧所致。

点评

当超声检查阴囊内液体聚集时，首先应明确液体位于睾丸内还是睾丸外。如果液体位于睾丸实质之外，则应进一步明确液体是位于睾丸鞘膜腔还是位于阴囊壁。本例声像图显示液体黏附于睾丸旁，呈半月形，为典型的睾丸鞘膜积液表现。液体内的强回声分隔及低水平回声提示复杂性睾丸鞘膜积液，其可能的原因为鞘膜腔内出血或感染。二者的声像图很难鉴别，如果积液内出现气泡样强回声伴后方多重反射伪像，则应考虑产气菌的感染，并且感染灶往往与含气脏器相交通或与先前的医疗处理有关。急性感染通常周围阴囊壁也呈炎症充血改变，CDFI有助于显示。但是，大多数情况下睾丸鞘膜积血与睾丸鞘膜积脓需要结合临床进行鉴别。

病例38

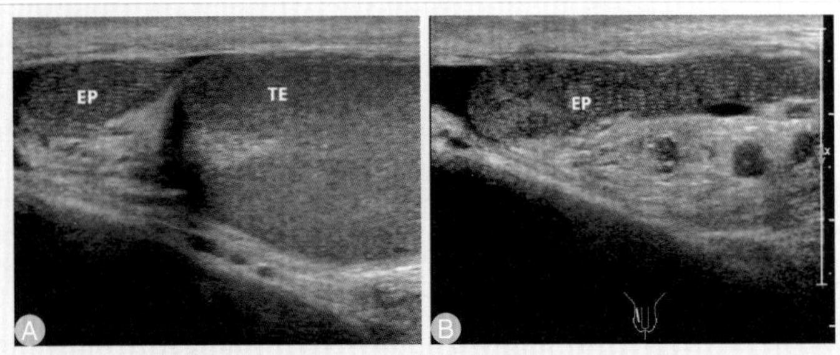

A.患者阴囊横断面声像图；B.同一患者阴囊纵断面声像图。TE：睾丸；EP：附睾。

图5–38

问题

1.请问图中纵断面声像图所显示为何结构？是否正常？

2.请问造成异常最可能的原因是什么？彩色多普勒血流成像是否显示充血？

我的答案

答案

1.纵断面声像图显示为增大的附睾体部，横断面表现为睾丸旁边的低回声结构。正常附睾体部细小，本例异常增大。

2.造成异常最可能的原因是输精管结扎术后或其他原因所致输精管梗阻，从而导致附睾管扩张，精液瘀滞，附睾肿大。彩色多普勒血流显像不会显示充血。

点评

输精管结扎术是比较常见的男性计划生育手术方式，因此超声医师应该熟悉输精管结扎术后阴囊内的声像图改变。最容易受影响，也最容易显示的变化即附睾肿大。有学者报道，输精管结扎术后53%的患者可出现附睾肿大，而人群中的发生率为17%。通常附睾表现为体部肿大较头部或尾部明显，如本例所示。43%的输精管结扎术后患者可出现附睾管迂曲扩张，声像图表现为紧密排列的网格样强回声被中间的低回声填充。大多数情况下，附睾肿大为双侧，但肿大程度并不完全一致。偶尔可见单侧肿大者。

任何原因导致的精液流动受阻瘀滞都可引起附睾管迂曲扩张，附睾肿大。因此，除输精管结扎术外，外伤、感染、先天性因素都可引起相似的声像图表现。

引起附睾肿大的另一常见疾病是附睾炎，附睾炎多为单侧，最常见为附睾尾部肿大。附睾管并不迂曲扩张并且在进行CDFI检查时血流信号明显增加。

病例39

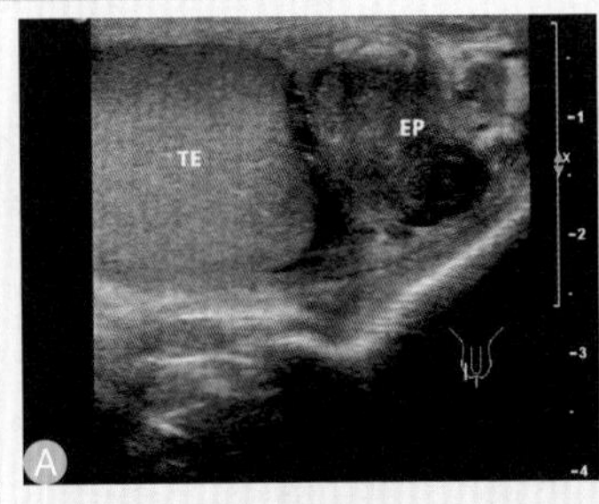

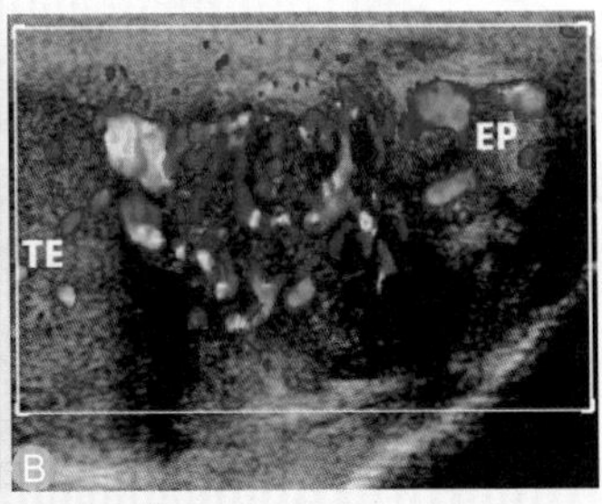

A.阴囊纵断面声像图；B.阴囊纵断面CDFI。TE：睾丸；EP：附睾。

图5-39

问题

1.请描述图中声像图的主要异常表现，以及患者最可能的症状是什么？

2.请问该病变常局限还是弥漫分布？可能的并发症包括什么？

我的答案

答案

1.声像图中可见附睾尾部明显增大，血流信号丰富，考虑附睾炎。患者的症状包括阴囊肿胀及疼痛、发热和其他下尿路感染的症状。

2.附睾炎症可以局限，也可以弥漫性分布。超声检查时注意全面扫查。可能的并发症包括睾丸炎、附睾脓肿、睾丸鞘膜积脓和睾丸缺血。

点评

成人急性睾丸肿胀及疼痛的最常见原因为附睾炎。附睾感染通常源于下尿道其他部位的感染，如前列腺；其他的诱因包括血行播散或局部外伤。常见的感染菌有大肠杆菌、假单胞菌和产气杆菌。年轻患者中，淋球菌和衣原体也很常见。

附睾炎的声像图表现为附睾肿大，血流信号丰富。病变可以累及整个附睾，也可仅限于附睾头部或尾部。如果超声扫查过程中未能仔细检查睾丸下极区域，则容易漏诊附睾尾部炎。大部分情况下，附睾炎声像图表现为低回声。有时可出现混合回声，可能是由于附睾周围结构水肿所致。值得指出的是，附睾充血早于灰阶声像图改变。因此，彩色多普勒血流显像诊断附睾炎较单纯灰阶声像图敏感。

除附睾炎外，其他可引起附睾肿大的常见原因是输精管切除后改变。通常累及双侧附睾，且无充血表现，可以与附睾炎相鉴别。

病例40

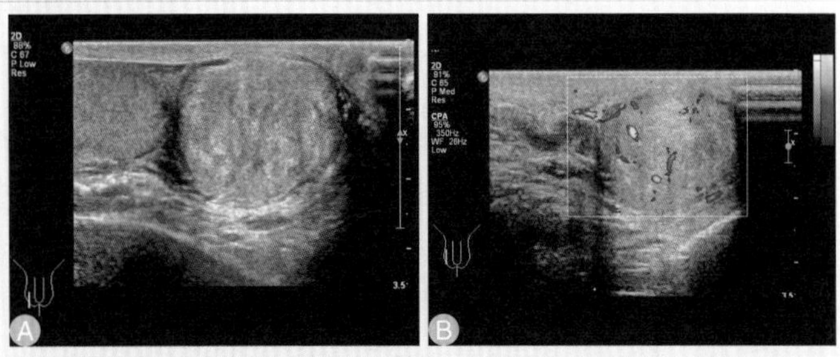

A.患者阴囊纵断面声像图；B.同一患者阴囊纵断面CDFI。

图5-40

问题

1.请描述声像图的异常表现及可能的诊断。

2.请问附睾肿瘤的发病率如何?

我的答案

答案

1.声像图显示右侧睾丸下极等回声结节，边界清晰，与睾丸分界明显，附睾结构未见显示。CDFI：结节内可见少量血流信号。考虑为附睾的占位性病变。

2.附睾肿瘤罕见。

点评

附睾肿瘤少见，文献可见散发报道，病理类型有很多种。腺瘤样瘤占睾丸外肿瘤的30%（本例经手术证实为此），它们很可能起源于间皮。大多数报道病例都侵犯附睾。患者年龄范围为18～79岁不等。腺瘤样瘤通常是患者在体检时偶然发现，临床表现以阴囊内无痛性质硬肿物为特征。腺瘤样瘤的声像图表现多种多样，自低回声至高回声甚至等回声都有报道。

附睾乳头状囊腺瘤是一种少见的良性肿瘤，多与希佩尔-林道综合征（家族性先天性视网膜血管瘤病）有关。希佩尔-林道综合征的男性患者中，60%可合并本病，通常只引起轻度不适或无明显症状。附睾乳头状囊腺瘤的超声表现可以为囊实混合性肿物，也可表现为几乎完全实性。实性肿物的直径多为1.5～2 cm。

其他附睾少见肿瘤包括平滑肌瘤、脂肪瘤、横纹肌瘤、淋巴瘤及淋巴管瘤。附睾的平滑肌瘤是一种少见的良性肿瘤，发生率只有腺瘤样瘤的1/10。此外，近25%的附睾实性肿瘤为恶性且主要为转移瘤。原发的附睾腺癌十分罕见。

下图所示为一名47岁男性患者，发现左侧阴囊无痛性肿物5年，逐渐长大，遂决定手术。术中见肿物呈灰白色，质韧，“编织样”，未见明显出血坏死，未见明确睾丸及附睾组织累及。病理诊断为平滑肌瘤（附图5-1）。

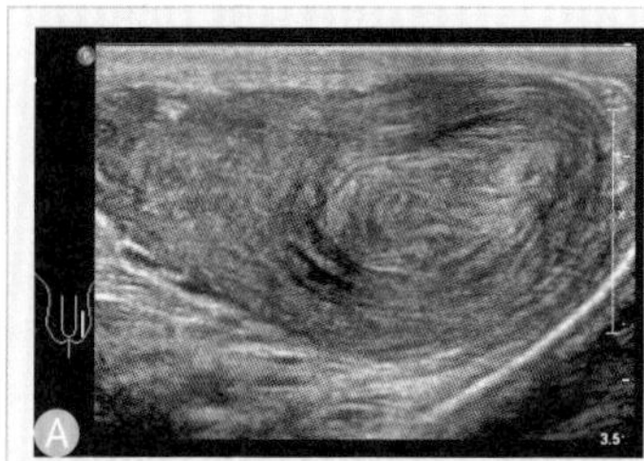

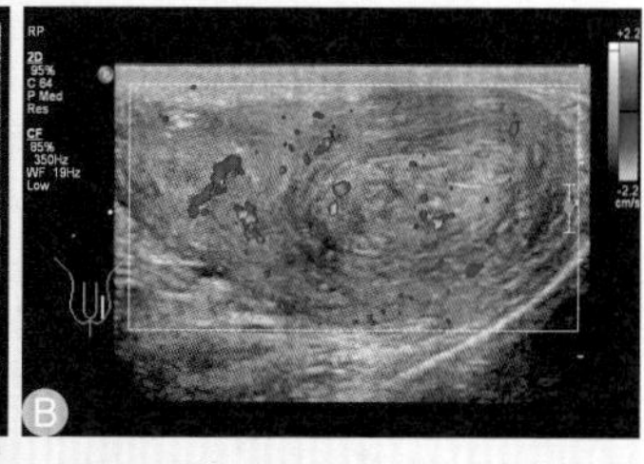

A.左侧附睾二维声像图；B.左侧附睾CDFI。

附图5-1

病例41

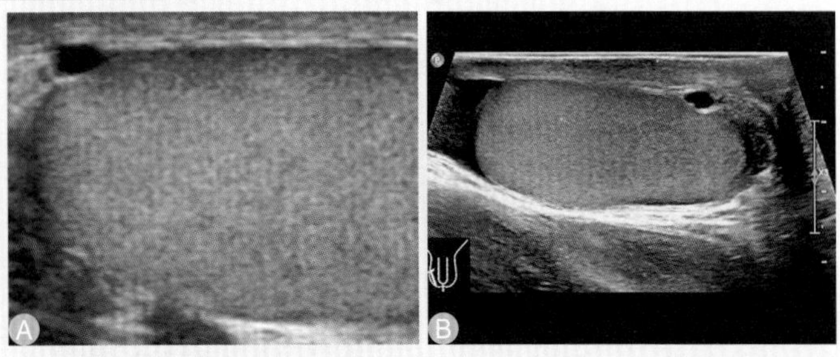

A.患者1睾丸纵断面声像图；B.患者2睾丸纵断面声像图。

图5-41

问题

1.请描述声像图的异常表现，临床触诊有何特点?

2.请问患者常见的临床表现有哪些?

我的答案

答案

1.声像图显示睾丸白膜处椭圆形无回声，边界清晰，符合睾丸白膜囊肿的诊断。与睾丸内囊肿不同，睾丸白膜囊肿通常易于触及，并且质硬。

2.患者通常由于无意中发现睾丸无痛性肿物就诊，但从临床体检很难与睾丸实性肿物相鉴别。

点评

睾丸白膜囊肿与睾丸内囊肿属于完全不同类型的两种病变。睾丸白膜囊肿触诊质硬，多为患者自行发现。由于囊肿源自睾丸白膜，因此其位置总是在睾丸边缘，多数情况下体积较小，直径＜5 mm。另一种触诊质硬的睾丸边缘病变为白膜纤维瘢痕，通常继发于炎症或外伤后的瘢痕反应，病变为实性小结节，内部可合并钙化。

由于睾丸白膜囊肿体积小，周围无睾丸实质包绕，因此有时超声检查时容易漏诊，对于其他睾丸周边的小病变也容易发生类似情况。一种解决的方法是：一手示指触及结节并固定在其表面，同时其余手指辅助轻轻转动睾丸，将探头置于结节对侧的睾丸表面进行扫查，此时示指及结节位于图像远场，睾丸的另一侧。此时，首先识别触诊的示指后，就可轻松辨认睾丸表面的结节。需要注意的是，大部分睾丸白膜囊肿符合典型囊肿的声像图特点，然而部分囊肿体积小，可形成内部有回声的伪像，应用组织谐波技术可部分改善。

病例42

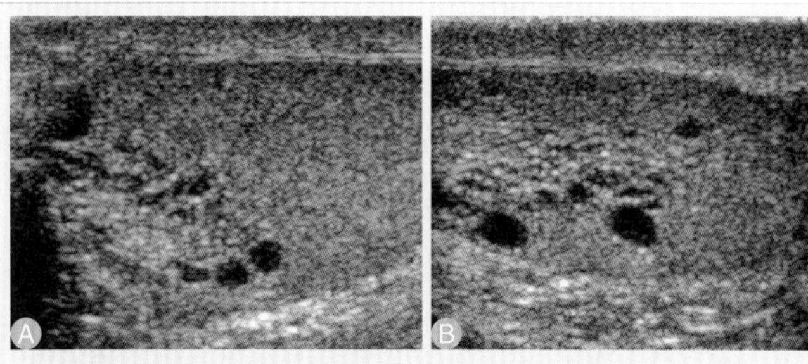

A.患者睾丸横断面声像图；B.同一患者睾丸纵断面声像图。

图5-42

问题

1.请问该患者是否需要进一步检查或手术？病变能否在触诊时检出？

2.请问病变多为单侧还是双侧？最容易伴发的其他改变是什么？

我的答案

答案

1.声像图表现符合睾丸网扩张的诊断，无须其他检查或手术。睾丸网扩张触诊阴性。

2.睾丸网扩张多为双侧，但两侧扩张程度可明显不对称。最容易伴发的改变为精液囊肿。

点评

睾丸网是网状分布的细小管道，位于睾丸纵隔内。精子自生精小管进入睾丸网，然后由睾丸输出小管进入附睾。睾丸网扩张是由于精子流出路径上的梗阻所致，因此在睾丸囊肿或附睾头精液囊肿的患者中经常见到。对于既往腹股沟区曾进行过手术的患者（如腹股沟疝修补术或输精管切除术），睾丸网扩张也很常见。本病常好发于老年男性。

在正常情况下，睾丸网内的小管很细小，无法被声像图分辨。一旦发生扩张，则表现为网状扩张的管道样结构，或多发小囊状结构，内部充满液性无回声。当扩张程度较轻时，由于导管内的液体聚集，声像图表现以管壁回声增强为主。只有发生明显扩张时，声像图才可见到清晰的囊性结构。与睾丸囊性肿物鉴别的关键是，睾丸网一般为双侧发生，纵断面声像图显示扩张的囊性结构沿睾丸长轴分布。

病例43

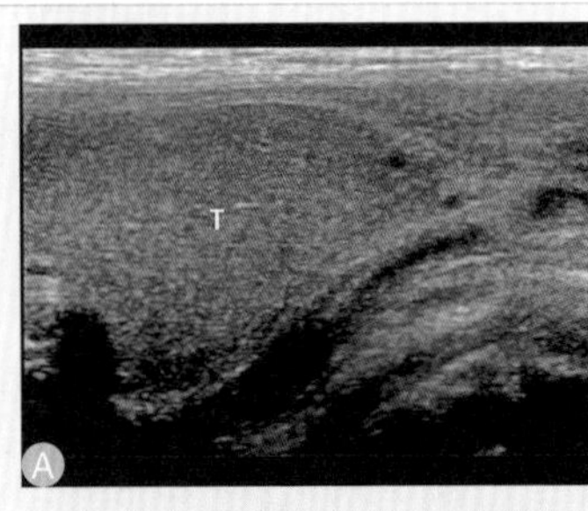

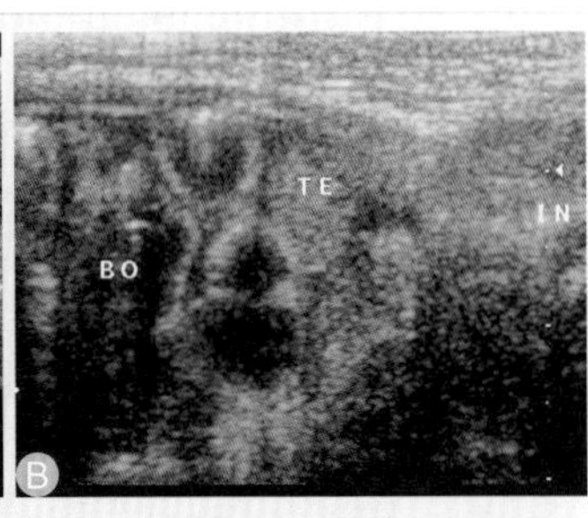

A.患者右侧睾丸纵断面声像图；B.同一患者左侧睾丸纵断面声像图。T/TE：睾丸；BO：肠管；IN：腹股沟管内环。

图5-43

问题

1.请问图中双侧睾丸声像图表现不同的最可能原因是什么？这种情况下，最常见的合并症是什么？

2.请问双侧睾丸发病率是多少？手术指征是什么？

我的答案

答案

1.双侧睾丸体积明显不同，左侧睾丸体积缩小，位于腹股沟管内环（IN）处，与腹腔内肠管（BO）比邻，符合隐睾的诊断。最常见的合并症是男性不育及睾丸生殖细胞肿瘤。

2.双侧隐睾的发病率约10%。一般来讲，如果1岁后小儿的睾丸还未降至阴囊，应考虑睾丸下降固定术。如果成人隐睾出现肿瘤，则需手术切除。

点评

睾丸未降，也称隐睾，在足月新生儿的发生率为4%，早产儿则高达30%。大部分隐睾在小儿3个月后降至阴囊内，1岁时睾丸仍未进入阴囊的患儿约为1%。几乎80%的隐睾位于腹股沟区，大部分恰位于腹股沟管外环远端，其余者位于腹股沟管内环。腹腔内的隐睾位置可出现在腹膜后睾丸下降路径上的任何位置，最高可达肾脏下极，最常见的位置为腹股沟管内环附近。

隐睾多出现组织学异常及生精功能受损，尤其是双侧隐睾，不育症的发生率很高。同样，隐睾合并睾丸生殖细胞肿瘤的风险明显高于一般人群，尽管各家报道不一，但最高可达正常人群的40倍。腹腔内的隐睾较腹股沟区隐睾生殖细胞肿瘤的发病率更高。通常小儿1岁时仍存在的隐睾需要进行睾丸下降固定术，这不但有助于保留睾丸功能，还使得睾丸位置表浅，便于今后进行超声检查以早期发现肿瘤。青春期后的隐睾很少存在功能，多直接切除。1～5岁的小儿行睾丸下降固定术，可降低肿瘤发生的风险。5～10岁的小儿手术对降低肿瘤发生的风险意义不大，多考虑直接切除。

腹股沟管区的隐睾表面包裹的软组织较对侧总是明显增厚，可以作为发现和判断隐睾的线索。对于腹腔内的隐睾，由于多出现在髂外血管附近，因此可利用髂外血管进行寻找（附图5-2）。超声显示隐睾回声一般与正常睾丸相似或略不同。有些患者隐睾回声明显不均匀，但未见明确肿块，如隐睾位置过深，超声显示不满意，这些情况行MRI检查会有所帮助。

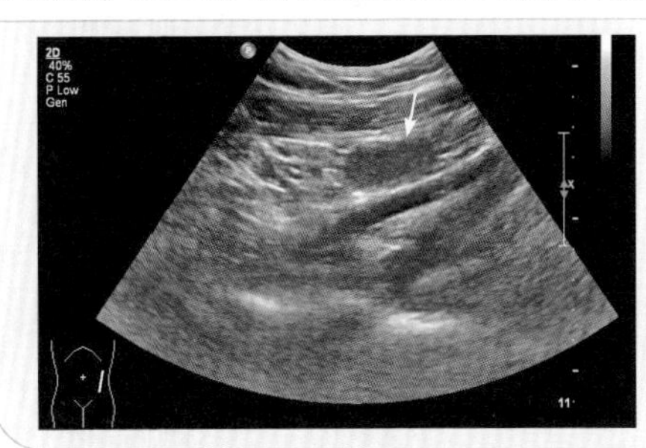

通过腹部探头在髂外血管旁进行扫查可探及位于盆腔内的隐睾（箭头）。

附图5-2

病例44

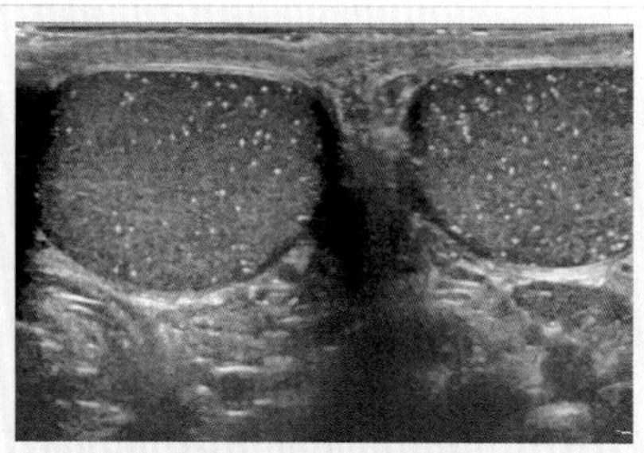

双侧睾丸横断面声像图。

图5-44

问题

1. 请描述睾丸内点状强回声的确切组织学位置，睾丸内的点状强回声分布有无超声分级？
2. 请问双侧睾丸的发生率如何？患者是否需要进行其他检查或手术？

我的答案

答案

1.声像图表现符合睾丸微石症的诊断。睾丸内的点状微小钙化位于睾丸生精小管内。根据点状强回声的分布范围，可分为以下两种。典型睾丸微石症：至少一个切面上出现≥5个点状强回声。不典型的睾丸微石症：在任何切面上点状强回声的数目<5个。

2.睾丸微石症通常双侧发生，无须进行其他影像学检查或手术治疗。目前的资料显示，规律的超声随访对早期发现睾丸肿瘤的检出意义并不大。较为合理的方法是患者进行规律性的自我睾丸检查，并每年进行睾丸体检，出现触诊异常情况时再进行超声检查。

点评

睾丸微石症指睾丸生精小管腔内局灶、层状堆积的钙化灶。文献报道可合并多种异常，其中最重要的是睾丸生殖细胞肿瘤。早期的报道认为睾丸微石症同时伴发睾丸肿瘤的比例很高，但目前认为只有很少的睾丸微石症患者会同时出现睾丸肿瘤。除了少数患者在发现睾丸肿瘤的同时伴有睾丸微石症，一些研究发现首次超声检查仅发现睾丸微石症的患者，在随后的超声检查中出现生殖细胞肿瘤。这些研究表明睾丸微石症可能属于癌前病变，许多医师因此建议患者每年进行超声随访检查。然而也有文献表明常规的超声随访检查并未提供很好的临床结果，反而增加患者的负担，其建议患者进行睾丸自我检查，每年到泌尿科进行睾丸触诊检查，发现触诊异常时再进行超声评价。

某些双侧睾丸微石症的患者，一侧睾丸内出现肿瘤。此时对侧睾丸内出现导管内生殖细胞肿瘤的风险明显提高，因此一些学者建议患侧睾丸肿瘤切除时应常规探查对侧睾丸，甚至进行睾丸活检，以便早期发现导管内生殖细胞肿瘤。一旦确诊，则应尽早进行放射治疗。

病例45

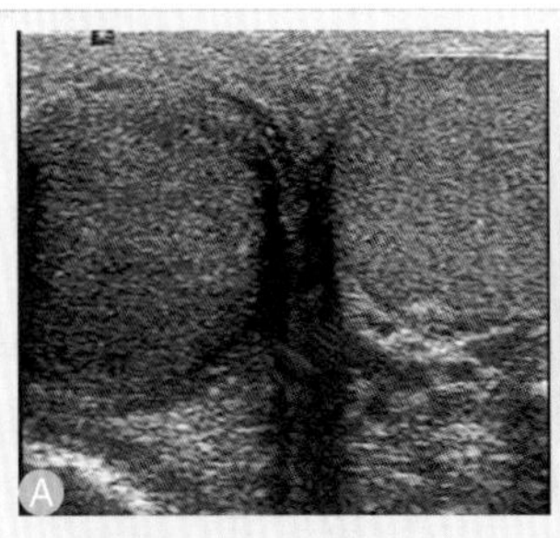

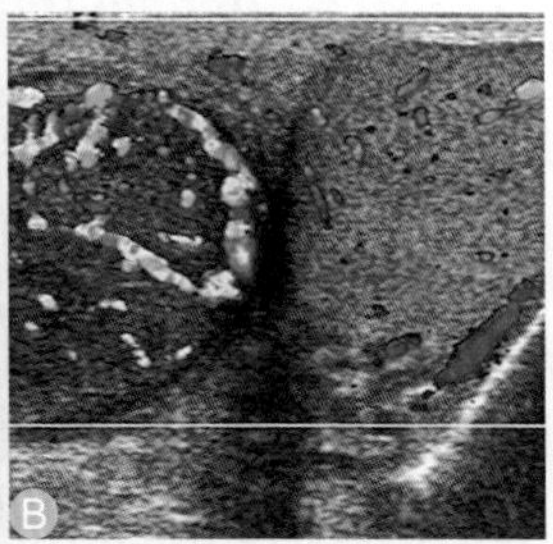

A.患者双侧睾丸横断面灰阶声像图；B.对应切面CDFI。

图5-45

问题

1.请问图中患者的哪侧睾丸声像图显示异常？最可能的诊断是什么？这种声像图改变还见于何种情况？

2.请问睾丸的改变最常伴发的病变是什么？

3.请指出灰阶超声与CDFI相比较，哪种方法更敏感？

我的答案

答案

1.右侧睾丸回声减低，血流信号明显增多。最可能的诊断是睾丸炎。此外，睾丸扭转自发复位或手法复位后，也可见到睾丸充血改变。

2.睾丸炎常与附睾炎同时出现。

3.CDFI能够早期发现睾丸充血改变，早于灰阶超声改变。

点评

睾丸炎的典型发病过程多继发于附睾炎。但是，睾丸炎也可单独存在，如腮腺炎病毒性睾丸炎或其他病毒感染所致。无论病因如何，睾丸炎临床表现为睾丸肿大伴疼痛。其声像图表现为患侧睾丸肿大，回声减低。彩色多普勒血流成像显示睾丸由于炎症充血而出现明显的血流信号增多。一般来讲，睾丸的充血改变早于形态学变化，因此CDFI诊断睾丸炎较灰阶超声敏感。

在大多数情况下，睾丸炎累及患侧整个睾丸实质。如仅累及部分睾丸，则表现为睾丸内局限性回声减低区伴血流信号丰富。此种声像图表现与睾丸肿瘤有所重叠，最简单的鉴别方法是结合患者临床表现。睾丸肿瘤患者通常睾丸肿大，易于扪及，多无触痛；而局灶性睾丸炎患者，睾丸无肿大伴明确触痛。此外，局灶性睾丸炎患者也多合并同侧附睾炎，声像图显示附睾肿大伴充血，而睾丸肿瘤则很少累及附睾。当然，如果超声发现腹膜后淋巴结肿大，则应更多考虑睾丸肿瘤而非炎症。

病例46

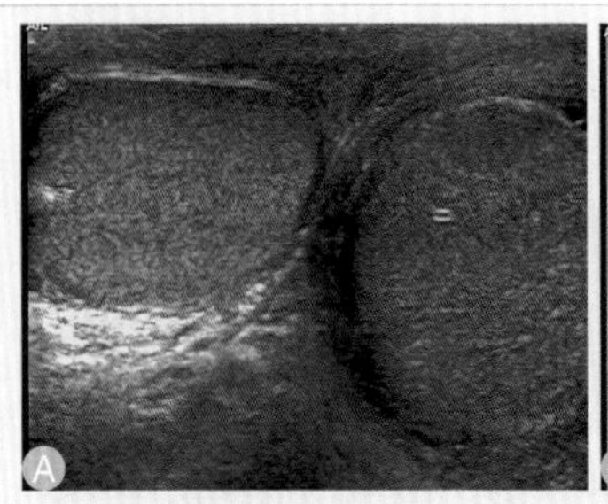

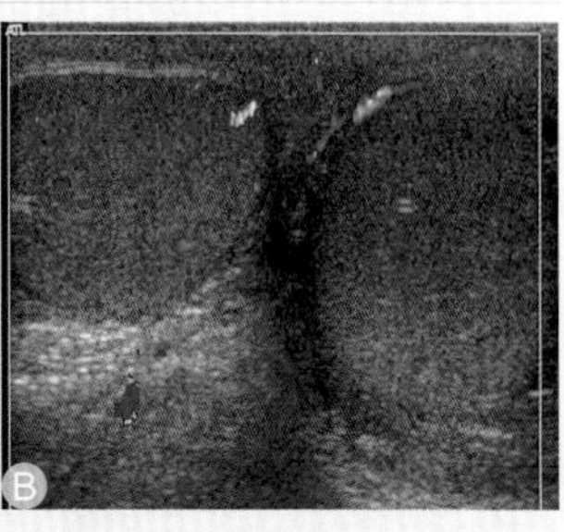

A.左侧阴囊疼痛患者，双侧睾丸横断面灰阶声像图；B.对应切面CDFI。

图5-46

问题

1.请描述图中的异常表现及可能诊断，患者可能存在的先天性发育异常是什么？

2.根据声像图所见，请问能否推断患者发病时间范围？

我的答案

答案

1.灰阶声像图显示双侧睾丸回声均匀一致，然而左侧睾丸显示位置与右侧睾丸不一致，趋于横位。CDFI显示右侧睾丸内多处血流信号，同等条件下，左侧睾丸内未见血流信号显示，睾丸周围充血性改变。结合患者病史，考虑睾丸扭转的可能。容易出现睾丸扭转的先天性发育异常指睾丸鞘膜包裹范围过多，使得整个睾丸包裹在鞘膜腔内，睾丸呈“铃舌样”结构。

2.左侧睾丸的灰阶声像图显示正常，提示睾丸扭转时间小于24小时。

点评

正常情况下，睾丸后面固定黏附于阴囊后壁，可有效防止扭转。当睾丸鞘膜完全包被在睾丸表面时，睾丸后方由鞘膜、血管等结构形成蒂样结构悬于阴囊壁，犹如铃铛内的铃舌，容易活动引发扭转。

睾丸扭转好发于青少年，典型的临床表现为阴囊突发疼痛及肿胀。疼痛可向腹股沟及下腹部放射，同时伴发恶心及呕吐。体格检查睾丸呈横位伴明显触痛。临床经验表明，睾丸扭转6小时内及时复位，大部分睾丸可存活。一旦扭转超过24小时，睾丸发生不可逆转的缺血坏死。在6～24小时，睾丸存活的概率随时间延长而逐渐下降。因此，睾丸扭转的早期诊断和处理至关重要。

仅凭睾丸的灰阶声像图表现难以诊断早期扭转，一部分患者在睾丸头侧可见扭转的精索，呈不均匀的混合回声团，称作扭转结。此种情况应注意与炎症所致的肿大附睾头相鉴别。在扭转早期，睾丸二维灰阶声像图表现正常可提示睾丸存活。一旦睾丸实质回声不均匀或减低，其存活的可能性大大减小。睾丸扭转时，常伴有同侧鞘膜腔内少量积液及阴囊壁肿胀增厚。然而，以上各灰阶声像图表现并非特异，亦可见于睾丸炎。

睾丸扭转的超声诊断基于睾丸内血流信号的缺失或减少。应注意鉴别彩色噪声伪像与真正的睾丸内血流信号。噪声伪像表现为睾丸内随机分布的点状彩色信号，呈红、蓝分布，脉冲多普勒无信号。超声造影可以增加诊断信心，但通常彩色多普勒超声就足以诊断。

值得指出的是，长时间的睾丸扭转继发阴囊壁炎性反应，此时睾丸周围组织血流信号可增加。

病例47

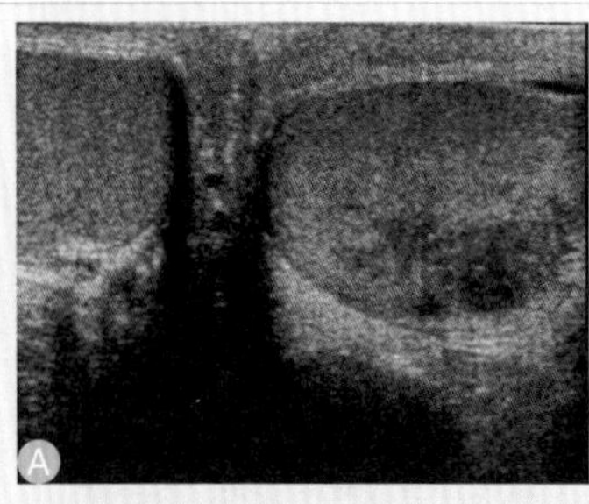

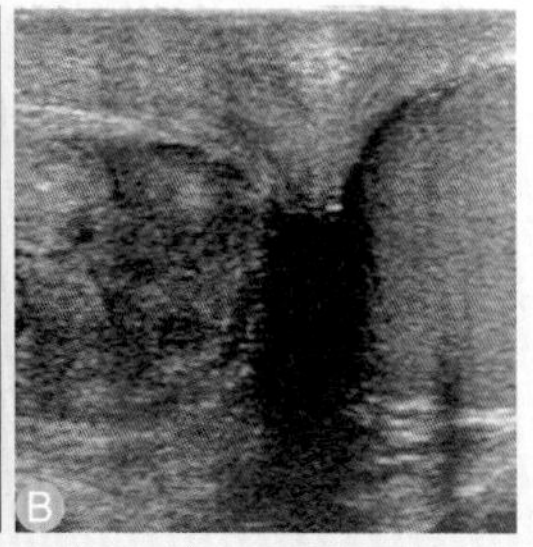

A.患者1双侧睾丸横断面灰阶声像图；B.患者2双侧睾丸横断面灰阶声像图。

图5-47

问题

1.请描述声像图的异常表现及可能的诊断。

2.请描述本病例的超声诊断注意事项。

我的答案

答案

1.声像图显示一侧睾丸局部回声不均匀，不均匀回声区外形不规则，相应区包膜连续性中断，考虑为睾丸外伤。

2.超声诊断睾丸外伤需结合病史，有些患者睾丸外伤酷似睾丸肿瘤，短期随访可帮助诊断。

点评

睾丸外伤并不少见，典型的外伤原因包括车祸伤、运动损伤、直接爆破伤或骑跨伤。外伤可导致睾丸的挫伤、血肿、破碎或破裂。50%以上的睾丸破裂伤发生于患者运动时的腹股沟区碰撞。9%～17%睾丸损伤源于车祸，其余的原因为高空坠落伤和骑跨伤。睾丸破裂属外科急症，睾丸外伤后72小时内进行修补手术可使80%以上的睾丸破裂得以存活。

睾丸外伤的患者一般有明确外伤史。阴囊皮肤出现不同程度的瘀血、水肿。睾丸损伤后，由于阴囊壁水肿和阴囊触痛显著，往往睾丸触诊困难。因此，超声检查成为判别睾丸损伤及其程度的重要手段。进行超声检查时应动作轻柔，睾丸外伤的声像图表现根据损伤程度不同而多变。

睾丸挫伤时睾丸体积略增大，断面形态饱满或近圆形，但包膜回声完整、光滑。睾丸实质回声不均匀；睾丸破裂时，超声可发现睾丸轮廓失常，局部白膜回声连续性断裂（附图5-3）。睾丸内部出现不规则的混合回声区，边界不清，代表睾丸内出血和局部睾丸组织梗死。彩色多普勒和能量多普勒超声有助于显示睾丸包膜下正常血流信号的中断，从而帮助诊断；阴囊内积血或睾丸鞘膜腔内血肿是出血聚集并残留在睾丸鞘膜内所致。阴囊内积血可能是由睾丸破裂出血所致，也可能由阴囊外伤致使蔓状静脉破裂出血引起，睾丸、附睾并无异常。急性的阴囊积血为强回声，而陈旧性阴囊积血表现为液性无回声，内部伴有低水平回声，液-液平面或出现分隔。CDFI无血流信号显示。

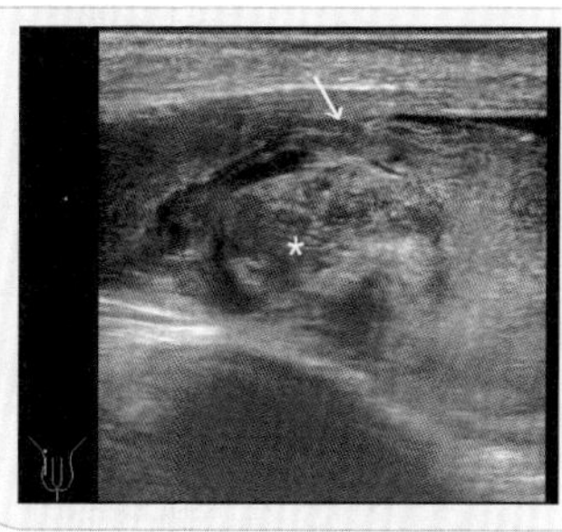

睾丸外伤患者，睾丸上极白膜连续性中断（箭头），符合睾丸破裂，同时可见睾丸内血肿（*）。

附图5-3

病例48

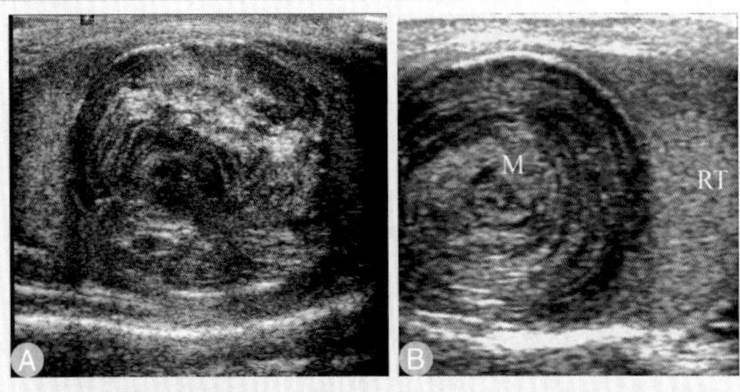

A.患者1睾丸纵断面声像图；B.患者2睾丸纵断面声像图。RT：睾丸；M：病变。

图5-48

问题

1.请描述声像图的异常表现及最可能的诊断。

2.请问本病良恶性如何？是否出现激素水平异常？

我的答案

答案

1.图A显示睾丸实性占位性病变，周边可见环形强回声。图B显示睾丸实性病变，内部呈环形分布的特点。考虑最可能的诊断为睾丸表皮样囊肿。

2.睾丸表皮样囊肿为良性病变，非功能性，不会引起激素水平异常。

点评

一般认为，睾丸表皮样囊肿属于生殖细胞来源的良性肿瘤，有学者认为它属于仅含有外胚层成分的单胚层畸胎瘤。本病少见，占所有睾丸肿瘤的不足1%。组织学表明瘤体内存在囊性成分，囊壁被覆鳞状上皮，腔内填充黄白色的片状脱落角质成分。临床上以20～40岁男性多见，以慢性睾丸内无痛性肿物就诊。

睾丸表皮样囊肿声像图表现为边界清晰的低回声病变，文献报道声像图类型有4种：①靶环征——中心回声增强伴有周边低回声晕；②边界清晰的肿物伴有环形钙化；③实性肿物伴有高回声边缘；④最典型的声像图特征为高、低回声交替排列的“洋葱皮样”结构，其病理基础是囊壁鳞状上皮细胞的不断成熟、角化、坏死脱落形成了多层分布的病理组织学改变，具有特征性。CDFI和脉冲多普勒超声检查显示病变内部无血流信号。睾丸表皮样囊肿往往只需进行肿物剔除术而无须切除整个睾丸。

附图5-4为不典型的睾丸表皮样囊肿，未表现为典型“洋葱皮样”结构，超声显示为低回声肿物伴有环形钙化，无血流信号。

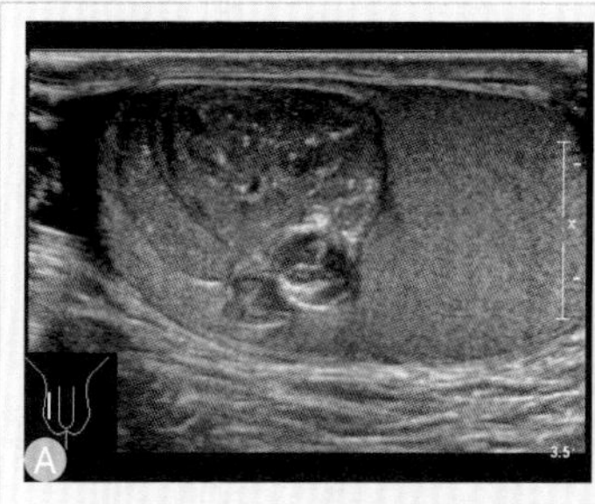

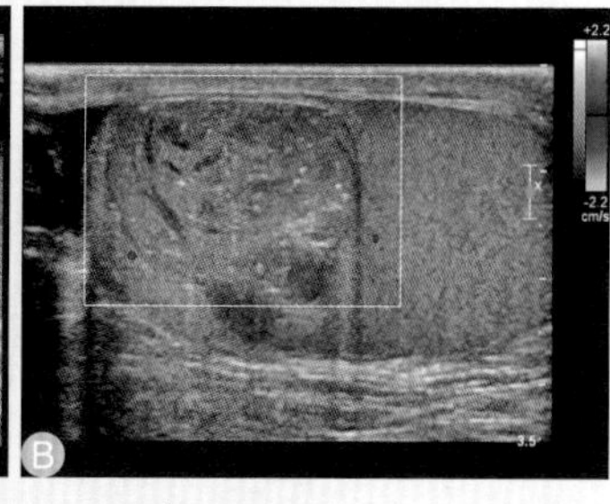

A.右侧睾丸纵断面；B.右侧睾丸CDFI。

附图5-4

病例49

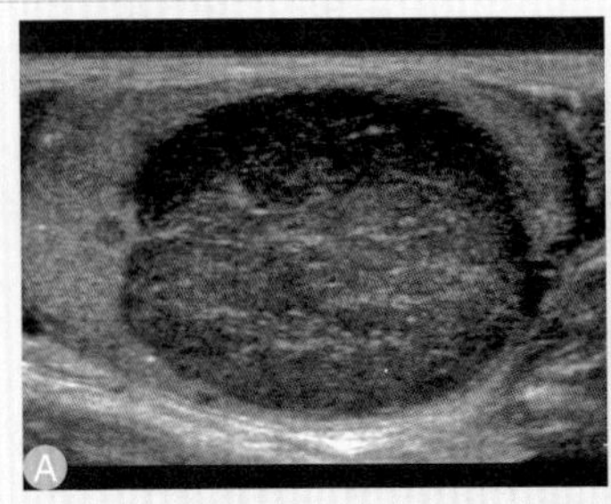
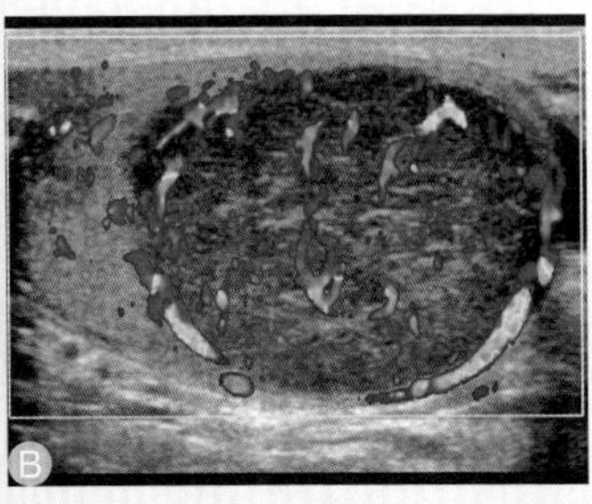

A.睾丸纵断面声像图；B.对应切面的CDFI。

图5-49

问题

1.请描述图中异常表现，是否一定为睾丸肿瘤？

2.请问大多数睾丸肿瘤为良性还是恶性？如同时合并附睾肿大和充血，则诊断倾向于睾丸肿瘤还是其他疾病？

我的答案

答案

1.声像图显示睾丸内均匀低回声占位病变，血流信号丰富。首先考虑睾丸肿瘤，特别是精原细胞瘤的诊断。能够引起类似灰阶声像图改变的睾丸良性病变包括睾丸梗死、局部萎缩、限局性睾丸炎、血肿、脓肿、睾丸挫伤、睾丸内结节病等。

2.大多数睾丸肿瘤为恶性。如同时合并附睾肿大及充血改变，则首先考虑附睾–睾丸炎的诊断。

点评

原发性睾丸肿瘤是青少年男性最常见的恶性肿瘤。睾丸肿瘤的绝大部分为生殖细胞肿瘤，其中以精原细胞瘤常见，占全部恶性肿瘤的40%～50%。精原细胞瘤常为单纯型，也可为混合性生殖细胞肿瘤的成分之一。一般来讲，精原细胞瘤较其他生殖细胞肿瘤发病年龄大。尽管单纯型精原细胞瘤患者诊断时已经有高达25%者出现转移，其5年生存率仍较好。大多数睾丸肿瘤患者临床表现为睾丸内可触及的无痛性肿物。近10%的患者出现睾丸疼痛，而近10%的患者，其症状与转移有关，如腹膜后淋巴结转移引起的腰背痛。

一旦声像图显示睾丸内非囊性占位性病变时，都应想到睾丸肿瘤的可能。典型的单纯型精原细胞瘤表现为睾丸内均匀的低回声实性肿物。体积较大者，内部回声可不均匀，瘤体内囊性区域及钙化成分少见。

随着CDFI敏感性的增加，大多数睾丸肿瘤（1 cm以上）内均可探及血流信号。一旦CDFI显示病变内部出现血流信号，则可与睾丸梗死、血肿等良性病变相鉴别。此外，大多数声像图显示的睾丸良性病变，临床无法触及。而睾丸恶性肿瘤则相反。

病例50

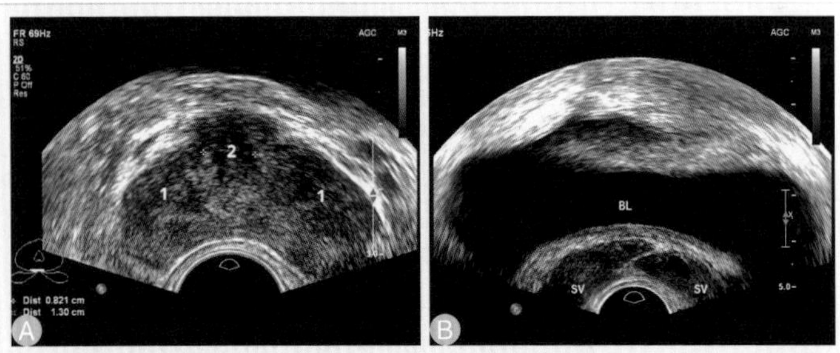

A.经直肠腔内探头扫查前列腺（经前列腺体部）；B.经直肠腔内探头扫查前列腺（经前列腺底部上方横断面）。BL：膀胱；SV：详见答案与点评。

图5-50

问题

1.请描述图A中数字1，2所示为前列腺哪一部分？各包含哪个区带？

2.请问图B中SV所示结构为？

3.请问前列腺各区带的大小有无变化？前列腺特异性抗原（PSA）正常值范围是多少？

我的答案

答案

1.1所示为前列腺外腺，由前列腺外周带和中央带构成；2所示为内腺，主要由移行带构成。

2.所示结构为成对的精囊腺。

3.年轻男性前列腺内最大的区带为外周带，老年男性由于移行带增生使得内腺体积最大。前列腺特异性抗原的正常范围＜4 ng/mL。

点评

前列腺的解剖分区有多种不同的分类，其中McNeal的带区分类法得到广泛认同。①外周带（PZ）：正常前列腺内最大的部分，占腺体的70%，位于腺体的后方和两侧，并向前列腺尖部延伸；②中央带（CZ）：约占正常前列腺体积的25%，位于前列腺的基底部，呈锥形结构，其中有射精管通过，其尖端指向精阜；③移行带（TZ）：约占5%的腺体，与尿道周围组织一起合称前列腺前区；④前纤维肌肉基质区：属于非腺体组织。其中，中央带和外周带相当于前列腺的外腺；内腺主要指移行带。声像图上正常移行带与中央带无法清晰分辨，当移行带增生压迫外腺时，内外腺显示清晰，两者之间可见假包膜显示。

正常年轻男性前列腺重约20 g，老年男性腺体重量＞40 g时为前列腺增生。前列腺的体积可根据椭球形体积近似计算，即前列腺的（长×宽×厚）/2。

前列腺基底的上方可见精囊腺成对分布。精囊腺呈长椭球形，尖端逐渐变细指向中线，其回声通常低于前列腺。

病例51

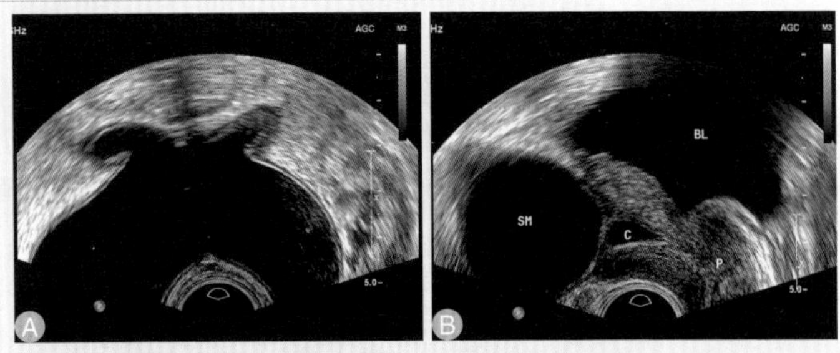

A.经直肠腔内探头扫查切面（经精囊腺水平横断面）；B.经直肠腔内探头纵断面扫查声像图（精囊腺水平）。BL：膀胱；C：囊肿；P：前列腺；SM：精囊腺。

图5–51

问题

1.请描述图中声像图的异常表现及诊断。

2.请问需要进一步进行超声检查的脏器是什么？

我的答案

答案

1.声像图显示双侧精囊腺呈囊肿样扩张，未见精囊腺结构，输精管汇入精囊腺处亦轻度扩张。考虑先天性精囊腺囊肿。

2.由于合并输精管梗阻，进一步超声检查需明确有无精液瘀滞。此外，精囊腺囊肿可合并多囊肾，因此，双侧肾脏也需扫查。

点评

精囊腺的先天性异常包括单侧或双侧精囊腺缺如，后者可导致男性不育。经直肠超声检查对于明确诊断最为可靠。精囊腺囊肿可因胚胎期副中肾管残端吸收不良，从而形成囊肿，该畸形常伴有其他泌尿系统器官畸形，如同侧肾脏发育异常、发育不全、多囊肾。精囊囊肿一般无症状，个别患者可出现排尿障碍。合并输精管梗阻时，可造成男性不育。超声检查多表现精囊腺区出现茄形或椭圆形囊状无回声，形态规则，边缘整齐。

先天性精囊腺囊肿需要和潴留性精囊腺扩张相鉴别，潴留性精囊腺扩张常双侧性，继发于炎症引起的射精管阻塞。射精后无精液排出或液量极少而稀薄（实为前列腺液），显微镜检无精子。声像图表现双侧精囊腺增大，形态饱满，但仍可见精囊腺形态，内部可见点状中等回声，射精后无明显体积减小改变。

病例52

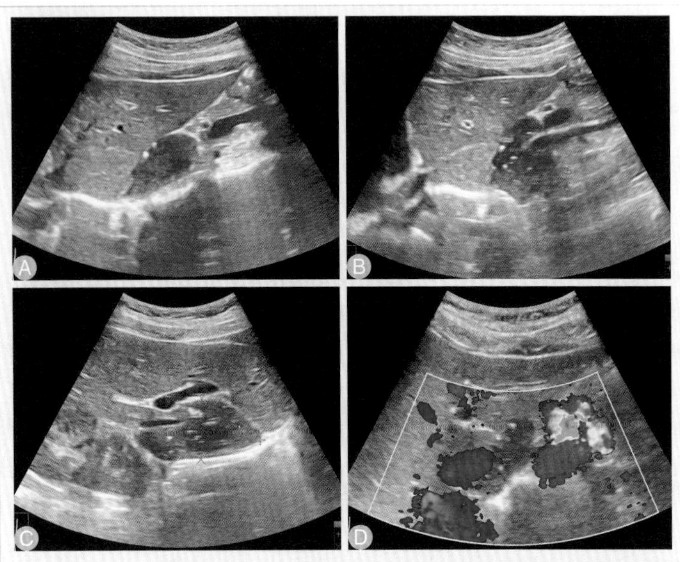

同一患者。A.剑突下纵断面声像图；B.剑突下纵断面声像图；C.剑突下经肝左叶横断面声像图；D.剑突下经肝左叶横断面CDFI。

图5-52

问题

1.请描述图中异常表现及可能的诊断。

2.请问定位腹膜后病变的常用方法是什么？

我的答案

答案

1.腹膜后腹主动脉与下腔静脉之间可见一低回声包块，边界尚清，形态不规则，包块内可见多发点状及斑块状强回声，其内血流信号不丰富，考虑腹膜后节细胞神经瘤可能。

2.定位腹膜后病变主要可从病变的位置和活动度两方面着手。①位置：腹膜后肿物位置深在，前缘距离前腹壁较远，与前腹壁之间可见肠管，后缘常直接贴近后腹壁结构，如腰大肌、脊柱、脊柱前大血管等，但当肿物较大时可向前压迫腹腔脏器，甚至抵达前腹壁。②活动度：腹膜后肿物位置固定，与腹腔脏器相比，随呼吸移动性小，深吸气时可见“越峰征”，即腹膜后肿物似“山峰”不活动，而腹腔内的脏器犹如山腰处的登山者攀越山峰，自肿物腹侧越过；采取膝胸卧位扫查时，腹腔内的肿物受重力作用会压向前腹壁，而腹膜后肿物由于后腹膜的限制，无明显位移，与前腹壁距离加大，称为“肿瘤悬吊征”阳性。

点评

节细胞神经瘤是一种罕见的起源于椎旁交感神经丛周围的原始神经嵴组织的良性肿瘤。临床罕见，占神经源性肿瘤的2%～3%，可发生在全身各部位，以腹膜后和后纵隔最常见。患者多无明显临床症状，常在体检时偶然发现。节细胞神经瘤主要由分化好的神经节细胞、神经纤维和施万细胞组成，细胞间质含大量黏液基质。

腹膜后节细胞神经瘤虽然少见，但在影像学上具有一定的特征性表现，认识和识别这些特点，对诊断有很大帮助：①病变由于含有黏液成分，因此质地柔软，形态多不规则，沿周围组织器官间隙呈嵌入性、钻孔样随形生长，又称“伪足样改变”；②病变可包绕、但不侵犯血管，血管形态多正常，呈“血管漂浮征”（这一特征需要与腹膜后淋巴瘤相鉴别）；③20%～50%的节细胞神经瘤可出现钙化，且以点状、针尖样钙化为主；④囊变坏死少见；⑤CT和MRI增强扫描动脉期多无明显强化，静脉期和延迟期可有渐进性轻度或中度不均匀强化，这种延迟渐进性强化可能是由于肿瘤细胞外间隙含有大量黏液基质阻滞了对比剂的灌注，导致吸收延迟（与副神经节瘤形成鲜明对比：副神经节瘤是典型的富血供肿瘤，增强扫描时强化显著，且强化峰值时间出现早、持续时间长，强化程度明显高于节细胞神经瘤）；⑥在MRI上可见特征性旋涡征和线条交织征，即在T_2WI相高信号的肿瘤内部可见多发曲线形低信号呈旋涡状排列或多发低信号线条呈纵横交错网状改变，与病理上病灶内施万细胞和神经纤维纵横交织排列相对应。

病例53

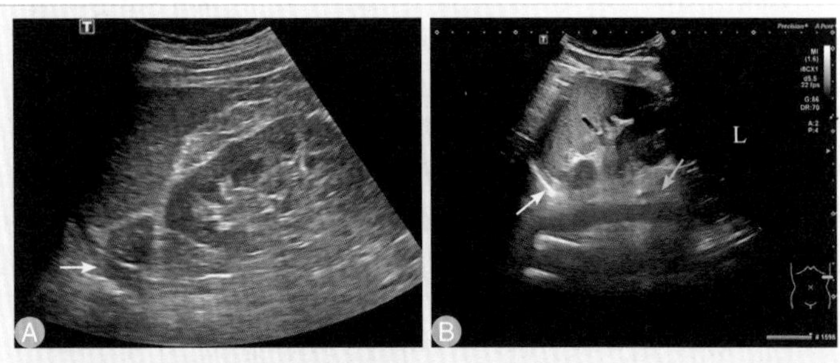

A.患者1右肾上腺区纵断面声像图；B.患者2左肾上腺区纵断面声像图。

图5-53

问题

1.请描述图中的异常表现及可能的诊断。

2.请描述图中箭头所指的结构。

我的答案

答案

1.分别于两名患者的右侧及左侧肾上腺区可见一个边界清晰的类圆形低回声结节，内部回声均匀，考虑肾上腺皮质腺瘤。

2.图A白箭头所指是右侧膈肌脚；图B白箭头所指是左侧膈肌脚，黄箭头所指是腹主动脉。

点评

肾上腺皮质腺瘤是肾上腺最常见的原发性肿瘤和偶发瘤，一般体积较小，直径多在1～2 cm，有完整包膜。声像图表现为肾上腺区圆形或椭圆形低回声结节，直径多为1～2 cm，边界清晰、光整，内部回声均匀，罕有囊变、出血及钙化。根据是否具有内分泌功能，可分为功能性和无功能性。无功能性肾上腺皮质腺瘤患者无明显临床症状，多在体检时偶然发现；功能性肾上腺皮质腺瘤根据其发生的组织不同所产生的临床症状各异：①发生于球状带者可引起醛固酮增多症，临床症状主要与水钠代谢紊乱有关，如高血压、低血钾、多尿、肌无力等；②发生于束状带者可引起皮质醇增多症，临床症状主要与糖类、蛋白质和脂肪的代谢紊乱有关，如满月脸、向心性肥胖、皮肤紫纹、肌肉萎缩、骨质疏松、高血压等，即库欣综合征；③发生于网状带或腺瘤累及网状带者少见，可引起性腺综合征，临床表现为性早熟、男性女性化、女性男性化等。功能性肾上腺皮质腺瘤可导致对侧肾上腺萎缩，而无功能性肾上腺皮质腺瘤对对侧肾上腺无影响，但二者难以从声像图表现上进行鉴别。

由于肾上腺位置较深、体积虽小但分布范围大，而且外形多变，因此扫查时必须按其解剖关系进行寻找。超声扫查右侧肾上腺较左侧容易，右侧肾上腺位于右肾上极内上方及肝脏后方，可利用肝脏做声窗，左侧肾上腺位于左肾上极内上方，位置较深，缺乏良好的声窗且易受肠气干扰。于右肋间或肋缘下斜切，右侧肾上腺位于右肝后缘、下腔静脉右侧缘和右膈肌脚三者围成的间隙中，呈横行的“人”形或“Y”形。检查左侧肾上腺时，可联合采用以下三种方法多切面扫查以提高显示率：①于左侧季肋部腋前线或腋中线水平冠状面扫查，显示腹主动脉、脾脏和左肾三者围绕的中间区域，探头与腹壁接触位置保持不动，侧动探头将声束转向腹侧至肾上极刚刚消失时，可显示弧形或“Y”形肾上腺；②于左侧腋后线水平进行矢状面扫查，左侧肾上腺位于左肾上极和腹主动脉之间；③上腹部横断面扫查显示胰腺体部，于脾静脉后方、腹主动脉左外侧、左肾上极腹侧之间的位置寻找左侧肾上腺，呈倒置的“Y”形。

病例54

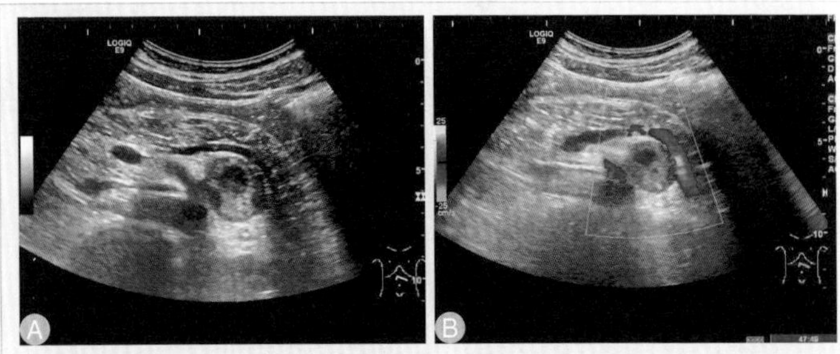

A.患者上腹部横断面灰阶声像图；B.同一患者上腹部横断面CDFI。

图5-54

问题

1.请描述图中异常表现及可能的诊断。

2.请问本例患者进行实验室检查，可能存在哪些指标的异常?

我的答案

答案

1.上腹部横断面扫查，于胰腺体尾部脾静脉深方见一囊实性混合回声结节，边界清楚，未见明显血流信号，考虑左侧肾上腺来源肿物，嗜铬细胞瘤可能。

2.患者实验室检查血浆和尿液中儿茶酚胺及其代谢产物的水平增高。

点评

肾上腺嗜铬细胞瘤是起源于肾上腺髓质的内分泌肿瘤，可分泌儿茶酚胺类激素，最常见的临床表现是高血压。由于儿茶酚胺的释放可呈持续性、阵发性，以及少部分情况下很少或几乎不分泌，因此患者可表现为持续性高血压、阵发性高血压、持续性高血压阵发加重、高血压与低血压相交替，甚至出现休克、晕厥等。在以前，嗜铬细胞瘤又被称为“10%肿瘤”，其特点可简单概括为4个10%，即“10%为双侧发生，10%为恶性，10%具有遗传性，10%发生于肾上腺以外的组织”，其中遗传相关的嗜铬细胞瘤多见于多发性内分泌肿瘤Ⅱ型（MEN Ⅱ）、希佩尔–林道综合征、神经纤维瘤病Ⅰ型（NFⅠ）等。随着病理学研究的不断深入，我们对于嗜铬细胞瘤的认识也在不断变化和更新，2017年世界卫生组织肾上腺内分泌肿瘤分类中对嗜铬细胞瘤和副神经节瘤的临床病理学作出了重要修订。修订后，“嗜铬细胞瘤”特指起源于肾上腺髓质的肿瘤，而起源于肾上腺外副神经节细胞的肿瘤统称为“副神经节瘤”。此外，由于目前缺乏组织学系统评价这组肿瘤的侵袭性生物学行为，且所有肿瘤均具有转移潜能，因此“恶性”术语不再使用，改用“转移性”替代。副神经节瘤与嗜铬细胞瘤组织学特点相同，但转移率较高。

嗜铬细胞瘤在声像图上呈圆形或椭圆形，边缘光整、清晰，内部为低回声，体积较大时易发生出血及囊性变，病变实性成分内可探及较丰富的血流信号。肾上腺区的囊实性病变除嗜铬细胞瘤外，还需鉴别肾上腺来源的囊肿、血肿、转移瘤、腹膜后神经鞘瘤、肝脏囊腺瘤等。

病例55

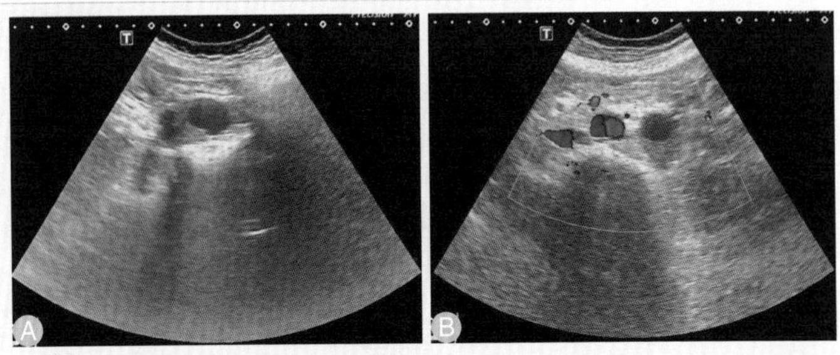

A.患者上腹部横断面灰阶声像图；B.同一患者上腹部横断面CDFI。

图5-55

问题

1.请问与病例55相比，该病变有何相似之处？有何不同之处？

2.请问患者前列腺术后1年复查发现该病变，考虑可能的诊断有哪些？

我的答案

答案

1.相似之处：病变位于腹膜后，腹主动脉左外侧，呈囊实性，边界清楚，血流不丰富；不同之处：该病变位于脐水平附近，与典型的肾上腺区相比，位置偏下，从声像图上看，与脊柱的关系较密切。

2.患者有恶性肿瘤的病史，因此需要考虑转移性淋巴结的可能，但前列腺癌的淋巴结转移始于盆腔者最常见，一般为多发，声像图上有时可见点状或块状钙化，但囊性变并不常见，因此该患者出现的脐水平腹膜后孤立性囊实性结节还需考虑其他病变的可能，如副神经节瘤、神经鞘瘤等。

点评

患者接受了腹膜后肿物切除手术，术中刺激肿物后出现血压升高表现，术后病理证实为副神经节瘤。

副神经节瘤分布广泛，上至颅底，下至盆腔，最好发于腹主动脉旁，其次为肾门、肠系膜根部、膀胱及纵隔等部位。$^{131}I/^{123}I$标记的间位碘代苄胍（$^{131}I/^{123}I$-MIBG）显像是寻找副神经节瘤的重要方法。肾上腺髓质合成、分泌肾上腺素及去甲肾上腺素，分泌后的去甲肾上腺素可以通过再摄取的方式进入嗜铬细胞的胞囊中贮存。$^{131}I/^{123}I$-MIBG是去甲肾上腺素的类似物，同样可以被嗜铬细胞摄取，使嗜铬细胞瘤/副神经节瘤显影。因此，$^{131}I/^{123}I$-MIBG显像能够准确、灵敏地显示嗜铬细胞瘤/副神经节瘤的位置，在定性和定位诊断中具有重要作用，其特异性高达95%～100%，且一次显像可以发现全身病灶，对于少见部位和多发病灶的意义更为显著。

病例56

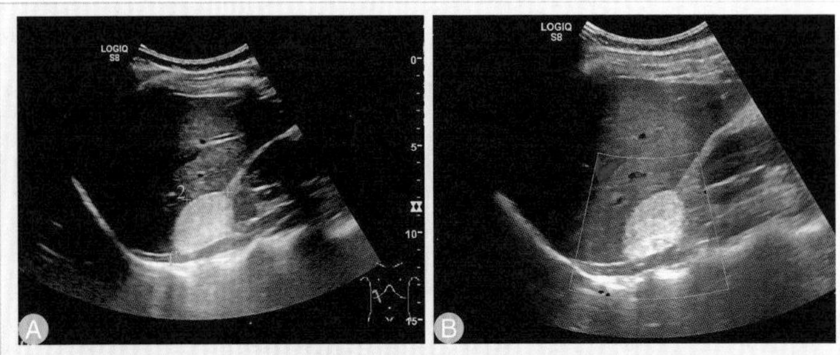

A.右肾上腺区灰阶声像图；B.右肾上腺区CDFI。

图5-56

问题

1.请问该病例可能的诊断是什么？需要与哪些病变相鉴别，以及如何鉴别？

2.请问常与该病变相关的超声伪像是什么？对测量有何影响？

我的答案

答案

1.右侧肾上腺髓脂肪瘤可能性大；需要与肝脏的血管瘤和肾脏的错构瘤相鉴别。

2.声速失真伪像，可导致病变前后径测值偏大。

点评

对于可疑肾上腺区的肿物需要遵从“先定位、后定性”的诊断与鉴别诊断思路，通过与周围脏器和腹腔大血管之间的关系，以及呼吸运动过程中的相对位置移动判断肿物是否来源于肾上腺，抑或来源于肝脏、肾脏、胰尾、脾脏或副脾、胃肠道、腹膜后等其他脏器。图中右侧肾上腺区可见一高回声结节，考虑髓脂肪瘤可能性大，鉴别诊断中最需要与之相鉴别的是右肾上极来源的外凸性生长的错构瘤，二者回声相似，需多切面反复扫查，寻找肿物与肾脏之间是否以“V”形相连，若是，则提示肾错构瘤可能；与肝血管瘤相鉴别时，主要观察呼吸过程中肿物是否随肝脏共同运动。此外，还需要与腹膜后脂肪瘤、脂肪肉瘤和畸胎瘤相鉴别。

髓脂肪瘤由成熟的脂肪组织和数量不等的骨髓造血成分组成，占肾上腺所有原发病变的3%～5%，占肾上腺偶发肿瘤的10%～15%。超声声像图表现与肿物内部成分的比例相关，当脂肪成分多且分布均匀时，表现为均匀一致的高回声；若肿瘤中骨髓造血成分较多时，则可会表现为内部回声不均匀，甚至出现明显的低回声区，此时难以与其他肾上腺肿物相鉴别。

超声波在组织中的传播速度因组织的不同而有差异，不过在实际应用中，仪器一般是按照平均软组织声速为1540 m/s设置的。对于一般的肝脏、脾脏、肾脏等组织脏器来说，声速产生的误差所占比例很小，甚至可以忽略不计。对于以脂肪成分为主的髓脂肪瘤，体积较大时，由于声速在脂肪内的实际传播速度<1540 m/s，因此会产生测量误差，导致测值过大，还会出现瘤体后方的组织向深方移位的现象，横膈产生类似“中断”的表现。声速失真伪像的出现也印证了瘤体内脂肪组织的存在。

病例57

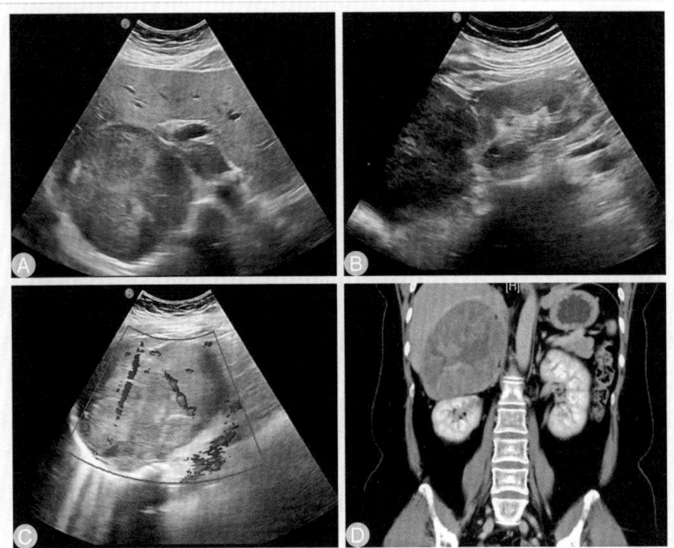

A.右上腹部横断面声像图；B.右上腹部冠状面声像图；C.右上腹部CDFI；D.增强CT冠状面图像。

图5-57

问题

1.请描述图中的异常表现及可能的诊断。

2.请问超声扫查时应重点关注哪些问题？

我的答案

答案

1.右侧肾上腺区可见一低回声包块，体积较大，呈类圆形，有膨胀感，边界尚清晰，内部回声不均匀，可见条片状高回声，包块内可见少量条状血流信号。CT显示该包块与右肾之间有明确分界，对右肾造成挤压，增强扫描包块内呈不均匀强化。上述影像学征象提示恶性病变可能，考虑肾上腺皮质腺癌可能性大，需鉴别腹膜后肉瘤，若患者为儿童，还应考虑神经母细胞瘤的可能。

2.除包块本身外，还需关注下腔静脉内是否存在瘤栓，腹膜后是否有肿大淋巴结，并对肝脏进行全面细致扫查，寻找有无转移灶。

点评

肾上腺皮质腺癌是原发于肾上腺的罕见的高度侵袭性的恶性肿瘤，发病率为1/1,000,000～2/1,000,000，好发年龄包含两个年龄段，分别是5岁以下儿童和40～50岁中年人。皮质腺癌多呈单侧、孤立性生长，肿瘤大小不等，但直径多大于3 cm，呈类圆形或分叶状，常伴有坏死、出血及钙化。肾上腺皮质腺癌也有功能性和无功能性之分，前者更多见，由于临床症状出现早，容易被早期发现，因此体积相对小，而后者较少见，由于早期无症状，因此常在肿瘤体积较大或出现转移时才被发现。肾上腺皮质腺癌易侵犯肾上腺静脉、下腔静脉，发生肺、肝、脑等处的远处转移。手术是主要的治疗手段，但预后较差，5年生存率为16%～38%。

皮质腺癌的声像图表现取决于肿瘤的大小，但缺乏特异性，当出现以下征象时需警惕恶性病变的可能：肾上腺区发现体积较大的包块，呈类圆形或分叶状；边界较清楚，但位置固定，活动度差；质硬，对邻近的肝、脾、肾脏造成推挤，甚至形成压迹；瘤体内部回声杂乱，在低回声的背景下合并有因出血坏死形成的不规则团片状高回声或无回声区；实性成分血供丰富；临床上有明显的皮质醇增多症或性征异常表现。

病例58

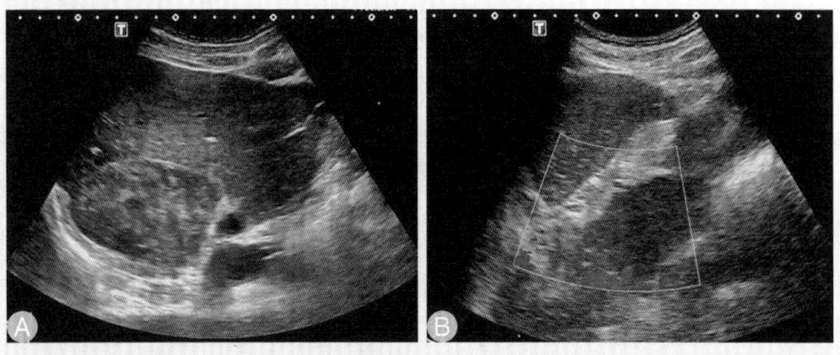

A.患者右侧肾上腺区灰阶声像图；B.患者左侧肾上腺区CDFI。

图5–58

问题

1.请描述图中异常表现及可能的诊断。

2.请问肾上腺血供情况如何?

我的答案

答案

1.双侧肾上腺区分别可见一低回声包块，边界清晰，呈类圆形，内部回声不均匀，考虑转移癌或淋巴瘤可能，需要结合病史。

2.肾上腺虽是腹膜后体积很小的成对器官，但其血供非常丰富，由膈下动脉、腹主动脉、肾动脉分别发出肾上腺上、中、下动脉供应，这也是导致肾上腺成为多种恶性肿瘤常见转移部位的重要原因之一。

点评

患者既往有肺腺癌病史，肾上腺病变穿刺病理提示为肺癌的转移。

发现双侧肾上腺病变时，首先要想到转移癌或淋巴瘤的可能，进一步询问患者既往有无肿瘤病史，或扫查腹膜后及浅表部位有无肿大淋巴结。

肾上腺转移癌占肾上腺肿瘤的3%，而恶性肿瘤患者中肾上腺转移癌发生率高达10%～25%，对于既往有恶性肿瘤病史的患者，肾上腺转移癌是最常见的肾上腺肿瘤，占肾上腺肿瘤的50%～75%。转移至肾上腺最常见的原发肿瘤是肺癌和乳腺癌，其他来源的肿瘤包括胃癌、结肠癌、肾癌、黑色素瘤、胰腺癌和甲状腺癌等。肾脏或肝脏肿瘤也可直接侵犯肾上腺。转移灶声像图表现无特异性，与原发肿瘤的特点相关。

肾上腺淋巴瘤多为继发性，是淋巴瘤全身浸润的局部表现，其中50%～70%为双侧受累，而原发于肾上腺的淋巴瘤罕见，目前文献报道的病例数为200余例。目前认为原发性肾上腺淋巴瘤是指单侧或双侧的肾上腺淋巴瘤，并有以下特点：无其他部位的淋巴瘤；如果淋巴结或其他器官受累，肾上腺病变则应是主要病灶。肾上腺淋巴瘤多表现为边界清楚的低回声团块，内部无明显或仅见少许点状血流信号。

病例59

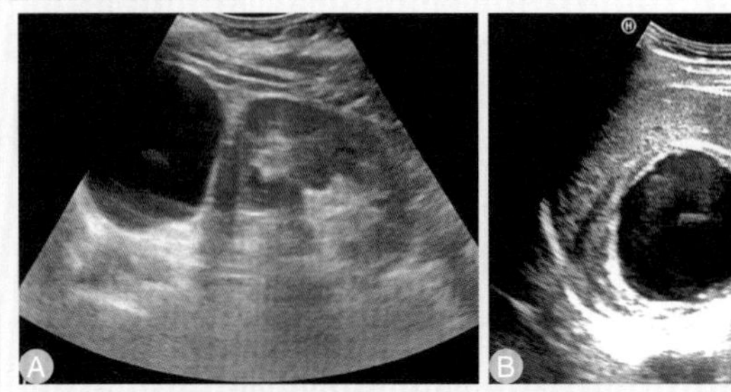

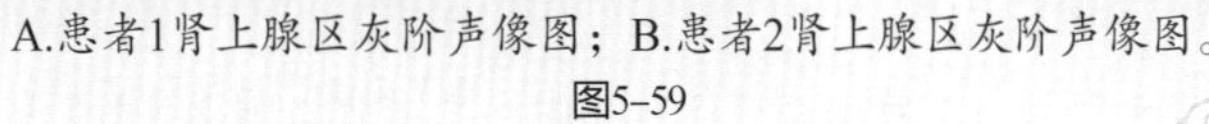
A.患者1肾上腺区灰阶声像图；B.患者2肾上腺区灰阶声像图。

图5-59

问题

1.请问图中两名患者的声像图有何异同？诊断有无差别？

2.请问图A中病变可否进行超声引导下的介入治疗？

我的答案

答案

1.两名患者声像图都表现为肾上腺区以囊性为主的包块，图A中包块囊壁菲薄，呈线样，考虑单纯囊肿的可能性大。图B中包块囊壁厚，附壁可见少许实性成分，提示为复杂囊性病变。

2.有症状的肾上腺囊肿可以考虑进行超声引导下穿刺抽液治疗，并可根据抽吸液的实验室检查结果进一步明确囊肿的性质。

点评

肾上腺囊肿较为少见，常见的病因可分为假性囊肿、内皮性囊肿、上皮性囊肿和寄生性囊肿四大类。假性囊肿通常继发于出血，囊壁由纤维组织构成，缺乏内皮或上皮成分；内皮性囊肿主要指淋巴管瘤或血管瘤；上皮性囊肿是先天性的，包括潴留性囊肿和间皮囊肿等；寄生性囊肿最常见于包虫感染。

单纯囊肿在超声上表现为边缘清晰的圆形无回声区，囊壁菲薄，囊内透声好，可见少许纤细分隔，囊肿后方回声增强。当囊肿合并出血时，无回声内透声差，可见细密点状回声沉积或液-液平面形成，可伴有分隔或钙化。当囊壁较厚时，还应考虑到较大的实性肿瘤合并囊性变的可能，如图B患者MRI检查亦提示病变呈厚壁囊样改变，术后病理证实为嗜铬细胞瘤伴囊性变。此外，很小的囊肿可由于部分容积效应而表现为低回声的结节，易被误认为小腺瘤。

病例60

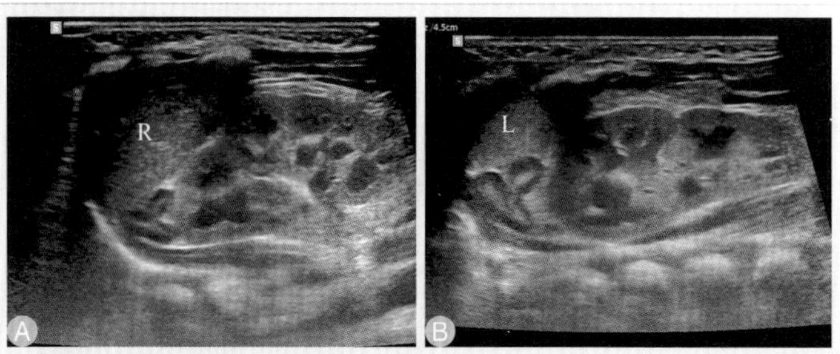

A.新生儿右侧肾上腺区灰阶声像图；B.新生儿左侧肾上腺区灰阶声像图。R：右侧；L：左侧。

图5-60

问题

1.请问图中新生儿肾脏声像图有何特点?

2.请问新生儿肾上腺出血好发于左侧还是右侧?

我的答案

答案

1.新生儿肾脏表面常呈分叶状，且肾锥体回声较成年人更低。

2.新生儿肾上腺出血好发于右侧。

点评

胎儿分娩后，肾脏内部的结构仍在继续发育，其结构和功能都需要经历一个逐渐成熟的过程，因此新生儿肾脏与成年人肾脏有许多不同之处。新生儿肾脏大小的绝对值虽然较成年人小，但其在腹腔内所占的相对空间大，加之新生儿腹壁脂肪少，因此易于超声检查和显示。新生儿的肾脏表面常呈分叶状，随着肾皮质的发育，1岁以后开始逐渐变平滑，形成“蚕豆状”。此外，新生儿肾脏的锥体结构在声像图上回声更低，且体积较大。

新生儿肾上腺体积相对较大，约为肾脏的1/3（成人肾上腺仅为肾脏的1/30），声像图表现为较厚的低回声皮质包绕细薄的高回声髓质。在新生儿的最初几周到几个月内，声像图变化明显，出生约10天后肾上腺迅速减小，到1岁后，与成年人相似。

新生儿肾上腺出血是一种相对少见的疾病，文献报道其发生率约为0.2%。新生儿期肾上腺体积相对较大，其毛细血管血供丰富、脆弱，血管壁薄，周围又缺乏间质支持，因此易受机械挤压、血压变化、缺血缺氧等因素影响而导致损伤出血，常见的原因包括产程延长、难产、产伤、窒息、严重感染及出血性疾病等，有时可为多种因素共同作用的结果。

新生儿肾上腺出血更易累及右侧肾上腺，可能与其血管解剖特点有关。在动脉方面，肾上腺上、中、下动脉分别起自膈下动脉、腹主动脉和肾动脉，右侧的肾上腺动脉不仅细而长，而且右肾动脉走行于下腔静脉与脊柱之间，易于受压，而左侧的肾上腺动脉相对短而粗，周围主要是腹膜后软组织，较为疏松；静脉方面，右肾上腺静脉直接汇入下腔静脉，下腔静脉压力的增高易于直接传导至肾上腺，而左肾上腺静脉是先汇入左肾静脉，继而汇入下腔静脉。综上所述，动脉解剖特点的不同使得右侧肾上腺动脉更易受压，加剧肾上腺的缺血缺氧，静脉解剖特点的不同使得右侧肾上腺更易受到下腔静脉压力升高的影响。二者共同作用下，使得右侧肾上腺较左侧更易发生出血。另外，出血后，发生于左侧者易合并肾静脉血栓形成，可能也与左肾上腺静脉先汇入左肾静脉有关。

（崔立刚　刘　畅　薛　恒　裴茜茜）

第六章 6

浅表器官及软组织病例声像图分析

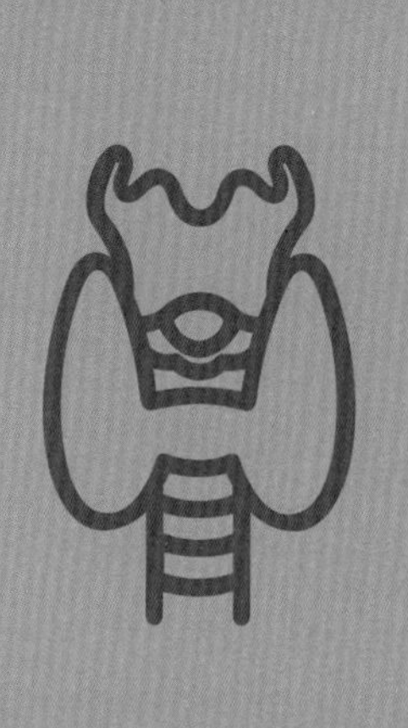

病例1

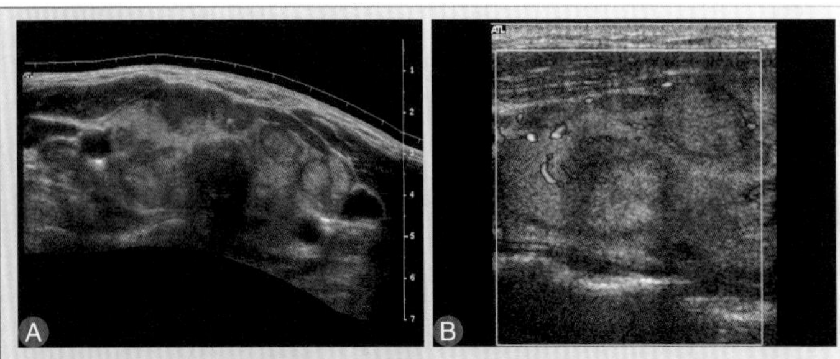

A.甲状腺横断面全景声像图；B.甲状腺左侧叶CDFI。

图6-1

问题

1.请描述图中声像图的异常表现。

2.请问本病例可能的诊断及鉴别是什么?

我的答案

答案

1.声像图显示甲状腺形态饱满，腺体内散在数个低回声、等回声及混合回声结节，结节边界清晰。CDFI：结节周边可见血流信号。其余甲状腺实质回声正常。甲状腺周围软组织未见异常回声。

2.考虑诊断为结节性甲状腺肿。需要与甲状腺腺瘤、甲状腺癌相鉴别。

点评

结节性甲状腺肿女性好发，好发年龄为30~50岁，有4%~7%发生恶变。发病机制尚无定论，可能有多种因素及机制参与作用。可分为3个阶段：①早期弥漫性滤泡上皮增生阶段（非毒性弥漫性增生性甲状腺肿），滤泡上皮弥漫性代偿性增生，表现为甲状腺轻度增大，多无结节形成；②部分增生的滤泡上皮不能维持增生出现退变，滤泡内大量类胶质堆积而有光泽，腺体内无明显结节，称为非毒性弥漫性胶样甲状腺肿，也称为单纯性甲状腺肿，容易发生于地方性甲状腺肿；③随着滤泡细胞的过度增生，甲状腺体积弥漫性增大，一些高敏感滤泡细胞过度增生导致了大量结节的形成，即结节性甲状腺肿，也称为腺瘤样增生，结节边界清晰或不清，多无真正的包膜，偶见单发。由于组织变形及结节压迫导致局部血液循环发生障碍，内部发生缺血性坏死、出血，肉芽组织增生，形成纤维化、钙化，其中少部分结节具有一定的功能自主性，血液循环中甲状腺激素过多，称为毒性甲状腺肿，是继发性甲状腺功能亢进的常见病因。

声像图显示甲状腺边界清晰无粘连、加压质地较软、内部多发结节是结节性甲状腺肿的特点。CDFI检查示甲状腺内血流信号无明显增多，甲状腺上动脉血流速度不快。应当注意的是，结节性甲状腺肿可合并甲状腺癌结节，扫描时应当仔细筛查每一个结节以防漏诊。

病例2

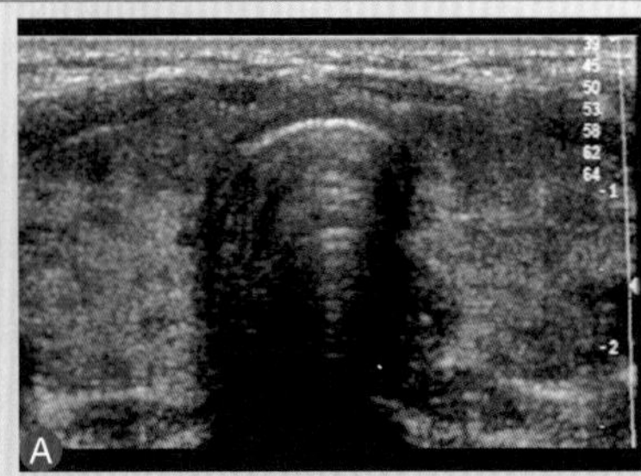
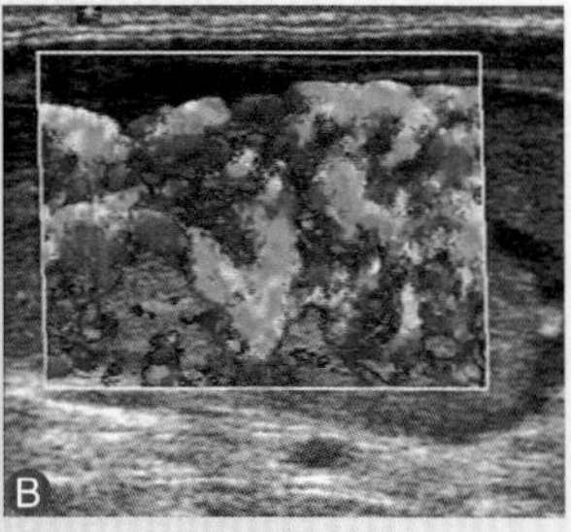

A.甲状腺横断面声像图；B.甲状腺右侧叶CDFI。

图6-2

问题

请描述图中声像图异常表现及可能的诊断。

我的答案

答案

声像图显示甲状腺形态饱满，回声减低，内部回声不均匀。CDFI：甲状腺内血流信号丰富，呈“火海征”，结合甲状腺功能检查结果，最可能的诊断为甲状腺功能亢进症。

点评

甲状腺毒症指血循环中甲状腺激素过多，引起全身多系统兴奋性增高和代谢亢进为主要表现的一组临床综合征。根据甲状腺的功能状态，甲状腺毒症可分类为甲状腺功能亢进型和非甲状腺功能亢进型。甲状腺功能亢进型指甲状腺腺体本身产生甲状腺激素过多而引起的甲状腺毒症，其病因主要是弥漫性毒性甲状腺肿（Graves病）、多结节性毒性甲状腺肿和甲状腺自主高功能腺瘤；非甲状腺功能亢进型包括破坏性甲状腺毒症和服用外源性甲状腺激素。

Graves病的病理表现主要为甲状腺弥漫性肿大，血管扩张并增多，甲状腺滤泡上皮增生但滤泡变小，腺体内大量淋巴细胞浸润等。因此，其典型声像图表现为甲状腺体积双侧对称性增大，甲状腺形态饱满而圆钝，被膜光滑，与周围组织分界清晰。甲状腺的腺体回声减低，可能与甲状腺内滤泡的缩小及大量淋巴细胞浸润导致甲状腺内的细胞成分明显增多有关。腺体内回声不均匀。由于存在大量增生扩张的细小血管，彩色多普勒超声显示甲状腺内的血流信号极为丰富，散布于整个甲状腺内，呈五彩斑斓的“火海征”。

病例3

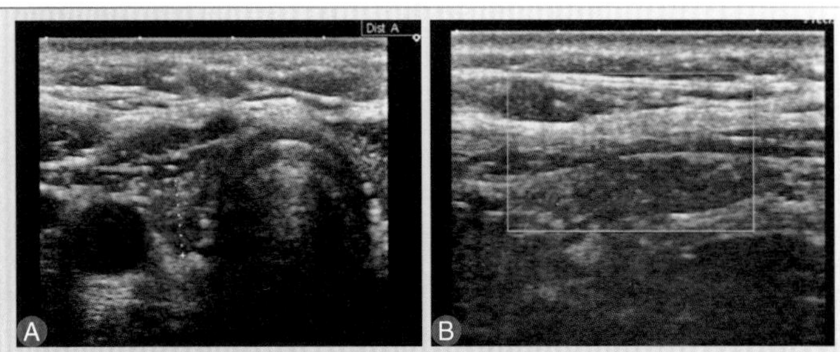

A.甲状腺右叶横断面声像图；B.甲状腺右叶纵断面声像图。

图6-3

问题

请描述图中的声像图异常表现、可能的诊断，以及需要询问什么病史?

我的答案

答案

声像图显示甲状腺体积缩小，回声不均匀，考虑诊断为甲状腺体积缩小伴实质弥漫性病变。需要进一步询问患者有无甲状腺功能亢进碘-131治疗病史，桥本甲状腺炎或颈部放射治疗病史。

点评

甲状腺超声测量标准：在甲状腺侧叶的最大横切面测量其左右径和前后径，在侧叶的最大纵切面测量其上下径，于气管前方测量峡部的前后径。成年人甲状腺大小参考值：前后径为1～2 cm，左右径为2～3 cm，上下径为4～6 cm；峡部前后径＜0.3 cm。判断增大：前后径意义最大，正常人平均为1.5 cm，＞2 cm考虑增大；判断缩小：前后径＜1 cm或上下径＜4 cm。需要注意的是，由于甲状腺大小差异较大，以上测量参考值一定要结合甲状腺实质的回声及患者的临床情况综合判断。

当超声检查发现甲状腺体积缩小伴实质弥漫性病变时，有以下3种情况：①甲状腺功能亢进症碘-131治疗后改变；②头颈部肿瘤放射治疗后引起的甲状腺损伤；③桥本甲状腺炎萎缩型改变。此时，应仔细询问患者病史可有助于鉴别。本例患者无甲状腺功能亢进碘-131治疗及头颈部肿瘤放疗病史，故考虑为桥本甲状腺炎萎缩型改变。萎缩型属于桥本甲状腺炎的晚期，病因是血液中有阻断TSH作用的免疫球蛋白。超声表现为甲状腺明显萎缩，腺体回声不均匀减低伴条索样强回声，腺体内血供不丰富。抗甲状腺球蛋白抗体（TGAb）、抗甲状腺微粒体（过氧化物酶）抗体（ATMA）滴度明显升高，二者均＞50%（放免双抗法）时有诊断意义。

病理上，应用放射性碘-131治疗的甲状腺最初显示细胞核的异常，有些滤泡崩解和血管改变。在治疗后期形成结节，发生嗜酸细胞性改变、滤泡萎缩和纤维化。因此，应用这种治疗方法造成的长期甲状腺功能减退的概率非常高。

病例4

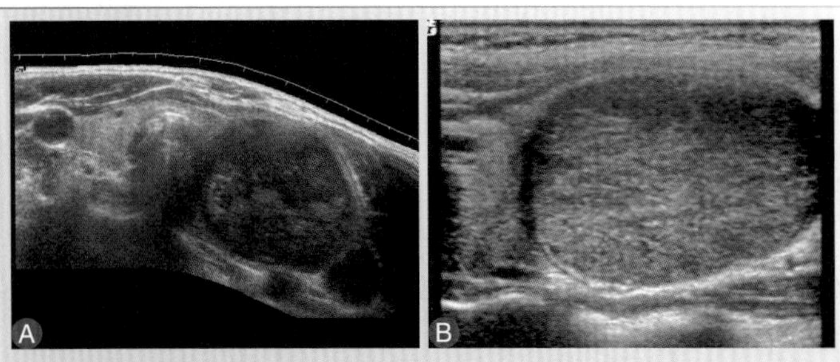

A.甲状腺双侧叶横断面全景声像图；B.甲状腺左侧叶局部纵断面声像图。

图6-4

问题

1.请描述图中声像图的异常表现及诊断。

2.请问彩色血流显像对判断结节功能有无帮助？

我的答案

答案

1.声像图显示左叶甲状腺体积增大，形态饱满，腺体内可见低回声结节，边界清晰，局部纵断面图像显示结节周边有低回声包膜，考虑诊断为甲状腺腺瘤。

2.甲状腺腺瘤血流信号多丰富，周边往往有环状血流信号包绕。但是腺瘤的血供丰富程度与其功能无直接联系。

点评

甲状腺腺瘤是起源于甲状腺滤泡细胞的良性肿瘤，呈单克隆性生长，病因未明，可能与性别、遗传因素、射线照射、TSH过度刺激等有关。常见的甲状腺腺瘤为滤泡状腺瘤，此外还有乳头状腺瘤、嗜酸细胞腺瘤、不典型性腺瘤等少见类型。滤泡状腺瘤有恶变倾向，且细胞学上与滤泡癌难区分。甲状腺腺瘤常单发，呈圆形或椭圆形结节，有完整的纤维包膜，内部组织均匀一致呈黄褐色，周围腺体受压呈半月形。体积较大者可发生囊性变、出血坏死，纤维化、钙化少见。

初发症状多为颈前单发肿块，表面光滑，质地坚韧，随吞咽上下移动，与皮肤无粘连。肿瘤生长缓慢，多无自觉症状，瘤内出血时体积可迅速增大，伴局部疼痛，少数较大者压迫食管、气管及喉返神经出现相应症状。部分腺瘤具有自主分泌甲状腺素的功能，可以合并甲状腺功能亢进症的症状。放射性核素^{131}I及^{99m}Tc扫描显示甲状腺腺瘤为温结节，高功能腺瘤为热结节。亲肿瘤显像时无放射性浓聚现象。

病例5

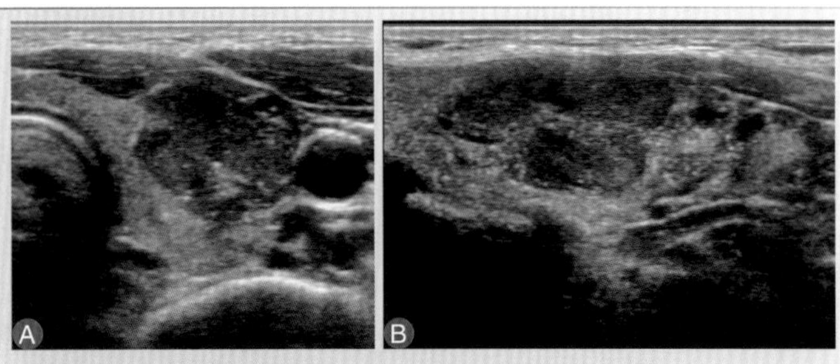

A.患者甲状腺左侧叶横断面声像图；B.同一患者甲状腺左侧叶纵断面声像图。

图6–5

问题

1.请描述图中声像图的异常表现及诊断。

2.请问在本病例中超声检查还应注意扫查哪些区域?

我的答案

答案

1.声像图显示甲状腺左叶内低回声结节，局部甲状腺形态饱满。结节内回声不均匀，结节周边可见散在点状强回声呈簇状分布。考虑诊断为甲状腺乳头状癌。

2.如果超声检查怀疑甲状腺癌，应常规进行双侧颈部引流淋巴结区域扫查。判断有无淋巴结转移。

点评

甲状腺癌指发生于甲状腺上皮组织的恶性肿瘤。本病发生原因不明。尽管甲状腺癌与头颈部放射性接触的相关性受到密切关注，但是大多数甲状腺癌患者从未有过放射性接触史，对饮食、性激素、环境及遗传等因素的研究亦未发现明显相关性。本病女性好发，乳头状癌是甲状腺癌的最常见类型，占成年人甲状腺癌的90%及儿童甲状腺癌的70%，好发年龄为30~50岁，多数通过淋巴转移至颈部及上纵隔，少数通过血行转移至肺部。然而，其5年存活率很高；滤泡癌占甲状腺癌的5%~10%，发病高峰在40~60岁，常有包膜，与良性滤泡性腺瘤难区分，容易通过血行播散发生远处转移，转移至骨及肺内，10年存活率>50%；其他甲状腺癌类型如髓样癌及未分化癌比较少见，后者生长特别迅速，可以向邻近组织直接蔓延，预后差。

声像图检查发现甲状腺内单发结节时，要特别注意有无甲状腺癌的可能。大多数的良性结节表现为左右径>上下径（横切面测量），呈椭圆形；当结节表现为左右径<上下径，即垂直于腺体平面呈纵向生长时，要警惕恶性可能，这种纵向生长的特征对于<2 cm的结节更有意义。其他提示甲状腺癌的声像图表现包括结节外形不规则、局部甲状腺包膜被破坏、结节内出现点状钙化灶等。

病例6

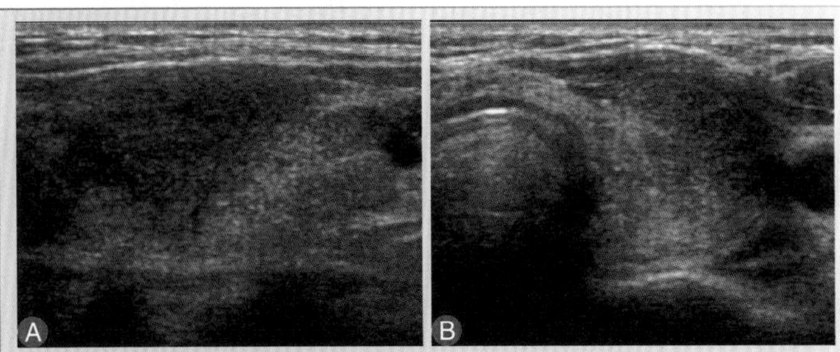

A.甲状腺左侧叶纵断面声像图；B.甲状腺左侧叶横断面声像图。

图6-6

问题

1.请描述图中声像图的异常表现及可能的诊断。

2.请问超声诊断时的注意事项是什么？

我的答案

答案

1.声像图显示甲状腺左侧叶内不规则的低回声区，边界不清晰，局部与甲状腺包膜分界不清，可能的诊断包括亚急性甲状腺炎、甲状腺癌。

2.超声检查怀疑患者亚急性甲状腺炎时，应注意有无局部触痛，患者有无前驱上呼吸道感染病史，这些均有助于诊断。

点评

亚急性甲状腺炎也称作亚急性肉芽肿性甲状腺炎或非化脓性甲状腺炎，是暂时性的炎症，大多伴有全身症状，是一种自限性疾病。通常发生于上呼吸道感染之后，春秋季发病比较多。病变常局限于一部分，也可累及单侧甲状腺或双侧甲状腺。病变早期炎症活跃，部分滤泡破坏代之以淋巴细胞、浆细胞浸润。病变进一步发展形成结核样肉芽肿，但无干酪样坏死。恢复期炎症消退，间质明显纤维化，滤泡破坏严重处可有纤维瘢痕形成。

本病女性多见，大多发生于40～50岁。多以颈部疼痛、甲状腺区肿大触痛就诊，早期可有低烧、白细胞增多、红细胞沉降率快等全身炎性反应，部分患者可以出现甲状腺功能亢进症。病程可迁延数周至数月，分为急性期、功能低下期及恢复期。^{131}I吸收率降低，而血T4浓度增高是亚急性甲状腺炎的特点。

超声诊断亚急性甲状腺炎应与局限型慢性淋巴细胞性甲状腺炎相鉴别，二者均表现为病变周围可见正常的甲状腺回声，故单从超声图像上难以区分，一般慢性淋巴细胞性甲状腺炎质地较硬，结合临床及实验室检查，必要时活检可予以鉴别。

病例7

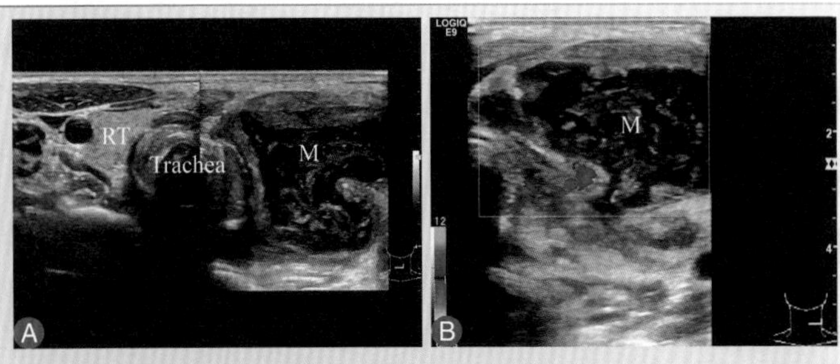

患者男性，14岁，间断发热伴左侧颈部肿痛2周，于外院诊断为“亚急性甲状腺炎”治疗无效，来我院就诊。A.患者左侧甲状腺二维超声横断面声像图；B.患者左侧甲状腺横断面CDFI。RT：右侧甲状腺；M：病变；Trachea：气管。

图6-7

问题

1.请描述图中声像图异常表现及可能的诊断。

2.请问声像图发现该异常时应考虑哪种疾病的可能？需要注意观察哪种征象？可进一步做什么检查以明确诊断？

我的答案

答案

1.声像图显示甲状腺左叶体积增大，可见边界欠清的囊实性包块，内可见少量血流信号，周边血流信号丰富，内见不规则低–无回声区，提示化脓性甲状腺炎可能。

2.当声像图发现化脓性甲状腺炎，尤其是左侧时，应考虑到潜在梨状窝瘘的可能性。因梨状隐窝位于甲状软骨深面，其瘘管从梨状隐窝发出，向颈前部延伸，所以超声应注意病变是否延伸至甲状软骨后外侧，该征象可提示梨状窝瘘的存在。进一步检查手段包括病变内注射超声造影剂、X线钡餐检查、增强CT检查等。

点评

因为甲状腺位置较深，周围有包膜，解剖结构完好，局部血供和淋巴回流丰富，且碘离子浓度高，这些因素使得甲状腺不容易发生感染性病变，故甲状腺原发性化脓性感染罕见，甲状腺感染性病变更可能提示的是解剖学异常，如梨状窝瘘（第三、第四鳃裂瘘）。梨状窝瘘系胚胎发育过程中第三或第四鳃裂未完全退化残留的瘘管，尤其左侧后鳃体退化消失较晚，故左侧梨状窝瘘更为常见，多于儿童期发病，是引起儿童急性化脓性甲状腺炎的主要原因。根除瘘管是避免甲状腺或颈部软组织反复感染的关键。

食管钡餐造影可显示源于梨状窝的瘘管，具有诊断意义，但因瘘管极细且急性炎症期内瘘口的水肿狭窄均会增加钡餐造影的假阴性，使瘘管不易显示。因此，钡餐造影观察梨状窝瘘通常在急性炎症消退后的6～8周。但是超声检查可弥补钡餐造影的局限性：①因简便、无创、无辐射，可初步判断甲状腺病变的性质、范围及治疗过程中动态监测炎症的演变；②急性炎症期，可行超声引导下穿刺抽液，进行诊断性治疗、穿刺物细菌培养，以辅助临床进行针对性抗生素治疗；③于病灶内注射超声造影剂，实时动态观察造影剂的流动，明确瘘管的存在并追溯其走行。因此，超声检查对于梨状窝瘘及其并发症的诊断具有独特优势。

附图6–1为本例患者的其他二维、彩色多普勒图像，超声造影显示梨状窝瘘管及穿刺抽脓的图像。

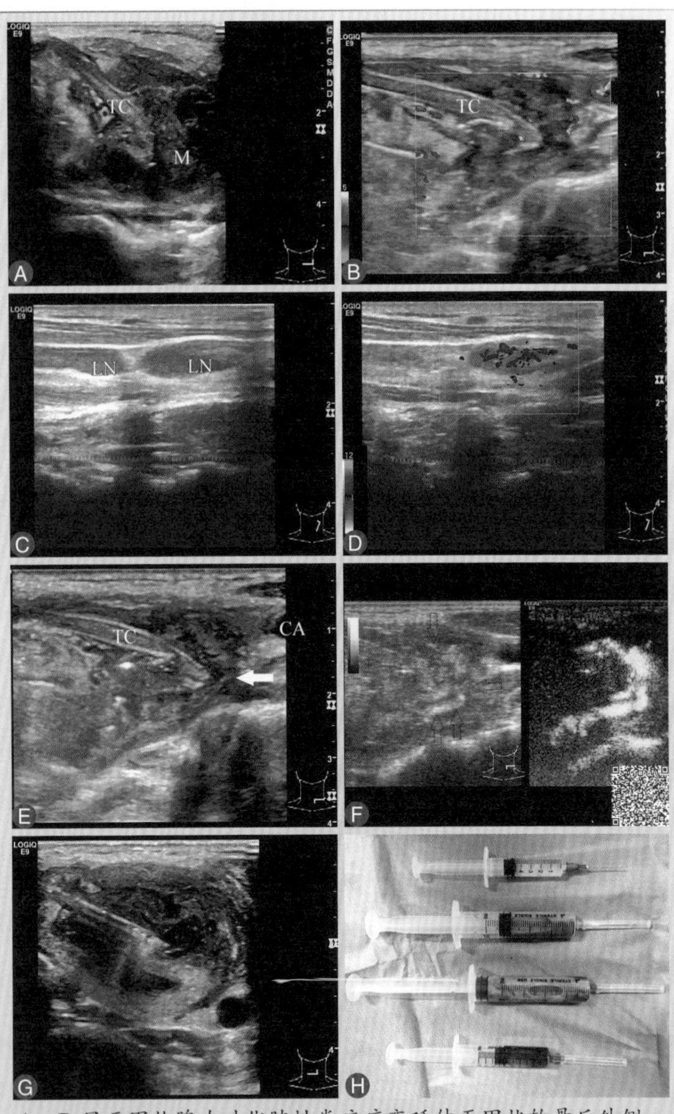

A、B.显示甲状腺左叶化脓性炎症病变延伸至甲状软骨后外侧，与喉部相通；C、D.左侧颈部多发肿大淋巴结，皮质增厚，门部结构尚清晰，CDFI可见较丰富门样血流信号，提示为反应性增生淋巴结；E、F.对甲状腺左叶脓腔内注射超声造影剂（声诺维）3 mL，实时显示造影剂自瘘口流入梨状隐窝，证实梨状窝瘘存在，图F为超声造影动态图；G、H.对患者行超声引导下穿刺抽脓，对病原菌进行分纯和鉴定，鉴定菌种为格式链球菌、口腔普雷沃菌及两种以上厌氧菌，急性炎症控制后行手术治疗，术中成功分离瘘管并予以切除，术后病理支持梨状窝瘘的诊断。M：病变；TC：甲状软骨；LN：淋巴结；CA：颈动脉。

附图6-1

病例8

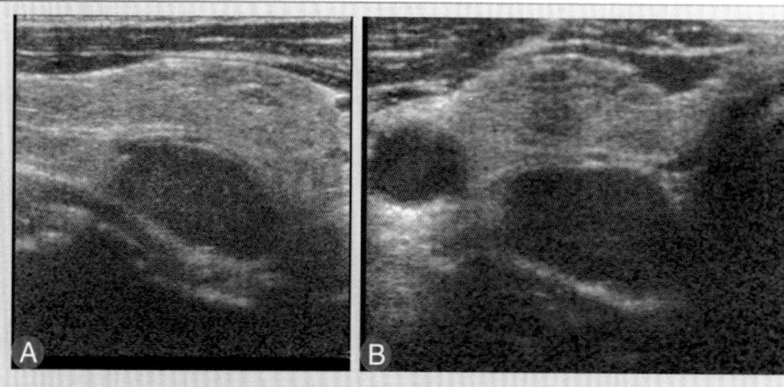

A.甲状腺右侧叶纵断面声像图；B.甲状腺右侧叶横断面声像图。

图6–8

问题

1.请描述图中声像图异常及可能的诊断。

2.超声还应检查的区域包括哪些？

我的答案

答案

1.声像图显示甲状腺中部背侧低回声结节，位于腺体后方，边界清晰，与甲状腺分界清楚，考虑诊断为甲状旁腺腺瘤。

2.超声检查应仔细扫查甲状腺后方甲状旁腺分布区，寻找有无其他占位病变。还应进一步检查患者有无肾脏结石，辅助判断结节功能。

点评

甲状旁腺功能亢进症可分为原发性、继发性和三发性3种。原发甲状旁腺功能亢进症是由甲状旁腺本身病变，腺瘤或增生引起的甲状旁腺激素合成与分泌过多，主要临床表现为反复发作的肾结石、消化性溃疡、精神改变与广泛的骨吸收。继发性甲状旁腺功能亢进症是由各种原因所致的低血钙，刺激甲状旁腺，使之增生肥大，继而出现功能亢进，见于肾功能不全，小肠吸收不良等。三发性甲状旁腺功能亢进症是在继发性甲状旁腺功能亢进症的基础上，由腺体受到持久和强烈的刺激，部分增生组织转变为腺瘤，自主地分泌甲状旁腺激素所致，主要见于肾衰竭。因此，超声发现患者甲状旁腺异常时，应询问病史及相关化验检查以辅助诊断。

甲状旁腺分布在甲状腺后方，左右两对，共4个腺体。甲状旁腺腺瘤绝大多数单发，且好发于下方的甲状旁腺。由于甲状旁腺的分布位置变异较多，因此甲状旁腺瘤也可发生在胸腺、心包、食管旁等位置。甲状旁腺增生常累及全部4个腺体，但由于其体积较小，声像图可无阳性发现。

超声检查发现甲状腺后方结节时，首先要判断结节来源。甲状腺来源结节可向腺体外生长，酷似甲状旁腺瘤，但甲状腺结节与甲状腺之间没有明显的界面回声，CDFI显示血流供应来自甲状腺内。而甲状旁腺瘤回声一般较甲状腺结节回声更低，典型者与甲状腺之间存在明显边界（如本例），CDFI显示甲状腺下动脉位于结节与甲状腺之间时，更支持甲状旁腺瘤的诊断。

病例9

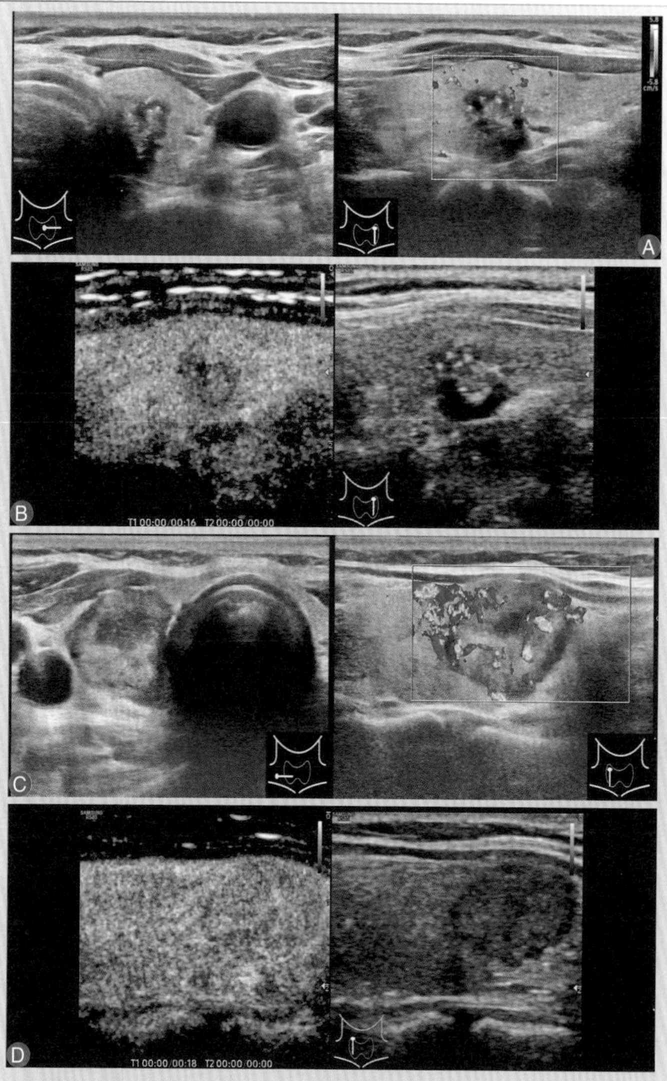

A.患者1甲状腺左叶横断面及纵断面声像图；B.患者1甲状腺左叶结节超声造影动脉期声像图；C.患者2甲状腺右叶横断面及纵断面声像图；D.患者2甲状腺右叶结节超声造影动脉期声像图。

图6-9

问题

1.请描述图中声像图的异常表现及可能的诊断。
2.请问超声造影对甲状腺结节的鉴别诊断价值如何?
3.请描述C-TIRADS的全称及其临床应用价值。

我的答案

答案

1.声像图显示甲状腺内结节，第1个结节呈实性为主（0分）、极低回声（1分）、边缘不规则（1分）、直立生长（1分），可见微钙化（1分），按照C-TIRADS分类，该结节总分可为4分。超声造影呈不均匀低增强。第2个结节呈实性结节（1分）、水平位（0分），低回声（0分）、边缘欠规则（1分），未见钙化（0分），超声造影呈均匀等-稍增强。按照C-TIRADS分类，该结节总分可为2分。两结节最可能的诊断均为甲状腺癌。

2.通常情况下，甲状腺恶性肿瘤的超声造影表现是不均匀低增强（相对于甲状腺实质）、边缘不规则增强、慢进慢出。相对的，甲状腺良性结节的超声造影表现更倾向于均匀高增强、边缘环状增强、快进快出。一部分灰阶声像图恶性征象显著的结节，如果超声造影显示结节全部或大部分区域呈无增强，可考虑为“木乃伊”结节，即出血坏死结节，从而避免穿刺活检甚至是手术。但客观来说，良恶性甲状腺结节的超声造影存在较大重叠，目前不宜将甲状腺造影技术纳入甲状腺结节超声危险分层体系中。

3.C-TIRADS的全称为Chinese Thyroid Imaging Reporting and Data System，即适于中国国情和医疗状况的甲状腺影像报告与数据系统。其临床意义在于提供完整的词典、分类系统和处理建议。词典使得不同的医疗机构使用统一、标准的术语描述甲状腺结节的超声特征，分类系统用于帮助患者及外科医师确定结节的恶性风险，处理建议用于决定结节是否需要进行细针抽吸活检（Fine Needle Aspiration，FNA）。

点评

第1个患者的结节经穿刺活检及手术病理证实为甲状腺乳头状癌（经典型），第2个患者的结节则是甲状腺乳头状癌（滤泡亚型）。通过超声检查发现甲状腺结节并判断其良恶性是甲状腺超声检查的重要任务。和乳腺BI-RADS不同，超声TI-RADS的种类较多，包括美国放射协会的ACR TI-RADS、欧洲版的Eu TI-RADS、韩国的K TI-RADS等数10种报告与数据系统。早年间不同医疗机构使用了不同的分类体系，导致临床医师在解读甲状腺超声报告时会有比较大的困扰，很多患者也无所适从。2020年，中华医学会超声医学分会浅表器官和血管学组结合国内外最新文献，并参照国情，提出了适合中国临床实际的中国版TIRADS，即C（Chinese）–TIRADS。

C–TIRADS强调了甲状腺超声成像的图像优化和参数调节，并通过10个方面规范了甲状腺报告的词典，包括：位置、方位（纵横比）、边缘、声晕、结构、回声、回声质地、局灶性强回声、后方回声特征、大小。方位中的垂直位、结构中的实性、回声中的极低回声、局灶性强回声中的点状强回声、边缘中的模糊/不规则或甲状腺外侵犯被认为是阳性指标，每出现一个阳性指标需要给甲状腺结节的评分+1分。点状强回声中的彗星尾征是阴性指标，出现时需要给甲状腺结节的评分–1分。根据结节的总分值得到结节的分类及风险分层（表6–1）。

表6–1　甲状腺结节分值对应的分类及恶性风险

结节	分值（分）	恶性率（%）	C-TIRADS 分类
无结节	无分值 *	0	1，无结节
有结节	-1	0	2，良性
	0	＜2	3，良性可能
	1	2 ~ 10	4A，低度可疑恶性
	2	10 ~ 50	4B，中度可疑恶性
	3 ~ 4	50 ~ 90	4C，高度可疑恶性
	5	＞90	5，高度提示恶性
	-	-	6，活检证实的恶性

* 无结节，不予赋分

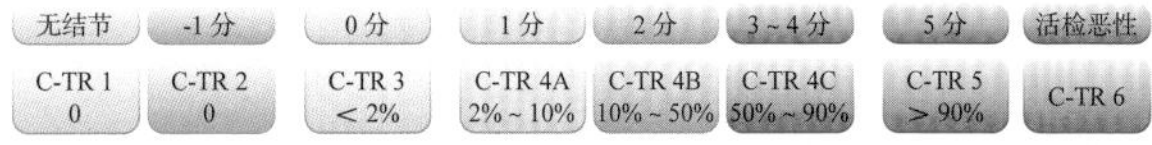

恶性风险

当获得甲状腺结节的分级后，综合结节大小、是否多灶性、是否紧邻被膜、气管、喉返神经、是否存在甲状腺癌家族史、童年或青少年时期颈部辐射暴露史等危险因素，判断进行FNA的必要性。具体见以下文献：中华医学会超声医学分会浅表器官和血管学组，中国甲状腺与乳腺超声人工智能联盟. 2020甲状腺结节超声恶性危险分层中国指南：C–TIRADS[J]. 中华超声影像学杂志，2021（3）：185–200。

病例10

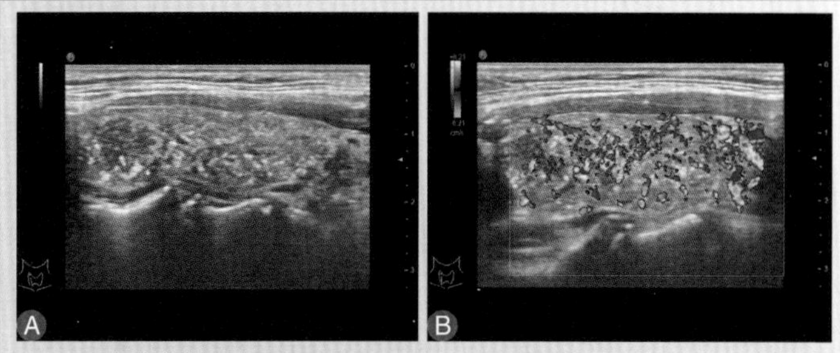

A.甲状腺右叶纵断面二维声像图；B.甲状腺右叶纵断面CDFI。

图6-10

问题

1.请描述图中声像图异常及可能的诊断。

2.除甲状腺外，请问需要注意重点扫查什么部位？若按C-TIRADS分类，应该怎样进行分类？

我的答案

答案

1.声像图显示甲状腺右叶腺体回声减低，腺体内弥漫分布点样强回声，彩色多普勒内可探及丰富血流信号。可能的诊断为弥漫硬化型甲状腺乳头状癌。

2.除甲状腺外，应重点扫查颈部淋巴结，因为此型多数（80%）就诊时已有颈部淋巴结转移。虽然没有具体占位，无法应用词典进行描述，但如果颈部出现典型淋巴结转移，可以评估为C-TIRADS 5类；若未出现可疑淋巴结，则可根据临床经验评估为4B类以上甚至5类。

点评

弥漫硬化型甲状腺乳头状癌是一种罕见的特殊类型的甲状腺乳头状癌，占甲状腺乳头状癌的5%左右，主要发生于35岁以下青少年和儿童，女性明显多于男性。弥漫硬化型甲状腺乳头状癌容易侵犯甲状腺外组织，常转移至淋巴结和肺，也可转移到脑、骨等，预后较其他类型的甲状腺癌差。治疗方案通常为甲状腺全切+颈部淋巴结清扫+术后碘-131强化。

弥漫硬化型甲状腺乳头状癌的病理特征为弥漫累及甲状腺的一叶或两侧叶，以弥漫的纤维化、广泛的鳞状上皮化生、弥漫砂粒体形成及大量淋巴细胞浸润，以及广泛的淋巴管侵犯为主要特征。超声具有特征性表现：腺体弥漫性回声减低伴大量微小钙化灶，呈“暴风雪征”；淋巴结肿大，内见微小钙化灶。鉴别诊断：甲状腺功能亢进症、亚急性甲状腺炎、桥本甲状腺炎等。

弥漫硬化型甲状腺乳头状癌往往容易漏诊、误诊而延误治疗。超声诊断时需要注意以下几点：①因为多数弥漫硬化型甲状腺乳头状癌不显示为具体的结节，仅显示甲状腺实质弥漫性病变，初期回声和大小正常的时候，可能会被忽略。超声医师扫查时应仔细探查腺体内是否存在微钙化，如果出现簇状堆积的微钙化，一定要考虑到恶性的可能性，无论是否有包块，这一点很重要；②甲状腺实质内的弥漫性分布或呈簇状堆积的微钙化，是超声的唯一提示信息，具有极大的诊断意义，但发病早期，微钙化可能非常稀疏、散在分布，且由于弥漫硬化型甲状腺乳头状癌多具有弥漫性桥本甲状腺炎的背景，当桥本表现以纤维化为主的病理过程时，高回声的甲状腺实质就很容易掩盖本来就稀疏和微小的钙化灶。所以如果见到高回声的甲状腺实质时，超声医师更应该仔细扫查，重点观察是否有微小钙化和淋巴结是否有异常，联想到是否有弥漫硬化型甲状腺乳头状癌；③弥漫硬化型甲状腺乳头状癌大约80%就诊时就已有淋巴结的转移，但有可能因为径线较小而被超声医师忽略，所以应重视颈部淋巴结的扫查，加大对淋巴结的扫查范围，当发现异常形态淋巴结，尤其是内部伴有点状钙化和（或）囊性变时，要考虑甲状腺来源的可能。

病例11

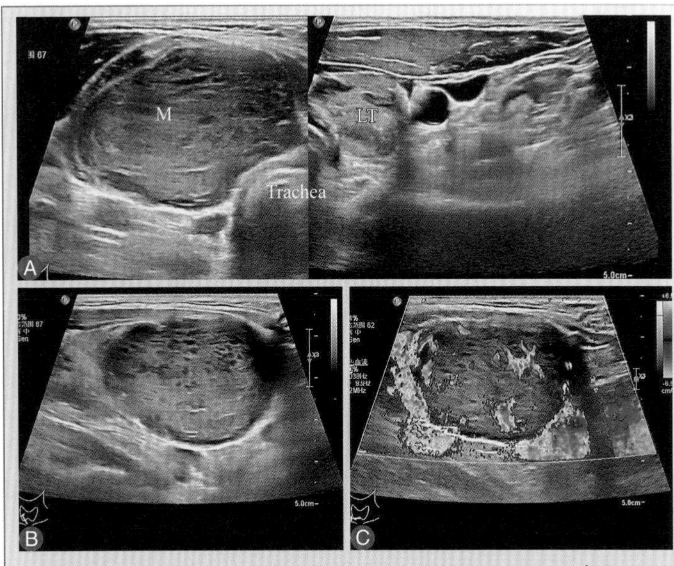

A.甲状腺双侧叶横断面声像图；B.甲状腺右叶纵断面声像图；C.甲状腺右叶纵断面CDFI。M：肿物；LT：甲状腺左叶；Trachea：气管。

图6–11

问题

1.请描述图中声像图异常及可能的诊断。

2.请问需要注意询问患者什么病史？建议进一步做什么检查？需要注意什么？

我的答案

答案

1.声像图显示甲状腺右叶体积明显增大，回声明显减低，内呈筛网状改变，血流信号较丰富，可能的诊断为甲状腺原发性淋巴瘤。

2.需要注意询问患者有无桥本甲状腺炎的病史，有无近期甲状腺体积的明显增大等。同时超声扫查的时候应重点扫查颈部淋巴结有无异常肿大。建议行超声引导下穿刺活检，值得注意的是，当怀疑甲状腺淋巴瘤时，应首选粗针穿刺活检，而不是细针穿刺活检。因为淋巴瘤的种类非常复杂，形态多样，所以需要借助免疫组化进行分析或加做分子病理检测，而细针穿刺活检是细胞学检测，很难确诊。

点评

对于既往患有桥本甲状腺炎、近期颈部肿物迅速增大的患者，尤其是老年女性患者，超声检查时发现单发或多发均匀性极低回声结节，或甲状腺单侧叶、双侧叶肿大且回声极低者，内见条索状、网格状高回声改变，同时伴颈部多发异常肿大淋巴结时，应考虑到原发性甲状腺淋巴瘤的可能。

对于非弥漫型甲状腺淋巴瘤，超声诊断应与甲状腺局灶性病变（如亚急性甲状腺炎、甲状腺癌、结节性甲状腺肿等）相鉴别。结合超声特征及病史一般可鉴别。对于弥漫型淋巴瘤，与严重的桥本甲状腺炎超声表现相似，二者极易混淆，尤其是桥本甲状腺炎转变而来的淋巴瘤，更难以区分，超声医师很容易放松警惕而只报“弥漫性病变，符合桥本甲状腺炎”。弥漫型淋巴瘤虽然没有具体病灶，但有以下特征：①甲状腺呈弥漫性的、不对称的肿大，往往肿大的程度很明显（与常见的桥本甲状腺炎相比）；②甲状腺的被膜不规整、凹凸不平或波浪状；③甲状实质回声极低（比桥本甲状腺炎更低），具有散在的条状高回声。提高探头频率，若甲状腺实质呈筛网状改变时诊断淋巴瘤具有很高的特异性；④局部被膜可有中断或破坏；⑤同时伴淋巴结异常肿大（桥本甲状腺炎虽有淋巴结肿大，但程度不及淋巴瘤患者）。结合临床及实验室检查，必要时粗针穿刺活检可予以鉴别。甲状腺淋巴瘤对化疗敏感，可很快使肿大的甲状腺明显缓解，早期治疗患者的预后较好。

病例12

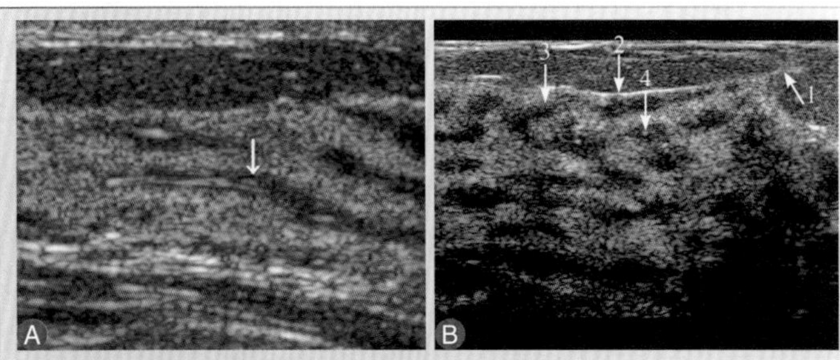

A.患者1乳腺放射状切面声像图；B.患者2乳腺放射状切面声像图。

图6-12

问题

1.请指出图B声像图中各数字代表的结构名称。

2.请解释图A中箭头所指结构形成的原因。

我的答案

答案

1.图中各数字所指结构名称依次为1：Cooper韧带；2：乳腺腺体前筋膜；3：乳腺小叶内导管周围黏液样基质与终末导管小叶单元共同形成的图像；4：乳腺导管短轴切面声像图。

2.图A中箭头所指为乳腺导管，当超声声束通过导管长轴切面时，可显示导管壁为线状强回声结构，如恰好位于声束分辨力的最佳位置，仔细分辨可呈管样结构（图中恰好位于箭头处）。而当声束与导管长轴存在夹角或通过导管短轴切面时，导管可呈点状或等号样强回声结构，如图B中4所指。

点评

乳腺由皮肤大汗腺衍化而来，自表皮向间质内陷所形成，位于皮下脂肪组织的浅层与深层之间，因此超声检查时可显示腺体前方及腺体后方均存在脂肪组织，只是其薄厚因人而异。整个乳腺靠较致密的纤维结缔组织包裹支撑，在乳腺表面形成乳腺前筋膜和后筋膜。某些地方的乳腺前筋膜穿越脂肪组织与皮肤相连并反折回固定乳腺，形成Cooper韧带。

乳腺腺体由15～20个乳腺腺叶及相应的导管系统构成，也称乳腺导管–小叶–腺泡系统构成。乳腺腺叶似圆锥形，被Cooper韧带分隔，以乳头为中心呈放射状排列。每个乳腺叶的顶端都有一条输乳管单独开口于乳头，其下方延续成一系列大、中、小乳腺导管，小导管继续延伸，进入小叶内，形成末梢导管。乳腺的基本功能单位称作终末导管小叶单元，包括小叶内导管、小叶外的部分终末导管及小叶组成。

在乳腺叶内的导管–小叶–腺泡系统周围，包绕着特殊的黏液样基质，这些黏液样基质与腺泡一样，受卵巢分泌功能状态变化的影响，出现增生与复旧的周期性变化。导管–小叶–腺泡系统及其周围的黏液样基质，形成了乳腺腺体回声中的低回声部分，呈分支状排列。当乳腺导管恰位于超声束平面内时，能够被显示为线状、管样、点状或等号样强回声。

乳腺叶与乳腺叶之间为脂肪、血管、淋巴管等构成的纤维结缔组织，形成了乳腺腺体回声中的强回声部分。老年女性，乳腺的导管–小叶–腺泡系统萎缩，纤维结缔组织填充，因此声像图显示以强回声为主。

病例13

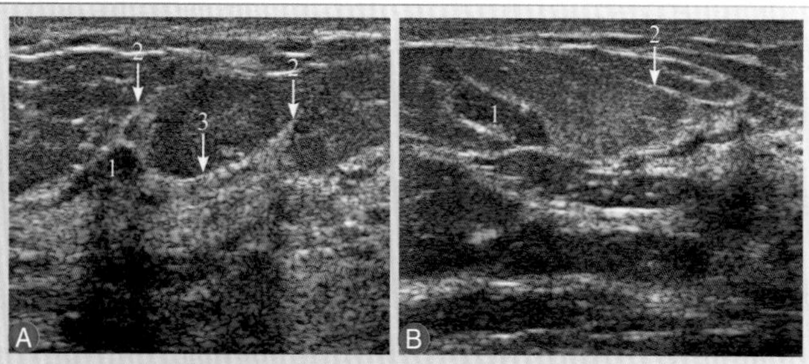

50岁女性患者，乳腺切面声像图。

图6-13

问题

1.请指出图中数字所代表的结构名称。

2.请解释图A中数字3所指结构形成的原因。

我的答案

答案

1.图中数字所代表的结构依次为1：乳腺小叶及腺泡结构；2：Cooper韧带；3：乳腺腺体前筋膜。

2.随年龄增长，卵巢功能下降，乳腺叶逐渐萎缩，萎缩首先发生在Cooper韧带之间的腺体处，牵拉腺体前筋膜塌陷，形成凹陷的弧形。

点评

随着绝经期的到来，乳腺腺体逐渐萎缩，主要表现为乳腺实质的萎缩，即乳腺导管-小叶-腺泡系统及其周围黏液样基质的萎缩，具体表现为乳腺的小叶及末梢导管明显萎缩减少，导管周围纤维结缔组织增多，出现脂肪化、玻璃样变，甚至钙化。

乳腺各部分实质萎缩的程度并非一致，在Cooper韧带之间的腺体首先发生萎缩，而Cooper韧带深方的腺体发生较晚，甚至仍然存留相当长的时间。此时，就会形成如图中1所指的结构。这也可以解释某些老年患者，因胸壁肿物进行超声检查时，声像图显示乳腺腺体萎缩，肿瘤位于脂肪层内，似乎与乳腺无关，但病理结果仍然为乳腺肿瘤的原因。

患者女性，53岁，体检发现乳腺结节，无症状。腺体层萎缩，于皮下脂肪层内见一结节，形态不规则，纵横比>1，其内可见血流信号（附图6-2）。手术切除后病理提示为导管内乳头状瘤。

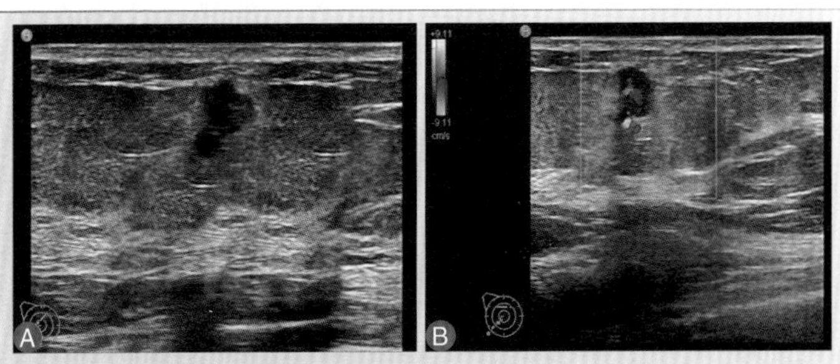

A.右乳结节二维声像图；B.右乳结节CDFI。

附图6-2

（病例来自河南省直第三人民医院李皓盈教授）

病例14

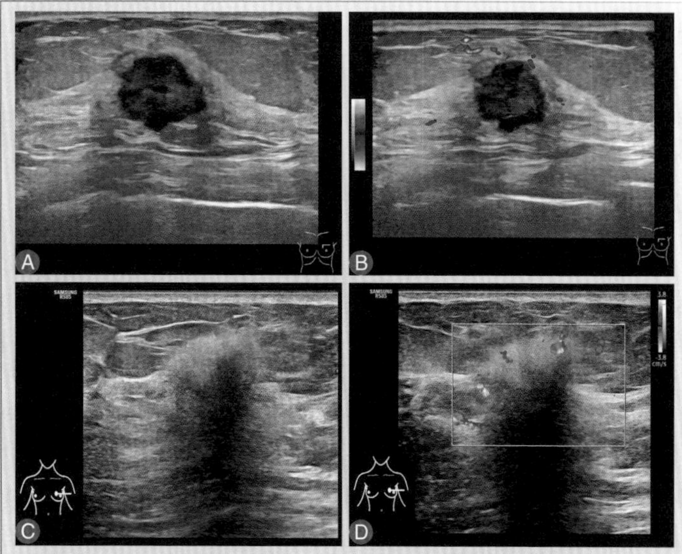

A、B.患者1左乳结节二维超声及彩色多普勒声像图；C、D.患者2左乳结节二维超声及CDFI。

图6-14

问题

1.请描述图中声像图表现及可能的诊断。

2.请问CDFI对乳腺肿物的鉴别诊断价值如何?

我的答案

答案

1.声像图显示乳腺内低回声结节，呈不规则形，边缘不光整。患者1肿物边缘可见成角，患者2肿物边缘模糊，并见高回声晕。患者2声像图中结节后方回声衰减，最可能的诊断为乳腺癌。

2.乳腺结节的灰阶声像图特征能够提供90%以上的诊断信息，CDFI对决定诊断的价值不大。

点评

两名患者最终经穿刺活检均证实为浸润性癌。通过超声检查发现乳腺结节病判断其良恶性是乳腺超声检查的重要任务，其中最主要的是需要关注以下3个超声征象（国外学者称之为“The Big Three”，即最重要的3点）：形状、边缘和方位。能够提示结节恶性征象的形态学表现如下。

（1）肿块形状不规则：指肿块非卵圆形。

（2）肿块边缘不规整：可以进一步分为成角、毛刺和方位。成角是指肿瘤组织与周边组织接壤处形成锐角，也可描述为“蟹足样”改变。脂肪组织对于肿瘤的侵犯抵挡能力较低，因此与肿瘤相邻的脂肪组织易出现边缘角征。此外，由于Cooper韧带是由腺体前筋膜反折形成的双层结构，双层筋膜间存在潜在腔隙，对肿瘤浸润抵抗力低，肿瘤容易沿Cooper韧带两层筋膜间浸润形成边缘角征。毛刺结构通常为高低回声相间的细突起，从肿瘤边缘向四周放射，其中低回声的“毛刺”代表肿瘤细胞或是导管内肿瘤向周围的浸润，高回声的“毛刺”代表肿瘤与周围乳腺组织的界面。有些肿块边缘可出现边缘模糊的高回声晕，这是由肿瘤在生长过程中向周围浸润，形成的淋巴水肿带及血管增生共同构成的。文献报道肿块边缘呈“毛刺样”及高回声晕环对于恶性结节的鉴别诊断特异性达80%，敏感性达70%。

（3）肿块方位与皮肤不平行：肿块的长轴与皮肤表面不平行。肿块方位与皮肤不平行反映了恶性肿瘤沿着终末导管小叶单元生长的特点，因为乳腺内大部分终末导管小叶单元的长径方向沿前后径方向排列，当肿瘤体积较小时，沿着终末导管小叶单元浸润生长，纵横比大。一旦突破终末导管小叶单元限制后，肿瘤就可沿各个方向生长，因此对于纵横比＜1.5 cm的乳腺结节更加适用。

病例15

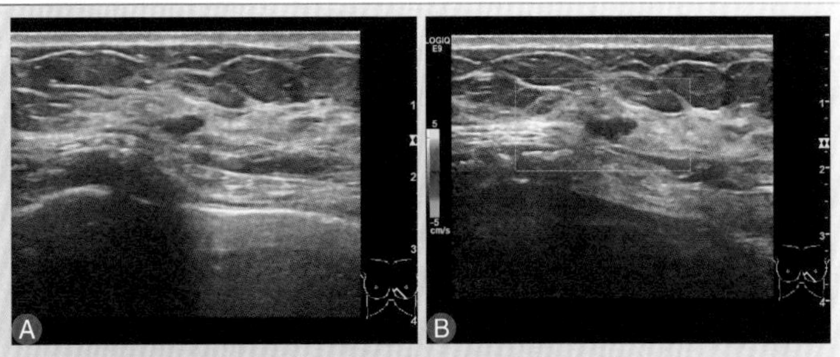

女性患者，62岁，每年规律进行乳腺超声筛查，未见占位性病变。首次发现结节。A.左乳结节二维声像图；B.左乳结节CDFI。

图6-15

问题

请问BI-RADS分类是否有影响？如果是同样的病史，但患者年龄是30岁，BI-RADS分类是否会有变化？

我的答案

答案与点评

除了结节形态，年龄这一重要临床因素也会影响BI-RADS分类。相同的超声表现在不同年龄阶段可能有不同的恶性可能，因此需要考虑年龄因素。对于年龄较大者（>40岁），适当提高分类等级可能有助于提高诊断准确度，有利于患者获得合理的处理建议。针对此患者，既往乳腺超声筛查均为阴性，此次新发现结节，虽无明确恶性征象，但分类至BI-RADS 4A类是比较合适的。如果病史相同，年龄30岁，则分类至BI-RADS 3类比较合适。该患者1年后进行复查，结节表现如下（附图6-3）。

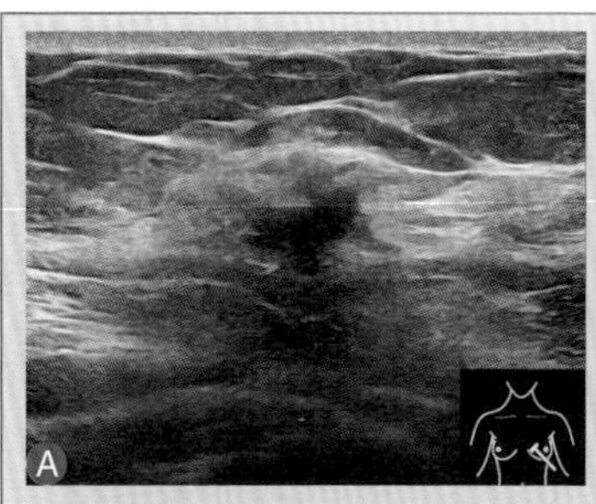

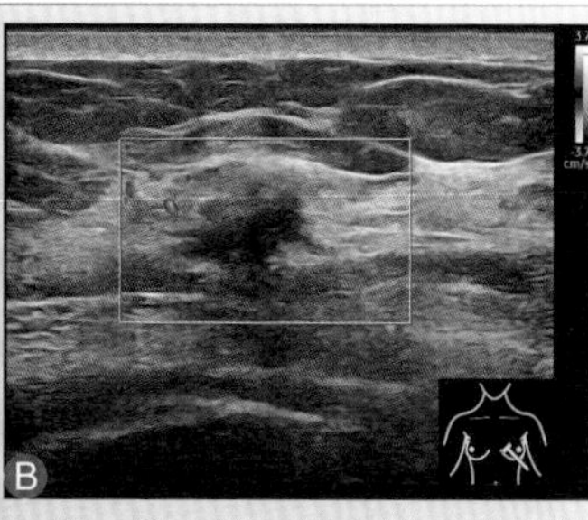

A.左乳结节1年后二维声像图；B.左乳结节对应的CDFI。

附图6-3

问题

请问此时合适的BI-RADS分类是什么？如果需要穿刺，需要注意什么？

我的答案

答案与点评

此时该结节体积增大，并且呈不规则形，边缘出现毛刺，是比较明显的恶性征象，诊断BI-RADS 4B或4C类都是合适的。此时需要进行粗针穿刺活检。因病变较小（0.8 cm × 0.6 cm），需要采取一些措施保证充分取材。①在穿刺针射出后，通过垂直切面确认穿刺针已通过病变内。②穿刺后即刻观察组织条。如果组织条较碎，且周边存在较多黄色脂肪组织，漂浮在福尔马林固定液表面，则提示标本质量可能不佳，需要再次穿刺。③增加穿刺次数，有文献报道，当进行5次穿刺时，可将准确性提高到99%。④影像与病理的结合。最害怕出现的情况是：影像学提示恶性可能性较大，而病理结果却为良性。此时需要与病理科医师联系，再次阅片，根据情况决定是否再次穿刺。既往文献显示，这种影像倾向恶性、病理为良性的概率为2.0%～7.7%，再次活检提示恶性的概率高达0～50%。⑤随访：即便病理结果提示为良性，超声上不存在很典型的恶性表现，仍然需要在穿刺后6个月进行超声随访。最终该患者粗针穿刺活检病理提示低级别大汗腺型导管原位癌累及硬化性腺病。

病例16

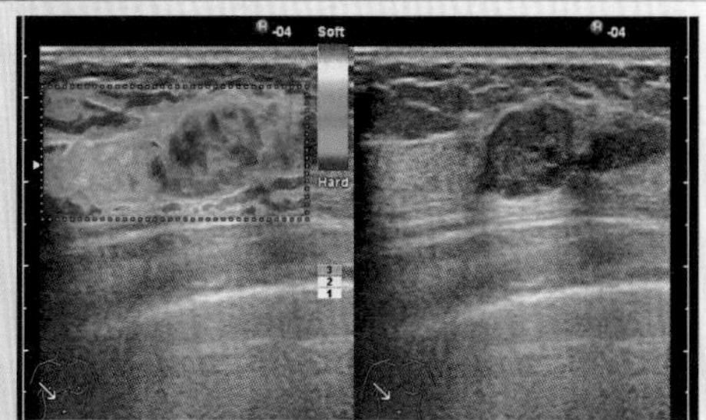

患者右乳肿物弹性成像及二维声像图。

图6-16

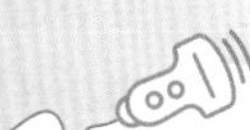

问题

1.请指出图中所采用的成像技术及其原理。

2.请描述在超声检查过程中，采用该技术时的注意事项。

我的答案

答案

1.本图为乳腺超声应变式弹性成像图，其技术原理是利用探头进行微小挤压，并计算挤压前后组织形变的差异，将这种差异用色阶表示。形变大的组织赋予红色，代表质地软，形变小的组织赋予蓝色，代表质地硬。

2.探头加压方式的超声弹性成像，应注意加压的幅度和频率，只有弹性图像保持稳定后才真实可信。

点评

众所周知，生物组织的弹性能提供组织性质的重要信息，一般来讲恶性肿瘤质地硬，而良性病变质地软。临床上，医师通常用触诊法获取这种信息。由于简单和方便，触诊被广泛用在乳腺、甲状腺及前列腺病变的筛选上，但是这种方法对尺寸太小或深度太大的病变无能为力，同时触诊的结果依赖于医师的个人经验。因此，利用现有的医学成像方法，如超声或MRI获取组织的弹性信息，对肿物良恶性的鉴别具有重要实际意义。

静态弹性成像是超声弹性成像领域被研究得最多的成像方法。该方法由Ophir教授于1991年首先提出。其基本原理是利用探头或一个探头-挤压板装置，沿着声束方向（轴向）缓慢压缩组织（通常在1%左右），分别采集组织压缩前、后的超声射频信号，然后估计组织的位移分布，从而计算得到组织内部的轴向应变分布。由于在一定的条件下，组织的应变分布同组织的弹性模量分布有很大的关联，弹性模量小（硬度小）的部位将比弹性模量大（硬度大）的部位有更大的应变，因此可利用应变分布图代表硬度（弹性）分布。

目前，超声仪器上所应用的超声弹性成像技术，多采用这种方式。其主要优点是操作简单，易于完成。而主要缺点包括操作者依赖性强，受主观因素影响大，需要较长时间的学习才能掌握。除静态弹性成像技术外，通过测定组织受激励后的剪切波速度也可测定组织的弹性，这种方法被称作剪切波弹性成像，其主要优点是操作者依赖性小，可定量测定组织弹性，今后将成为研究的重点。

病例17

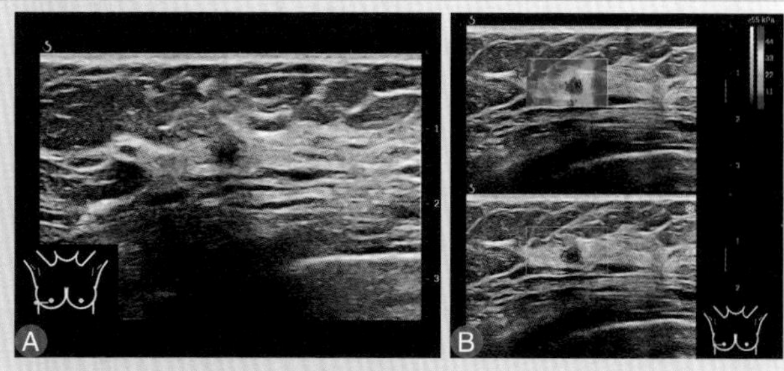

A.62岁女性右乳结节二维声像图；B.右乳结节弹性声像图。

图6-17

问题

1.请指出图B中所采用的成像技术及其原理。

2.请描述在超声检查过程中，采用该技术时的注意事项。

我的答案

答案

1.图B所使用的技术是剪切波弹性成像。其原理是利用声辐射力产生剪切波，后者以较低的速度垂直于原始超声波传播。剪切波在传播的同时，通过斑点追踪算法计算组织位移，从而计算剪切波传播速度和剪切模量，反映组织硬度。其中，$G=\rho CS^2$（G：剪切模量；ρ：组织密度；CS：剪切波传播速度），在各向同性的介质中，E=3G（E：杨氏模量）。通过不同的颜色代表剪切波传播速度或杨氏模量。剪切波传播速度或杨氏模量较大的区域赋予红色，代表质地较硬；剪切波传播速度或杨氏模量较小的区域赋予蓝色，代表质地软。

2.采用剪切波弹性成像时，探头尽可能垂直贴附在皮肤表面，不施加任何外力。适当较低弹性值量程，从而最大程度上显示提示恶性的“硬环征”。

使用系统默认的量程时（最高180 KPa），结节未显示“硬环征”。同一结节，当逐渐降低弹性值量程时（最高90 KPa），“硬环征”随之出现（附图6-4）。

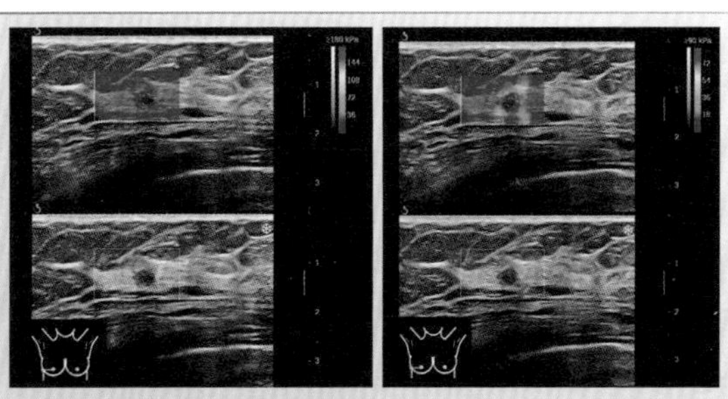

使用不同量程时的同一结节弹性声像图。

附图6-4

点评

生物组织的硬度是其组织性质的重要信息。一般认为恶性肿瘤质地硬，而良性病变质地软。临床医师通常用触诊法获取这种信息。由于简单方便，触诊被广泛用在乳腺，甲状腺及前列腺病变的筛查上。但是这种方法对太小或太深的病变无能为力，同时触诊的结果依赖于医师的个人经验。因此，利用医学成像方法，如超声或MRI获取组织的弹性信息，对肿物良恶性的鉴别、肝纤维化及肝硬化程度的评估具有重要意义。

除了剪切波弹性成像，压迫式弹性成像（或称应变式弹性成像、静态弹性成像）也是超声评估组织硬度的重要方法。其技术原理是利用探头进行微小挤压，并计算挤压前后组织形变的差异，将这种差异用色阶表示。相较于剪切波弹性成像，压迫式弹性成像仅能反映组织的相对硬度。

弹性成像对于乳腺结节的评估具有重要价值，是灰阶形态学的重要补充。质地较硬、内部部分区域无剪切波信号、“硬环征”（肿瘤周边组织硬度高于肿瘤内部硬度，如本例所示）均是恶性的征象。但同时需要强调的是：形状、边缘和方位等超声标准指标对预测恶性的意义超过硬度的指标。在临床上对患者进行评估时，弹性成像的结果不能凌驾于这些更具预测价值的恶性形态学特征之上。

该患者经粗针穿刺活检诊断为浸润性小叶癌，腺泡型。

病例18

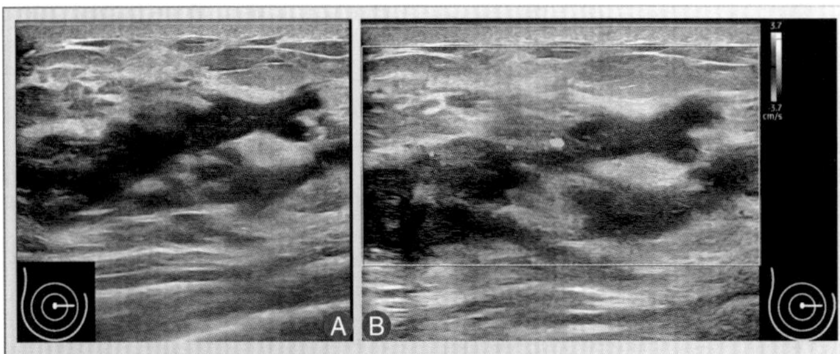

36岁女性，经产，有哺乳史，发现乳腺肿物1月余，局部压痛。A.右乳结节二维声像图；B.右乳结节CDFI。

图6-18

问题

1.请描述图中声像图表现、可能的诊断及鉴别诊断。

2.请问考虑该疾病后是否还需要进行穿刺活检?

我的答案

答案

1.右乳可探及片状低回声，呈不规则形，边缘不光整，内可见少量血流信号。结合患者年龄、经产史、哺乳史，考虑为肉芽肿性乳腺炎。需要和以下疾病进行鉴别：炎性乳癌、感染性乳腺炎、异物注射肉芽肿、糖尿病性乳腺病。

2.即便考虑该诊断，仍需要进行粗针穿刺活检获得病理学诊断。

点评

患者经穿刺活检诊断为肉芽肿性乳腺炎。该疾病是一种慢性良性以小叶为中心的肉芽肿性炎。目前最为接受的病理生理机制是：各种原因导致乳腺导管上皮细胞损伤，使得管腔内分泌物进入乳腺小叶间质，从而造成局部炎症反应，包括巨噬细胞及淋巴细胞迁移，局部肉芽肿反应。患者通常为经产并有哺乳史的育龄期妇女（30~40岁），同时与高泌乳素血症有关。最常见的临床表现是触及痛性肿物，部分患者还可以出现皮肤红肿，少数破溃形成脓肿、瘘管。肉芽肿性乳腺炎虽然预后良好，但易迁延不愈、易复发。口服糖皮质激素是一线治疗方法，效果不满意者可使用免疫抑制剂作为二线治疗。只有极少数药物治疗效果不佳的患者才需要手术切除病灶。

肉芽肿性乳腺炎在超声上的表现多变。最常见的表现是较大的不规则低回声肿物，边缘可呈管状分布。肿物内部可见含液性区域，加压可流动，代表脓肿形成。肿物周边常可见高回声晕，代表增生的纤维组织。病变内血流信号通常较为丰富。当病变较大累及皮肤时会导致皮肤增厚，甚至出现窦道。同侧腋下淋巴结可出现反应性增生。

病例19

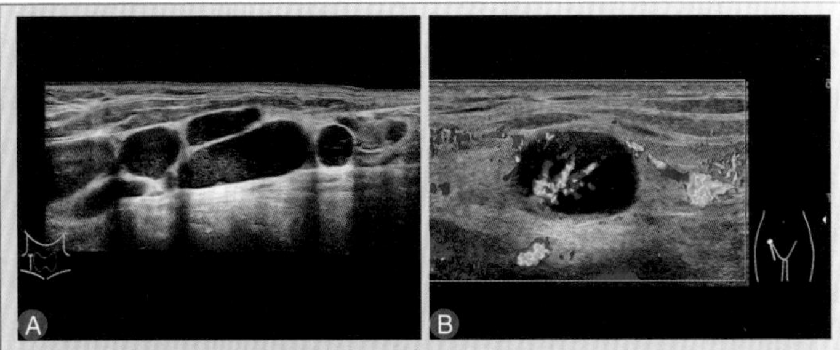

A.患者1右颈部纵断面声像图；B.患者2右腹股沟淋巴结长轴声像图。

图6-19

问题

1.请描述图中声像图的异常表现。

2.请问最可能的诊断及鉴别是什么？该患者是否需要穿刺活检？需要注意什么？

我的答案

答案

1.图A显示右侧颈部多发肿大淋巴结，大小、形态不一，呈圆形或椭圆形，呈极低回声，内部似可见筛网状结构，淋巴门结构消失。图B显示右腹股沟肿大淋巴结，形态呈类圆形，彩色多普勒可见以门型为主的混合型血流，血流信号较丰富。两例均提示淋巴结异常肿大。

2.最可能的诊断是淋巴瘤，需要与反应性增生淋巴结、淋巴结核、病毒性淋巴结炎及转移性淋巴结相鉴别。建议穿刺活检，并且需要粗针穿刺活检，获得组织学诊断，而不是细针穿刺活检。

点评

淋巴瘤起源于造血系统的淋巴组织，其特点是全身浅表淋巴结肿大、深部淋巴结肿大和全身各个部位淋巴器官出现异常。浅表淋巴结肿大主要是通过超声进行观察，多见于颈部、腋窝和腹股沟淋巴结肿大。淋巴瘤的本质是淋巴结内淋巴细胞恶性增殖，堆积在皮质窦和髓窦内，淋巴结增大、增厚。大量淋巴细胞充填，挤压淋巴结内间质部分，髓质相对缩小甚至消失。应用高频超声能够实时、多切面地观察淋巴结结构及血供情况。在声像图上，淋巴瘤最常见的两种征象，一是中央区残存部分淋巴门，二是整个淋巴结呈极低回声或筛网状回声（极低回声的病理基础是淋巴细胞增殖在淋巴结内具有均一性和一致性，且细胞排列致密，各界面声阻抗差一致；筛网状结构的病理基础为淋巴瘤内高度肥大的滤泡，该征象对淋巴瘤诊断的特异性较高，但敏感性较低）。在淋巴瘤病灶中，残存部分淋巴门的病例比较常见。且淋巴瘤大量增殖的同时，刺激小血管扩张、血流加速，淋巴结血供增加，故淋巴瘤不易发生变性和坏死，也不容易发生钙化。彩色多普勒可见以门型为主的混合型血流，血流信号较丰富，血管粗大走行紊乱。

在临床上，许多疾病表现为浅表淋巴结肿大，其中炎症和感染性是最常见原因，恶性淋巴结肿大主要包括淋巴瘤和转移性肿瘤。在多数情况下，超声有助于良性反应性增生淋巴结与淋巴瘤、转移癌的鉴别诊断。淋巴结核存在着比较特征性的钙化、液化或脓肿、窦道形成，有利于与恶性淋巴结特别是淋巴瘤相鉴别。组织细胞性坏死性淋巴结炎（又称菊池病）相对少见，属于良性病毒感染性病变，与反应性增生不同，声像图更易于和恶性淋巴结混淆，需要结合临床进行分析。值得注意的是，多种良性淋巴结肿大与恶性淋巴结声像图征象存在着一定的交叉，必须对多种声像图征象进行综合分析，结合彩色多普勒和频谱多普勒分析可以提高超声诊断的准确性，尽管如此，确诊仍需依靠组织学活检。超声医师应熟悉淋巴结常见疾病的声像图特征，识别典型良性者，避免不必要的活检；对于恶性者，尤其是淋巴瘤，在初诊时能想到该病的可能性并尽可能作出鉴别，及时进行组织学活检获取病理诊断及分子分型，这对患者而言具有重要意义。

病例20

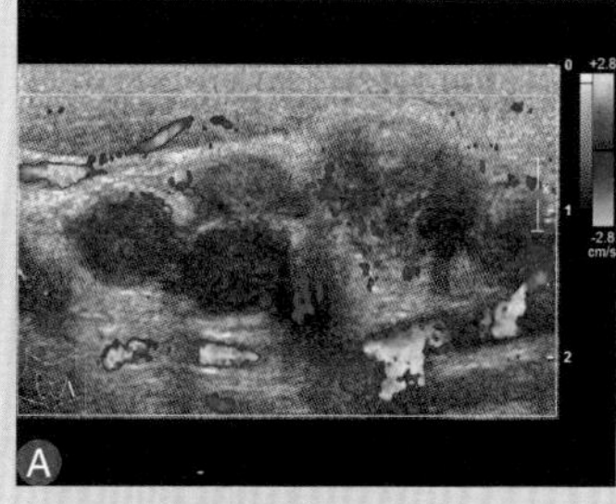

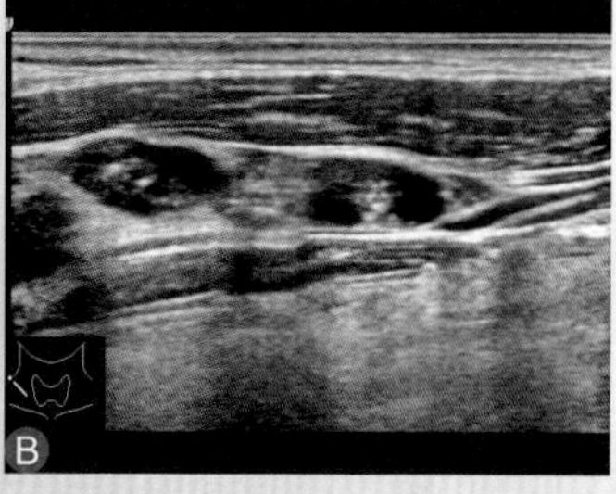

A.患者1左颈部多发淋巴结CDFI；B.患者2右颈部纵切面多发淋巴结声像图。

图6-20

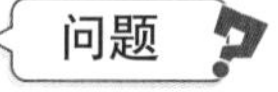

问题

1.请描述图中声像图异常及可能的诊断。

2.请问图B中此种征象出现，应重点扫查哪个部位？主要考虑哪几种疾病？

我的答案

答案

1.图A显示左颈部多发肿大淋巴结，淋巴门结构未见明确显示，彩色多普勒为周边型血供，血流信号不丰富；图B显示右颈部多发淋巴结，内可见散在多发点样强回声。诊断为转移性淋巴结。

2.当淋巴结内出现微钙化时，应重点检查甲状腺，微钙化发生在颈部主要见于甲状腺乳头状癌的转移，也可见于甲状腺髓样癌。

点评

淋巴结发生癌细胞转移时，首先经过输入淋巴管进入淋巴结边缘窦，由于窦内网状纤维的阻碍，癌细胞停留在边缘窦。癌组织膨胀性生长，可呈局灶性、多灶性生长，破坏正常淋巴结组织结构，甚至整个淋巴结被癌细胞取代。转移癌组织血供主要来自周边新生的滋养血管，故更多地依靠周边血供而非正常的门部血供，呈相对缺乏血供的状态。如果转移癌生长相对地缺乏滋养血管，可以产生微小钙化或小片坏死。液化坏死主要见于结核、鳞癌和甲状乳头状癌转移的淋巴结。微钙化发生在颈部主要见于甲状腺乳头状癌，具有特征性，也可见于甲状腺髓样癌。在少见情况下，微钙化也可见于乳腺癌的腋下淋巴结转移，此时通常原发灶也伴有微钙化。

不同部位的肿瘤，淋巴结转移途径具有一定的规律性。鼻咽部、舌根、扁桃体和甲状腺等处的原发癌，多转移至颈部淋巴结；乳腺癌多向腋窝、锁骨下、锁骨上淋巴结转移；上消化道、纵隔、肺等部位的癌可转移至锁骨上、锁骨下淋巴结；躯干下部、下肢、会阴、直肠、肛门、卵巢、前列腺等处的癌肿可转移至腹股沟淋巴结。如有明确的原发肿瘤病史，超声扫查时应遵循淋巴结转移规律，对相应区域淋巴结进行重点扫查。超声检查的重点在于识别出异常淋巴结，原发病灶与转移性淋巴结的结构同源，决定声像图的表现，根据转移淋巴结的声像图特点和发生部位，可粗略判断病变的来源。

病例21

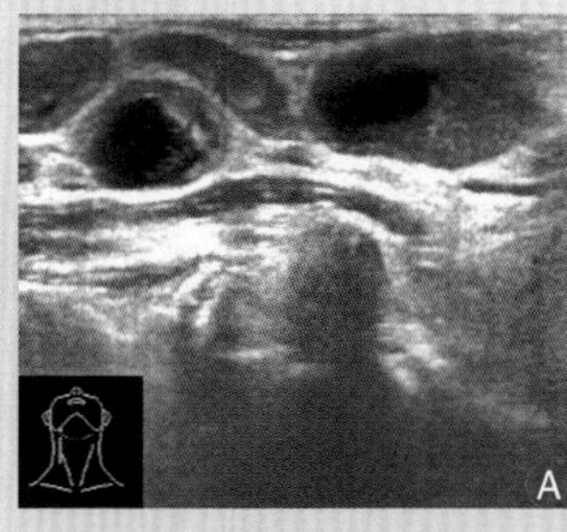

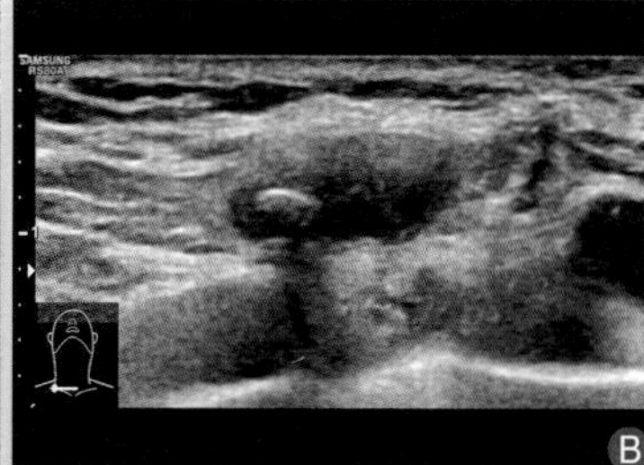

A.患者1右颈部多发淋巴结声像图；B.患者2右颈根部淋巴结声像图。

图6-21

问题

1.请描述图中声像图的异常表现。

2.请描述最可能的诊断及鉴别。

我的答案

答案

1.图A显示右颈部多发肿大淋巴结，呈“串珠样”改变，内伴液化坏死；图B显示右颈部肿大淋巴结，门样结构不清，内可见块状钙化。

2.最可能的诊断为淋巴结结核，需要与其他炎症、感染性淋巴结肿大、恶性淋巴结肿大（淋巴瘤、转移瘤）相鉴别。

点评

淋巴结结核是淋巴结最常见的特殊感染，是由结核分枝杆菌引起的淋巴结结核性肉芽肿，常伴中央干酪样坏死。儿童和青少年相对多见，好发部位是颈部淋巴结，占浅表淋巴结结核的90%，其次是支气管、肠系膜淋巴结，也可发生于腋窝。早期一般无明显症状，首发局部症状多为淋巴结的无痛性肿大，若合并肺结核时，可有低热、盗汗、倦怠无力等全身症状。血常规检查正常，红细胞沉降率可不加快，结核菌素皮肤试验常强阳性。

声像图上，淋巴结核常呈“串珠样”排列，内部多呈不均质回声，淋巴门结构多数显示不清。但当病变处于早期（增殖期）时，由于皮质向心性肿胀、髓质可被挤压至淋巴结边缘。因此，声像图表现可能酷似恶性淋巴结。当病变发生干酪样坏死时，淋巴结内可出现小片状低-无回声区（代表液化坏死），包膜下可出现碎片样的高回声区（代表凝固性坏死）。当液化坏死较明显时，探头加压可见肿物质地软而有流动性，代表结核性脓肿，病程继续进展可穿破周围软组织而形成窦道。当病程较长时，淋巴结缩小，淋巴结内部可能会出现粗大钙化强回声。粗大钙化是诊断结核比较特异性的征象，但在少数情况下，大钙化还可见于一些转移性淋巴结放化疗后，应结合病史进行鉴别。值得注意的是，在结核病变中，增殖、干酪样坏死、钙化、寒性脓肿多种时期病变可同时存在，这也是提示本病的重要线索之一。

病例22

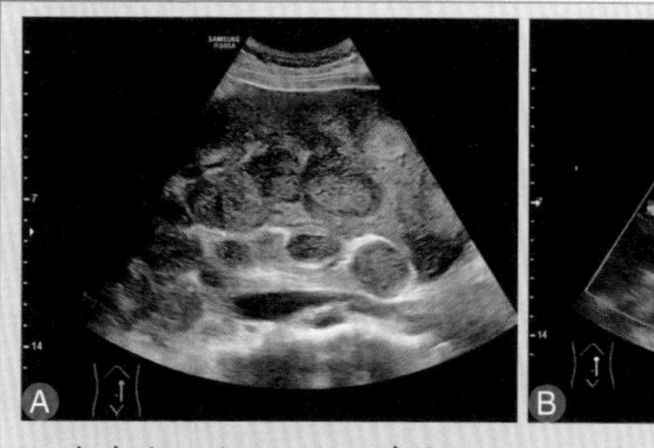

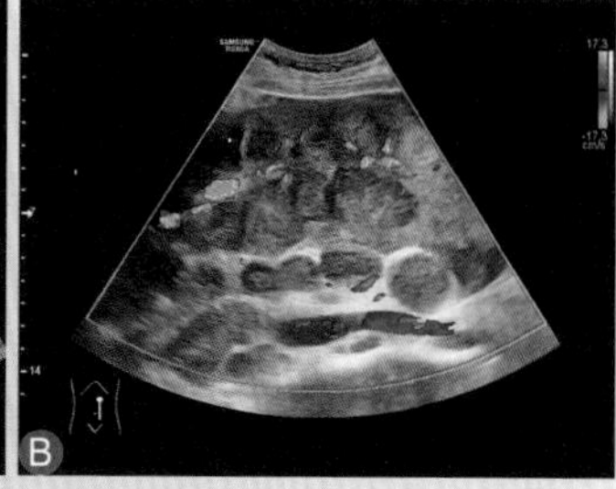

A.患者左下腹腔纵断面声像图；B.同一患者左下腹腔纵断面CDFI。

图6-22

问题

1.请描述图中声像图的异常表现。

2.请描述最可能的诊断及鉴别。

我的答案

答案

1.声像图显示腹腔肠系膜可见多发肿大淋巴结，部分相互融合，呈“串珠样”排列，淋巴门结构消失，彩色多普勒可见正常血管穿行。

2.最可能的诊断为淋巴瘤。需要与炎症和感染性淋巴结、转移瘤相鉴别。

点评

不同患者腹腔内淋巴结肿大的原因不同。对于儿童，腹腔内淋巴结发育旺盛，腹腔内淋巴结出现增生状态，故临床上儿童肠系膜淋巴结常见，尤其是当使用高频超声探头检查时，肠系膜淋巴结很容易检查，但是绝大多数情况下都没有临床意义。而在成年人中，腹腔内淋巴结逐渐被其他组织代替，淋巴细胞功能逐渐退化，腹腔内淋巴结一般不可见，而当其肿大时一般具有一定的原因。一般来说，炎症和感染性是最常见原因，如急性胆囊炎、急性阑尾炎、急性肠炎等。恶性淋巴结肿大包括淋巴瘤和转移瘤也需要考虑，尤其是当淋巴结肿大的程度较明显时。腹膜后及门静脉周围的淋巴结肿大原因不具有特异性，但肠系膜的淋巴结明显肿大时，多是非霍奇金淋巴瘤。

腹腔淋巴结肿大在超声检查中常被忽视，可能的原因是腹壁较厚，被胃肠道内气体干扰，或是有时肿大的淋巴结与邻近腹部器官相比，通常接近于等回声。它们必须被识别为与实体器官和肠管分离的圆形或卵圆形肿物。高频探头对于近腹壁的淋巴结具有较好的检出率，低频探头更有利于深部淋巴结的检出，高频与低频探头结合使用可有助于提高腹腔淋巴结的检出率。当探头加压把其上覆盖的肠管结构推开后，腹膜后和肠系膜淋巴结更容易显示。在超声引导下进行穿刺活检时，加压也是至关重要的，即使是小的淋巴结也可以进行穿刺活检。

病例23

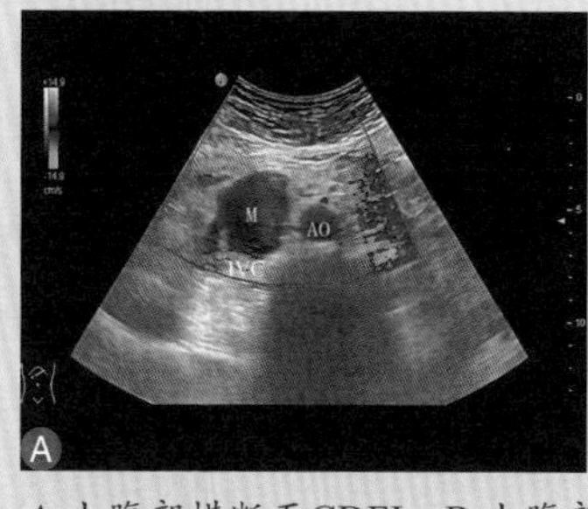

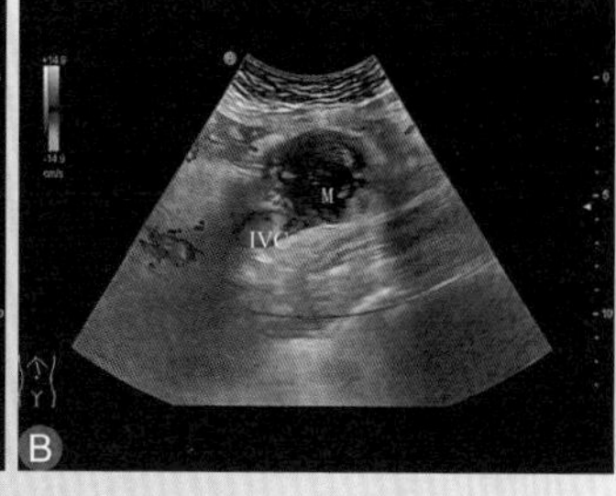

A.上腹部横断面CDFI；B.上腹部纵断面CDFI。M：病变；AO：腹主动脉；IVC：下腔静脉。

图6-23

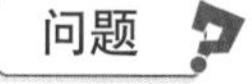

问题

1.请描述图中声像图异常及可能的诊断。

2.该患者为男性，请问还应注意检查什么部位？最可能的诊断是什么？

我的答案

答案

1.声像图显示腹膜后下腔静脉旁低回声包块，边界尚清，内部回声欠均匀，彩色多普勒显示其内血流信号不丰富，临近下腔静脉呈受压改变。可能的诊断包括腹膜后转移性淋巴结、恶性淋巴瘤、神经源性肿瘤、异位嗜铬细胞瘤和间叶组织来源肿瘤等。

2.如患者为男性，则应注意扫查睾丸有无肿瘤，因为睾丸肿瘤转移的首站位置是下腔静脉旁淋巴结。该患者为老年男性，有睾丸肿瘤病史，故诊断为转移。

点评

腹膜后肿瘤包括原发性和继发性两种。原发性肿瘤是指来源于腹膜后间隙和大血管的非器官性肿瘤，60%～85%为恶性，其余可为交界性或良性，组织来源繁多，包括间叶组织来源肿瘤、神经源性肿瘤、泌尿生殖嵴肿瘤、胚胎残余组织肿瘤和来源不明或不能分类肿瘤，其中以间叶组织来源和神经源性肿瘤最为多见。除嗜铬细胞瘤外，一般无明显临床症状。腹膜后肿瘤组织来源多样，超声图像缺乏特异性，超声不能诊断肿瘤的组织来源，但研究发现其内部回声特征与肿块内的结构具有一定的相关性，肿瘤内呈低回声，多为组织结构均匀一致的实性肿瘤，各界面声阻抗差一致，如淋巴瘤、平滑肌肉瘤等；肿块内呈中强回声，多为结构紊乱的实质性肿瘤，各界面声阻抗差别大，如脂肪肉瘤、恶性间皮瘤等；肿瘤内呈混合性回声特征，多见于畸胎瘤、血管外皮瘤等。腹膜后转移性肿瘤患者多有原发性肿瘤的病史，超声检查除发现腹膜后肿大淋巴结的征象外，有时还可以发现腹腔内原发病变的征象，一般不难作出诊断。如无原发性肿瘤的病史，超声也未能显示原发灶，而只见肿大淋巴结者，应与腹膜后恶性淋巴瘤相鉴别。

经淋巴道转移至腹膜后间隙的肿瘤多发生于消化道或生殖系，淋巴转移的途径因原发肿瘤部位的不同而不同。例如，胃癌的腹膜后转移，首先到达脾动脉和胃左动脉淋巴结，其次侵犯腹腔动脉旁淋巴结。晚期，腹主动脉旁肿大的淋巴结可丛集或相互融合呈块状；结肠癌首先侵犯肠系膜血管周围淋巴结和肠系膜根部淋巴结，继而累及腹主动脉旁淋巴结；子宫、宫颈和卵巢癌则向骶前、髂血管旁和腹主动脉旁淋巴结转移。值得注意的是，睾丸的淋巴回流与睾丸静脉伴行。左侧沿左肾静脉进入左肾门淋巴结；右侧沿右肾静脉进入下腔静脉旁淋巴结。睾丸淋巴回流与阴茎、阴囊皮肤的淋巴回流显著不同，后者进入腹股沟淋巴结。认识上述特点，对于理解不同部位肿瘤转移的规律具有重要意义。

病例24

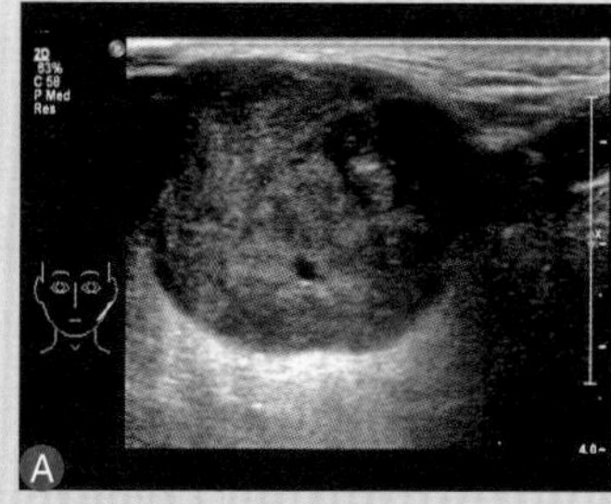

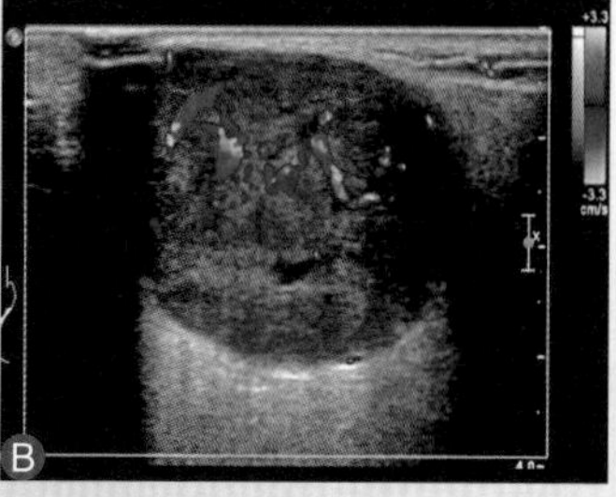

A.左侧腮腺长轴切面声像图；B.切面对应的CDFI。

图6-24

问题

1.请描述图中声像图的异常表现及最可能的诊断。

2.请问该病变是否会恶变？鉴别诊断有哪些？

我的答案

答案

1.声像图显示腮腺内可见一低回声结节，边界尚清，内部回声欠均匀，后方回声增强；彩色多普勒结节上部可见较丰富血流信号。常见的腮腺肿瘤包括腮腺多形性腺瘤、腺淋巴瘤等，根据声像图，最可能的诊断为多形性腺瘤。

2.腮腺多形性腺瘤，又称混合瘤，是颌面部最常见的良性肿瘤，占全部涎腺良性肿瘤的80%～90%，最常见于腮腺浅叶。肿瘤由肌上皮细胞、软骨样组织及黏液样物质等构成，因此称为混合瘤。多形性腺瘤可恶变，如结节存在15年病程以上，恶变率约9.5%。鉴别诊断包括腺淋巴瘤、黏液表皮样癌、腮腺导管癌等。

点评

多形性腺瘤多发生在大涎腺，约80%发生于腮腺，10%发生于颌下腺，10%发生于口腔或鼻腔、鼻旁窦及上呼吸道的小涎腺，占全部涎腺良性肿瘤的90%。可发生于任何年龄，男女比例无差别，大小不一，边界清晰，呈圆形或分叶状的实性低回声，内部回声欠均匀，黏液成分比较多时可见散在分布的液性无回声区，可见中等量血流信号，典型者周边呈“提篮样”分布。

最需要与之鉴别的是腺淋巴瘤（附图6–5），又称淋巴乳头状囊腺瘤，或Warthin瘤，占涎腺良性肿瘤的6%～10%，几乎均发生于腮腺，多见于中老年男性吸烟者。病理上腺淋巴瘤有薄的纤维包膜，上皮组织形成大小不等的囊腔样结构，腔内有乳头突入，含有黏液或胶冻样物，或为棕色干酪样物。镜下见由上皮及淋巴组织两种成分，其间有基底膜相隔。超声表现为椭圆形低回声肿物，边界一般清晰，包膜回声薄而大多完整，肿瘤组织由于透声性较好，大部分后方回声增强。内部回声较低，内可见多发线带样高回声形成“网格样”改变，囊变较常见，钙化少见，血流呈分枝状分布比较多。

多形性腺瘤的生物学特性属于交界性肿瘤，具有易种植、好复发的特点，反复复发容易发生恶变。世界卫生组织将恶性多形性腺瘤分为3类：①癌在多形性腺瘤中；②癌肉瘤；③转移性多形性腺瘤。其中癌在多形性腺瘤中最常见，占所有涎腺癌的12%，发病高峰年龄在60～70岁，绝大多数为导管癌，其余少见类型包括肌上皮癌、上皮–肌上皮癌等，病理报告中应该明确指出癌的类型与比例，因为和生物学行为密切相关。

超声鉴别多形性腺瘤是否发生恶变可从以下几方面考虑。首先，从病史上来说，如果患者病史比较长但是短期出现生长迅速，甚至出现疼痛、面瘫症状的时候，则需要警惕是否发生了恶变。其次，从超声图像上而言，良恶性混合瘤的超声征象重叠较多，鉴别能力有限，最主要的还是看边缘。良性混合瘤呈膨胀性生长，与周围组织分界清晰，恶性病变呈浸润性生长，边界局部不规整，但文献报道表现为边界不清的恶性多形性腺瘤病变只占30%。最后，当肿瘤内囊性成分增加的时候也是提示恶性的一个征象，可能与肿瘤生长过快、局部组织缺血坏死有关。

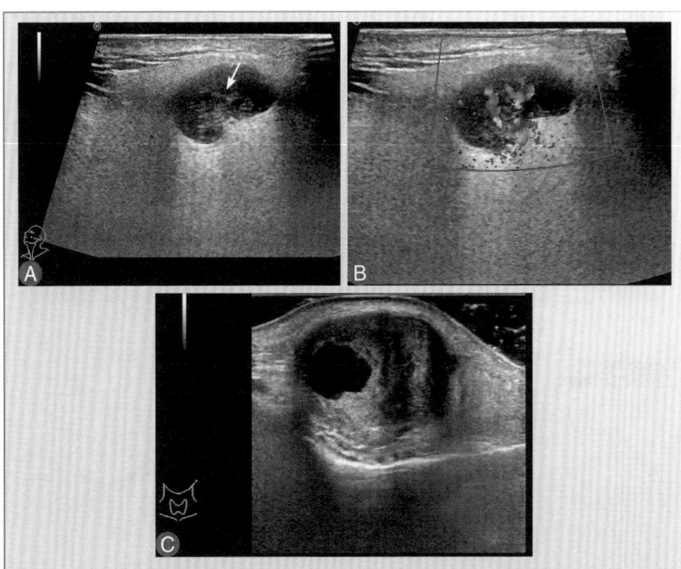

A.典型腺淋巴瘤二维声像图；B.腺淋巴瘤典型分支样血流信号分布；C.多形性腺瘤恶变，恶变成分为导管癌。需要注意二维超声中结节边缘不规整区域（箭头）及结节内部出现囊变。

附图6-5

病例25

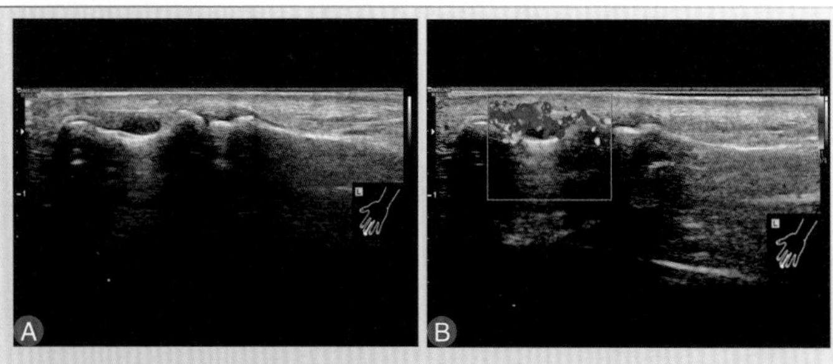

A.年轻女性，中指远节指骨甲下结节灰阶声像图；B.中指远节指骨甲下结节CDFI。

图6-25

问题

1.请描述图中声像图的异常表现及诊断。

2.请问该患者可能提示诊断的症状为?

我的答案

答案

1.声像图显示指骨甲下低回声结节，边界清晰，紧邻深方指骨表面。CDFI显示结节内血流信号丰富，考虑诊断为血管球瘤。

2.血管球瘤患者多有明显的局部按压锐痛或冷刺激痛。

点评

血管球瘤起源于小动静脉吻合处的神经肌动脉球即血管球组织。血管球最常见分布部位为甲床下或掌侧指尖，内含大量神经末梢，感受机体刺激后可调节动静脉吻合的开放，以调整局部温度。血管球瘤是一种良性肿瘤，除甲床和手指外，也可见于筋膜、肌腱、关节囊、肌肉、骨膜和骨内，甚至内脏。典型临床表现为瘤体受压或冷刺激后，引起阵发性疼痛。

典型声像图表现为甲床下的低回声结节，一般大小为数毫米，边界清晰，深方指骨可呈现受压改变。CDFI显示瘤体内丰富血流信号。除血管球瘤外，机体内其他受压后诱发疼痛或合并自发性疼痛的软组织肿瘤还包括血管平滑肌瘤（常见女性的下肢软组织）、创伤性神经瘤（多有外伤史）、小汗腺螺旋管腺瘤。

病例26

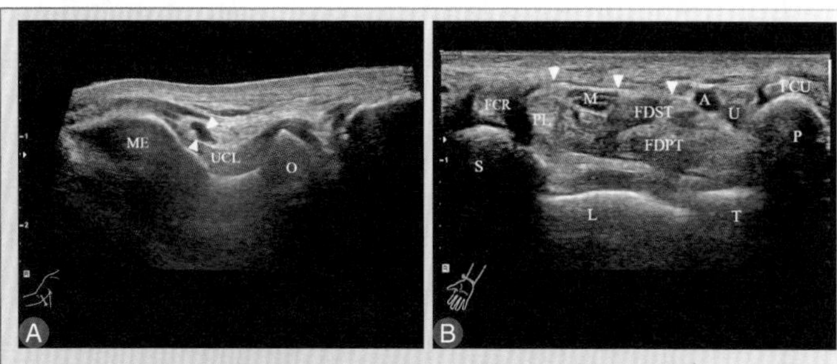

A.腕管横断面声像图；B.肘管横断面声像图。

图6-26

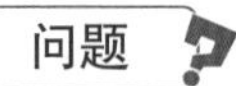

1.请识别三角箭头及不同英文字母缩写所指示的解剖结构?

2.请描述图B中M所示结构及图A中三角箭头所指示结构的超声扫查技巧。

我的答案

答案

1.图A：白箭头所示结构为尺神经。ME：肱骨内上髁；O：尺骨鹰嘴；UCL：尺侧副韧带后束。图B：白箭头所示结构为腕横韧带。FCR：桡侧腕屈肌；PL：拇长屈肌腱；M：正中神经；FDST：指浅屈肌腱；FDPT：指深屈肌腱；A：尺动脉；U：尺神经；FCU：尺侧腕屈肌；S：舟骨；L：月骨；T：三角骨；P：豆骨。

2.外周神经的超声扫查应注意进行神经短轴切面的连续动态观察。

点评

进行外周神经的超声检查之前，首先应熟悉神经的走行和局部解剖关系。在满足穿透力的情况下，尽量选择高频探头，必要时高频、低频探头交替使用。外周神经多与血管伴行，可利用彩色多普勒超声确定血管来帮助寻找外周神经。先沿神经短轴进行横断面上下连续扫查，判定神经结构后，探头旋转90°追踪神经长轴进行纵断面扫查，并注意与血管、肌腱、韧带相鉴别。

神经纤维为外周神经的基本构成单位，是神经细胞突起的延伸部分，中心为轴突，外周由鞘膜细胞组成的鞘状结构包绕。每条神经纤维均被纤细的神经内膜包裹；多条神经纤维相互聚集形成神经纤维束，并被致密的神经束膜包裹；数目不同的神经纤维束被较为疏松的神经外膜包裹后形成神经干。外周神经纵断面声像图表现为多发的相互平行的低回声束，其内可见不连续的强回声分隔；横断面表现为多发小圆形低回声束，周边为强回声线包绕形成网状结构。对应的组织学检查表明：低回声束代表神经结构中的神经纤维束，强回声线为包裹在神经纤维束周围的神经束膜与束间纤维脂肪隔。这种束状结构在大多数的外周神经均可见到，探头频率越高，其束状结构越清晰。当探头频率较低、神经受挤压（如穿越神经孔、骨纤维管等狭窄空间）、神经位置深在或神经较纤细时，这种束状结构可变得模糊不清，甚至仅表现为带状低回声。

皮下组织也称皮下脂肪或浅筋膜，由含有脂肪的疏松结缔组织构成。皮下组织的厚度随脂肪含量的多少而不同。其声像图表现为较均匀的低回声，内部可见网状分布的线样强回声，代表结缔组织分隔。分隔走行大部分与皮肤平行或略倾斜。轻置探头，被压瘪的皮下浅静脉能够被显示，呈位于分隔内的椭圆形或长条形无回声结构。有时，探头频率足够高（ >12 MHz ）的情况下，仔细分辨可见浅静脉旁的细小皮下神经断面结构，呈筛网状表现（附图6-6）。

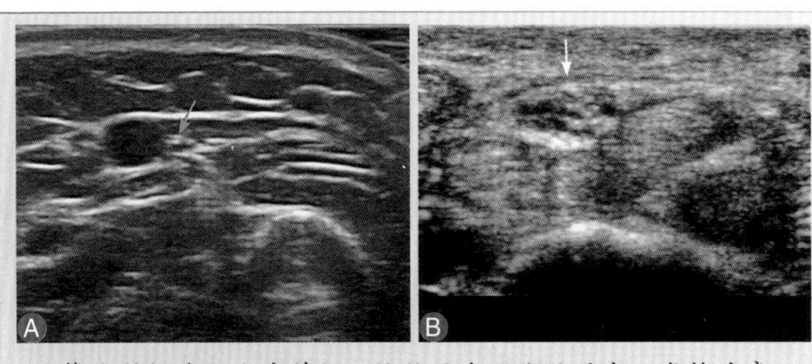

A.箭头所指为细小皮神经，恰位于皮下脂肪层内，浅静脉旁；
B.箭头所指为腕部正中神经，恰位于腕管内，腕横韧带深方。

附图6-6

病例27

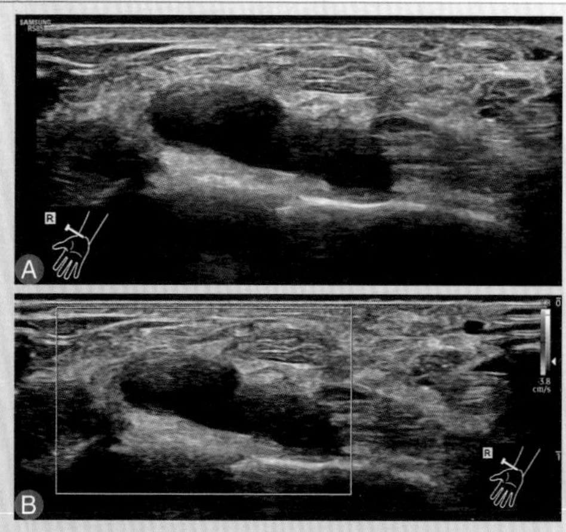

29岁女性，手腕部肿胀疼痛。A.腕关节掌侧横切面声像图；B.腕关节掌侧横切面CDFI。

图6-27

问题

1.请描述图中声像图表现、诊断，以及本病的好发部位。

2.请问介入超声在该病中的应用价值如何？有什么优势和局限性？

我的答案

答案

1.声像图显示手腕部关节附近呈类圆形的无回声，边界清晰，后方回声增强，CDFI显示无回声内无血流信号。考虑诊断为腱鞘囊肿。腱鞘囊肿好发于手腕及足踝区。

2.在超声引导下对囊肿内容物抽吸并将囊壁进行穿刺（附图6-7），可有效地将囊肿体积缩小，从而缓解患者症状。其优势是方便、快捷、微创，但也存在囊肿容易复发的局限性。

点评

腱鞘囊肿是临床上十分常见的关节旁肿物，好发于手指、手腕、踝关节，常贴附于关节、肌腱旁。囊内含有胶冻状、黏液样稠厚液体。因为角度不同，腱鞘囊肿的名称和定义很多，所以较为混乱。如果从其内容物角度来看，因为是黏液，所以将其命名为黏液囊肿；如果从其壁的角度来看，因为壁由关节滑膜包绕，所以可称为滑膜囊肿，如果形成时间久远，看不到深方与关节腔的关系，可称为腱鞘囊肿。

其产生的真正病因不清，目前比较流行的解释是关节滑膜疝理论，即关节滑膜由于关节腔内压力增高，自关节囊薄弱点向关节外疝出，此时形成与关节相通的滑膜囊肿，囊壁为连续的滑膜细胞。随着滑膜囊肿的不断增大，囊内压力的增加，滑膜囊肿逐渐向软组织内延伸，与关节相连的通道中断。此时的囊壁滑膜细胞在囊内压力的影响下，形成不连续的扁平细胞，而非真正的滑膜上皮。滑膜囊肿在向组织扩展的过程中往往沿组织内既有结构延伸，如肌腱、神经、血管等，形成所谓的腱鞘囊肿。因此，凡超声显示皮下囊肿均可诊断腱鞘囊肿，这个囊肿可以发生在肌肉内、关节旁、神经旁、韧带内、血管旁。

声像图表现为关节或肌腱附近的囊状无回声结构，关节附近者形态多不规则，内部可见分隔，仔细观察囊肿深方与关节相通。陈旧囊肿内部回声增多，可见粗大的分隔，部分囊肿可类似实性肿物回声。腱鞘囊肿质韧，探头加压几乎不能被压缩，从而与关节积液相鉴别，后者经过探头加压后可产生明显形变。

对于造成症状的腱鞘囊肿，需要进行治疗。可以选择的治疗方式包括开放手术、关节镜手术及超声引导下抽吸治疗。一项Meta分析显示，三者复发的概率分别为21%、6%和59%，产生并发症的风险分别为14%、4%和3%。对于不愿进行手术的患者，在超声引导下腱鞘囊肿抽吸治疗是安全有效的治疗方法（附图6-7）。但是需要在进行操作前取得患者知情同意，让患者了解到这种治疗方式复发率较高。在进行治疗的过程中，先使用5 mL注射器进行局部麻醉，之后由于腱鞘囊肿内囊液黏稠呈胶冻状，所以更换更粗的50 mL注射器针头进行抽吸。即便如此，仍有部分患者无法成功抽出囊液，属正常情况。之后在囊壁上的不同区域反复穿刺造成穿孔，从而使得囊液外流，减少囊肿内张力。之后在局部注射激素（是否需要此步骤尚存在争议），无菌敷料覆盖针孔，完成治疗。

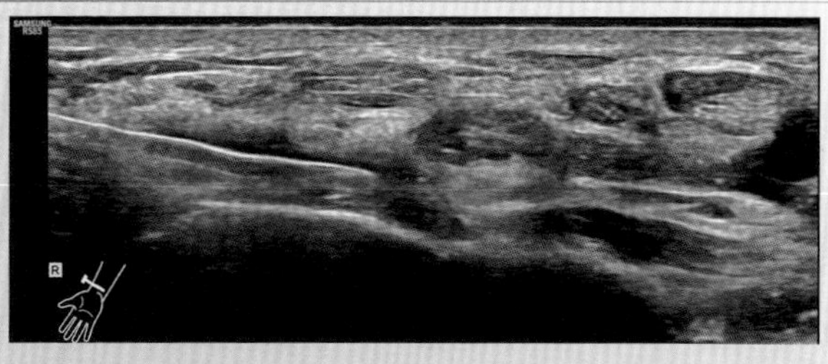

与图6-27为同一患者，知情同意后超声引导下进行腱鞘囊肿抽吸治疗。抽吸并刺破囊壁后，囊肿明显变小。后随访患者，肿胀及疼痛症状完全消失，随访3个月无复发征象。

附图6-7

病例28

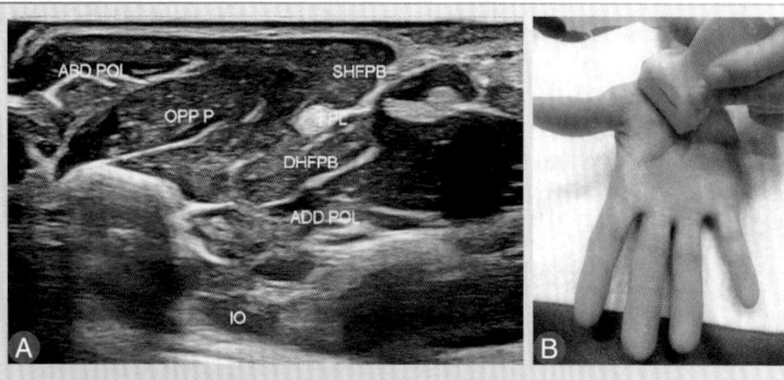

A.健康志愿者大鱼际声像图；B.对应探头放置位置。

图6-28

（图像来自澳大利亚StephenBird教授）

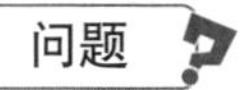

问题

1.请描述图A中不同英文缩写所代表的解剖结构。

2.大鱼际各肌肉如果发生萎缩，请问是否能够提示尺神经或正中神经卡压?

我的答案

答案

1.ABD POL：拇外展肌；OPP P：拇对掌肌；SHFPB：拇短屈肌浅头；FPL：拇长屈肌腱；DHFPB：拇短屈肌深头；ADD POL：拇内收肌；IO：骨间肌。

2.以FPL为界限，其浅方、桡侧的肌群如果发生萎缩，提示正中神经卡压，其深方、尺侧的肌群如果发生萎缩，提示尺神经卡压。

点评

当尺神经或正中神经卡压临床症状、超声征象模棱两可时，可以根据大鱼际各肌肉是否发生萎缩及萎缩的分布状态进行判断，从而对诊断或排除诊断提供帮助。在大鱼际进行横切面扫查，其中高回声的解剖结构是拇长屈肌腱。正中神经支配其浅方及桡侧的肌肉，而尺神经支配其深方、尺侧的肌肉。因此，当正中神经或尺神经发生卡压时，大鱼际不同位置的肌肉就会发生去神经萎缩，表现为回声增强、体积缩小。

大鱼际肌群声像图解剖见附图6-8。

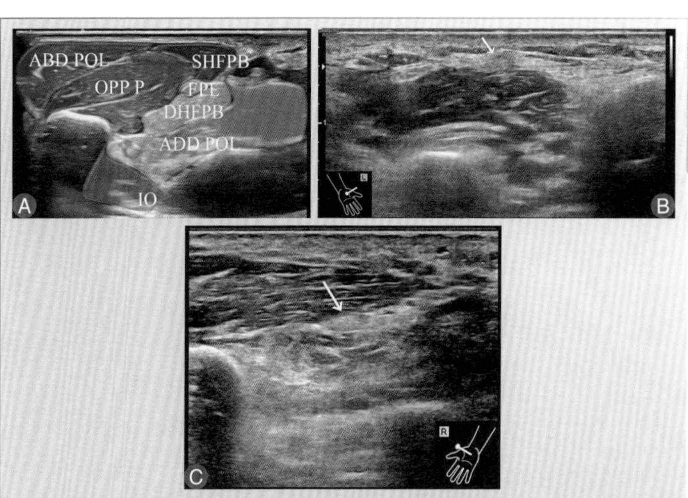

A.冷色调区域肌肉由正中神经支配，暖色调区域肌肉由尺神经支配；B、C.白箭头均指向拇长屈肌腱。腕管综合征患者（图B），拇长屈肌腱浅方及桡侧的肌肉萎缩；肘管综合征患者（图C），拇长屈肌腱深方及尺侧的肌肉萎缩。

附图6-8

病例29

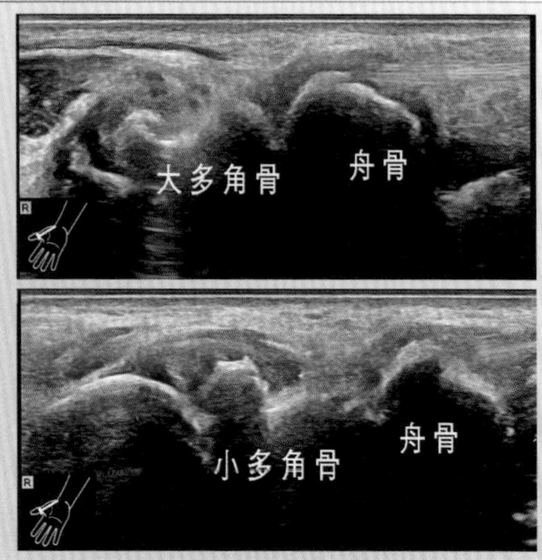

老年男性，手腕桡侧疼痛，患者疼痛处扫查声像图。

图6-29

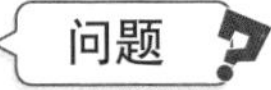

1.请描述图中声像图表现及诊断。

2.请问存在该疾病时最容易合并的肌腱损伤是什么？

我的答案

答案

1.局部疼痛处舟骨、大多角骨、小多角骨表面骨质不规则，可见骨赘形成，符合舟骨-大多角骨-小多角骨骨性关节炎。

2.由于解剖关系密切，最容易合并桡侧腕屈肌腱的损伤。

点评

舟骨-大多角骨-小多角骨关节又称STT关节（附图6-9）。其骨性关节炎在老年人中常见，在超声上表现为骨表面不规则，同时可合并滑膜炎。桡侧腕屈肌腱由于临近STT关节，骨赘的磨损可导致其发生腱鞘滑膜炎甚至断裂。

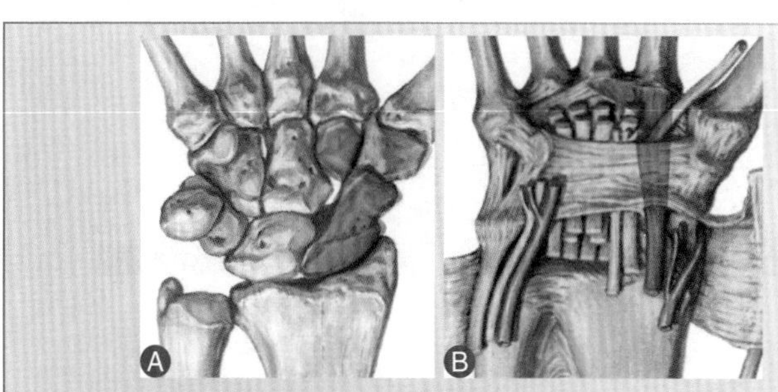

A.舟骨（红色）-大多角骨（绿色）-小多角骨（蓝色）关节（STT关节）；B.桡侧腕屈肌腱与STT关节关系密切。

附图6-9

在进行腕关节超声检查前，需要进行简单病史询问，从而根据患者症状进行有重点的超声扫查。不同位置的肿胀、疼痛、不适，可提示不同解剖结构的病变。例如，①背侧偏尺侧症状提示：腕关节滑膜炎、尺侧腕伸肌腱病变、桡三角韧带病变、纤维三角软骨复合体病变。②背侧偏桡侧症状提示："妈妈手"、舟月韧带病变、腕关节滑膜炎、背侧腱鞘囊肿、STT骨关节炎、交叉综合征。③掌侧偏桡侧症状提示：STT骨关节炎、桡侧腕屈肌腱病变、第一腕掌关节骨性关节炎。④掌侧偏尺侧症状提示：尺侧腕屈肌腱病变、三角骨-豆骨关节骨性关节炎。

病例30

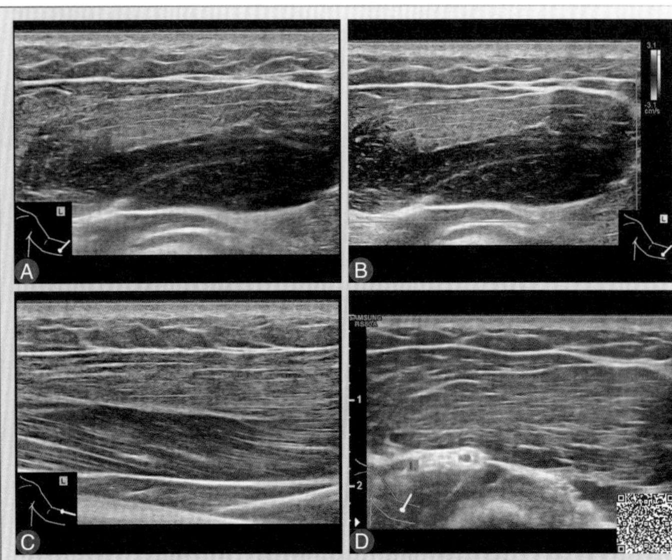

25岁女性，打羽毛球后前臂肌肉酸痛。A.前臂肌肉酸痛处横断面灰阶声像图；B.前臂肌肉酸痛处彩色多普勒声像图；C.前臂肌肉酸痛处长轴断面灰阶声像图；D.前臂肌肉酸痛处连续横断面灰阶声像图（动态）。

图6–30

问题

1.请描述图中的声像图表现及诊断。

2.请对该病例进行鉴别诊断。

我的答案

答案

1.桡侧腕长肌及桡侧腕短肌回声不均，可见不均质回声增高及减低区，边界欠清，考虑为各向异性伪像，即该患者声像图为正常。

2.如适当改变声束入射方向即可改变肌肉内回声，则可断定是各向异性伪像造成的回声不均，而非病理改变。需要与延迟性肌肉酸痛或其最严重的形式横纹肌溶解进行鉴别。二者回声增高区域更为明显，且不能通过改变声束入射方向而使其回声发生变化。

点评

各向异性伪像是指由于超声声束与目标结构不垂直，导致正常的结构在超声上回声偏低，是肌骨超声中常见的伪像。最常发生的结构是肌腱、韧带，在肌肉中发生的各向异性伪像却往往被忽略，如本例。当超声声束垂直于表面光滑的线性结构入射时，回波也垂直回到探头，此时肌腱表现为正常的偏高回声。但如果声束与所显示的结构存在一定角度，回波也会“斜着”回到探头，探头不识别回波水平方向的能量，因此肌腱、韧带被“错误”地显示为回声偏低（附图6-10）。由于腱病或撕裂也表现为肌腱、韧带内的低回声，因此各向异性伪像可造成假阳性的诊断。

应对方法：在进行肌肉骨骼超声检查时，需要不断调整探头方向和位置，包括倾斜、前手加压、后手加压，使声束尽可能与目标物垂直。当遇到本应为偏高回声的结构呈低回声改变时，应反复调整探头，确认低回声改变是由病变所致，而非各向异性伪像。

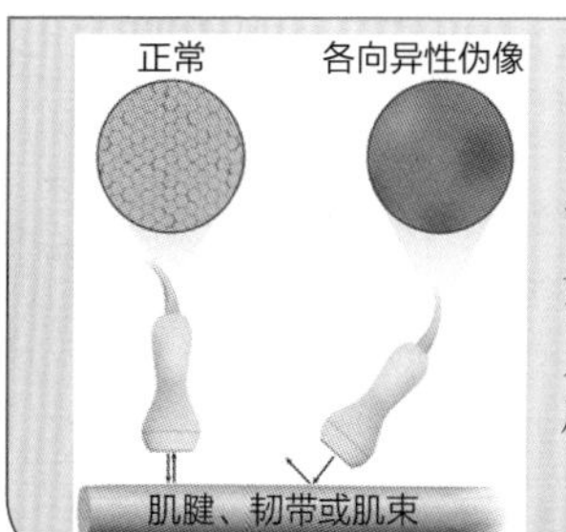

当超声声束垂直于各向异性的结构（如肌腱）入射时，回波也垂直回到探头，此时，肌腱表现为正常的偏高回声（左侧圆圈）。如果声束与所显示的结构存在一定角度，回波也会“斜着”回到探头，探头不识别回波水平方向的能量，因此肌腱被“错误”地显示为回声偏低（右侧圆圈）。

附图6-10

病例31

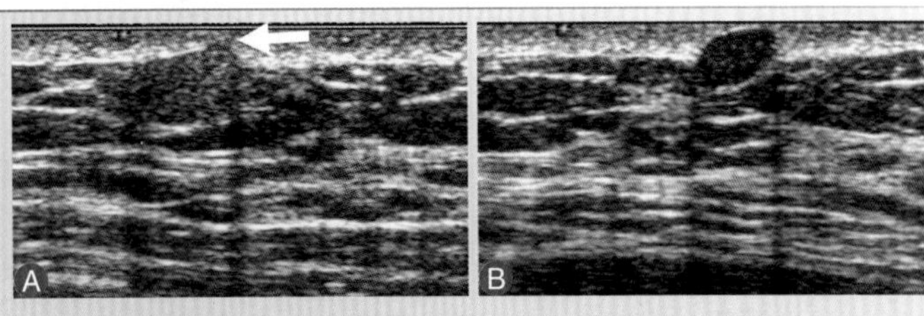

A.患者1体表肿物声像图；B.患者2体表肿物声像图。

图6-31

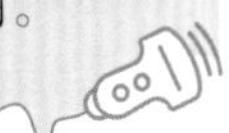

问题

1.请描述图中的声像图表现及二者的共同特点。

2.请问本例可能的诊断是什么?

我的答案

答案

1.声像图均显示边界清晰的低回声结节，图A显示结节主体位于脂肪层内，但结节浅方可见条索样低回声连于皮肤（箭头）；图B显示结节主体位于皮肤层。二者共同的特点为与皮肤关系密切。

2.本例的可能诊断包括皮脂腺囊肿，表皮样囊肿，钙化性上皮瘤。

点评

皮脂腺囊肿为非真性肿瘤，为皮脂腺排泄受阻形成的潴留性囊性病变。好发于皮脂腺分布密集的部位如头、面及背部。囊肿内为皮脂与表皮角化物聚集的油脂样豆渣物。根据病程的长短，囊肿大小可为数毫米至数厘米。部分患者有挤压排出“豆渣样”物病史。声像图表现为边界清晰的圆形或椭圆形病变，多数有完整包膜伴侧边声影，内部为较均匀的点状低回声，后方回声增强。由于皮脂腺位于真皮层毛根旁，开口于毛囊，所以高频超声显示皮脂腺囊肿的位置有三种类型：病变完全位于皮肤层、病变主体位于皮肤层，部分凸向皮下脂肪层、病变主体位于脂肪层内，但总有一部分位于皮肤层内。探头勿加压，需仔细扫查，多数皮脂腺囊肿浅层可见一纤细低回声延续至皮肤表面，代表毛根。CDFI显示皮脂腺囊肿内无血流信号，除非合并感染。

表皮样囊肿一般认为是由明显或不明显的外伤导致表皮进入皮下生长而形成的囊肿。多见于易受外伤或摩擦的部位，如臀部、肘部、胫前部、注射部位。囊肿壁由表皮组成，囊内为角化鳞屑。声像图表现为边界清晰的圆形或椭圆形低回声病变，边界清晰。由于表皮不断生长角化，典型者内部呈“洋葱皮样”特征或见环形钙化。体积较大者可合并破裂及感染，探头加压内部可见流动征象。合并感染时，周边组织水肿增厚，回声增强并可见血流信号。

钙化上皮瘤又称毛母质瘤，约40%发生于头颈部，生长缓慢，一般无自觉症状，少数有压痛感。钙化上皮瘤占皮肤肿瘤的0.5%～1.6%。本病可发生于任何年龄，以青少年最为多见，是20岁以下青少年最常见的皮肤实性肿瘤。钙化上皮瘤目前多认为来源于毛乳头，钙化是继发性改变，因而瘤体起源于真皮层。声像图表现为边界清晰的圆形或椭圆形肿物，常见于面部、耳前、颈部及上肢。瘤体生长缓慢，多数直径<3 cm。瘤体主要位于皮肤层内，内部回声欠均匀，以低回声为主。约85%的病变内可见钙化灶，为本病典型的声像图特征。CDFI显示部分肿物内可见丰富血流信号。

病例32

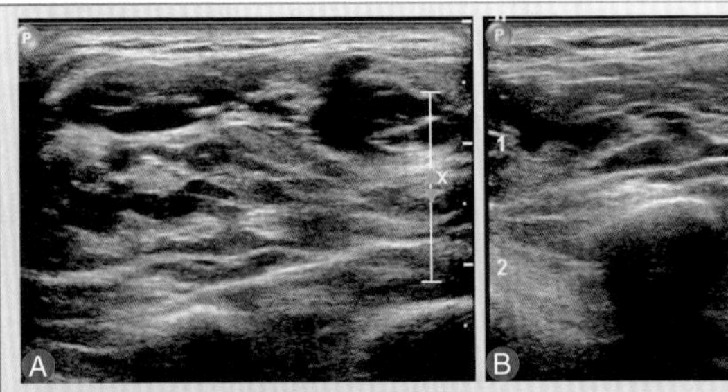

A.患者前臂肿物处未加压声像图；B.患者前臂肿物处加压后声像图。

图6-32

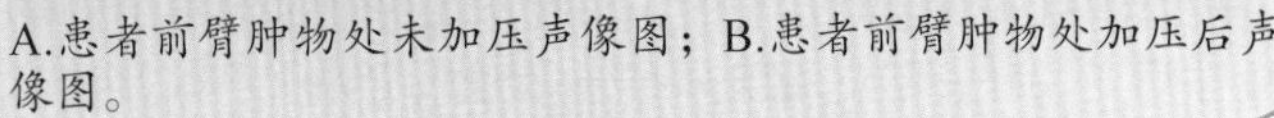

问题

1.请描述图中声像图表现及可能的诊断。

2.请问CDFI对诊断有无帮助?

我的答案

答案

1.声像图显示皮下脂肪组织与骨之间混合回声病变，边界不清，内部回声不均匀，局部以无回声为主，呈“网格样”结构。加压扫查（图B）后，病变明显被压缩，无回声区域消失。考虑诊断为软组织内血管瘤。

2.软组织内的血管瘤多为海绵状血管瘤，大部分为流动缓慢的静脉血流，因此CDFI帮助不大，主要用来判断有无动静脉瘘的存在。

点评

根据内皮细胞有无增殖并形成肿块，血管源性的肿物可分为血管瘤和血管畸形。前者往往在经历了快速增长期后进入一个稳定阶段，甚至最终自行退化，通常所称的毛细血管瘤即为此类；后者则在出生时即存在，并随身体发育而生长，但不存在细胞增殖，没有最后的退化改变，因而严格者应称为血管畸形，大部分血管瘤归为此类，包括海绵状血管瘤、蔓状血管瘤及动静脉畸形。血管瘤占良性软组织肿瘤的17%左右，可发生在皮肤、皮下组织、肌肉层，甚至累及骨骼。病变可局限分布，存在包膜；也可广泛生长，与周围正常组织交错排列。存在动静脉畸形者，由于患侧血流灌注异常，往往合并双侧肢体发育不平衡。某些动静脉畸形还和一些综合征相关，如Kasabach-Merrit综合征、Klippel-Trenaunay-Weber综合征等。

发生于四肢软组织内的血管瘤以海绵状血管瘤多见，位置表浅累及皮肤者，局部软组织可见明显肿胀，皮肤呈现深浅不同的蓝紫色。位置深在者主要表现为软组织内肿物，肌肉累及以股四头肌和小腿三头肌最为常见。声像图表现为软组织内梭形、圆形或卵圆形肿物，边界清晰或边界不清晰，内部回声不均匀，以低回声者多见，瘤体内血窦管壁形成典型的“蜂窝状”结构声像图。有时病灶内可见静脉石形成的强回声，可提示诊断。血管瘤的超声检查注意动态观察：①当探头加压时瘤体质软易于压缩，同时由于挤压血窦，窦壁相对密集，声界面增多，瘤体回声增加。②增加患侧肢体的静脉压力，如下肢血管瘤时取站立位，此时血窦扩张，瘤体可见明显增大。CDFI检查时，除合并动静脉畸形外，由于瘤体内血流缓慢，多无血流信号显示。挤压探头时液体瞬间流动可形成彩色多普勒血流信号。

病例33

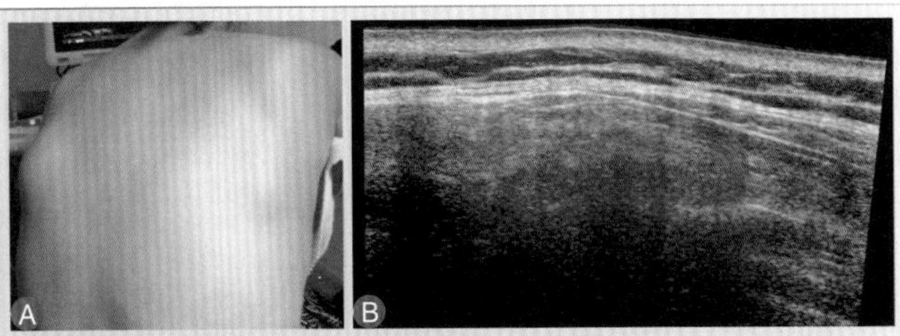

A.女性患者，50岁，肩胛下角区肿物，患者后背体表照片；B.患者背部肿物纵断面声像图。

图6-33

问题

1.请描述病变确切部位及层次。

2.请问声像图表现有无确诊意义?

我的答案

答案

1.体表图片显示肿物恰位于肩胛下角处，局部向外隆起。声像图显示病变位于肌肉组织深方，与肋骨分界不清晰。

2.本例病变声像图显示略呈椭圆形，边界尚清晰，内部回声不均匀，可见多发条索样强回声，平行皮肤排列，类似脂肪瘤的回声。然而其位置深在，质地硬韧，符合弹力纤维瘤的表现。

点评

弹力纤维瘤是发生于软组织中的一种少见、类肿瘤病变，于1961年由Jarvi和Saxen首先报道。因好发于背部，故开始将其命名为背部弹力纤维瘤。病变由大量增生肥大的弹力纤维构成。目前较为一致的认识是其并非真性肿瘤，而是增生性瘤样病变，多因反复创伤或摩擦造成弹力组织增生退变所致。弹力纤维瘤生长速度缓慢，目前无恶变报道。

本病好发于50岁以上老年人，女性多于男性，常位于肩胛下角区，多为单发，亦可双侧发病。最典型的发病部位是背部肩胛下角区，6~8肋水平，在前锯肌、背阔肌和菱形肌的深层，与胸壁紧密粘连。嘱患者含胸、弓背后，瘤体显示清晰。

由于增生纤维与周围组织交织分布，故声像图多表现为肩胛下角区肌肉层深方边界不清晰，无包膜的肿块。内部有条索状的高回声和低回声，为瘤体内的纤维组织和脂肪组织交替分布所致。CDFI检查多无明显血流信号。

病例34

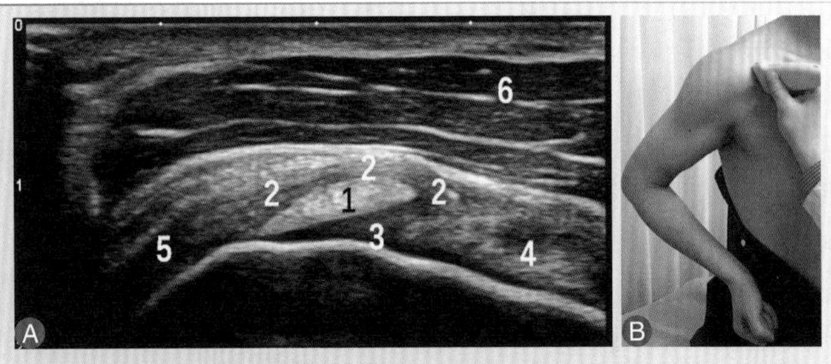

A.健康志愿者肩关节声像图；B.探头放置于对应肩关节位置照片。

图6–34

问题

1.请描述图A中不同数字所代表的解剖结构。

2.请问图A中数字2和3所代表的结构统称什么?

我的答案

答案

1.1：肱二头肌长头腱；2：喙肱韧带；3：盂肱上韧带；4：肩胛下肌肌腱；5：冈上肌肌腱；6：三角肌。

2.数字2和3所代表的结构统称为肩袖间隙。

点评

肩袖间隙为冈上肌肌腱与肩胛下肌肌腱之间的解剖间隙，在冠状面上呈类似三角形的结构。构成肩袖间隙的结构有喙肱韧带、盂肱上韧带，其中有肱二头肌长头腱穿行其中。肩袖间隙的挛缩还与粘连性关节囊炎（冻结肩）的发病有关，是超声观察并诊断冻结肩的窗口之一。粘连性关节囊炎的患者可出现肩袖间隙的增厚、回声减低，甚至充血。

由于在肱二头肌长头腱走形过程中，其关节内的部分有近90° 弧形走形，因此需要多个韧带及肌腱对其位置固定防止其脱位。其中关节内起到固定作用的两个韧带：喙肱韧带和盂肱上韧带。关节外起到固定作用的是：肩胛下肌肌腱和冈上肌肌腱。当上述固定肌腱的结构部分受到损伤后可出现肱二头肌长头腱不稳定。肱二头肌长头腱脱位多继发于肩袖退行性变或肩峰下撞击综合征及肩胛下肌肌腱病变。

肱二头肌长头腱主要固定装置（滑车及反折滑车）示意图如下（附图6–11）。

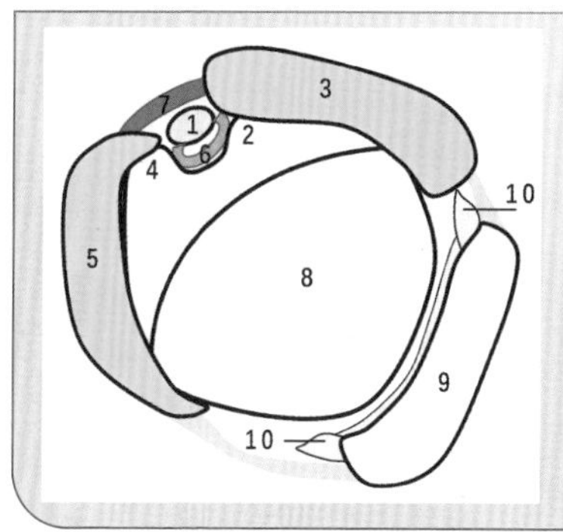

1：肱二头肌长头腱；2：肱骨小结节；3：肩胛下肌肌腱；4：肱骨大结节；5：冈上肌肌腱；6：盂肱上韧带；7：喙肱韧带；8：肱骨头；9：肩胛骨关节盂；10：关节盂唇。其中3、5、7被称为肱二头肌长头腱滑车，而6和7的内侧束被称为肱二头肌长头腱反折滑车。

附图6–11

病例35

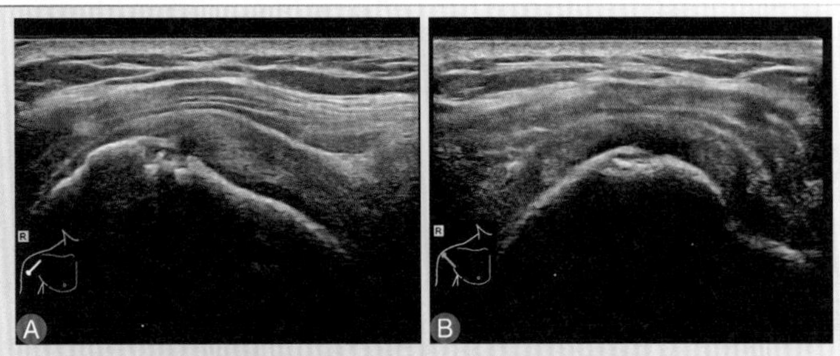

A.冈上肌长轴声像图；B.冈上肌短轴声像图。

图6-35

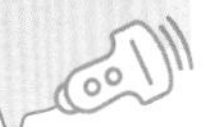

问题

1.请描述图中声像图表现及诊断。

2.请问超声诊断该疾病时需要包含哪些信息?

我的答案

答案

1.冈上肌肌腱肱骨大结节附着处可见不规则低回声，深方骨质不规则，考虑诊断为冈上肌肌腱附着点关节面部分撕裂。

2.对于肩袖撕裂，需要判断是全层撕裂还是部分撕裂。①对于全层撕裂，需要判断撕裂的位置是附着点还是肌肉肌腱移行处，断端是否挛缩及挛缩距离。②对于部分撕裂，需要判断是关节面、滑囊面还是腱体内。③无论是全层撕裂还是部分撕裂，都需要描述撕裂的范围（长×宽×高），相对于肱二头肌长头腱的位置。

点评

肩袖肌腱损伤的发生率随年龄增长而上升，随着年龄增大，肩袖会越来越容易在负荷并不大的情况下受到损伤。当大部分肌腱发生一次性断裂时，就会出现肩痛并于肩袖运动时加重（如外展、外旋、内收等）运动障碍及上臂无力。

肩袖肌腱群中冈上肌肌腱最易受损，其次是肩胛下和冈下肌肌腱，小圆肌肌腱很少受累。肩袖撕裂的共同超声表现是肌腱内出现低回声区，该低回声区通过调整探头入射角度不能消除（非各向异性伪像所致）。增加肌腱应力时，裂口可见增大。任何一个撕裂的测量都应包括肌腱的长轴和短轴两个方向。

根据撕裂的位置，冈上肌肌腱可将撕裂（附图6-12）分为4种：①滑囊面部分撕裂：可表现为肌腱局部变薄、表面向内凹陷、大结节附着部局部缺损或滑囊面出现局灶性低回声。②腱体内撕裂：表现为腱内出现局灶性低回声或混合性回声，滑囊面及关节面完整。③关节面部分撕裂：表现为关节面出现局灶性低回声或混合性回声并伴有纤维连续性中断。④肌腱全层撕裂：是指撕裂的裂口自肌腱关节面贯穿滑囊面全层，三角肌下滑囊与盂肱关节腔交通。当肌腱全层撕裂累及整体肌腱宽度时，为完全撕裂内部或边缘有发生全层撕裂，断端可回缩，回缩后导致撕裂面积明显增大，随之而来的是肌肉萎缩。

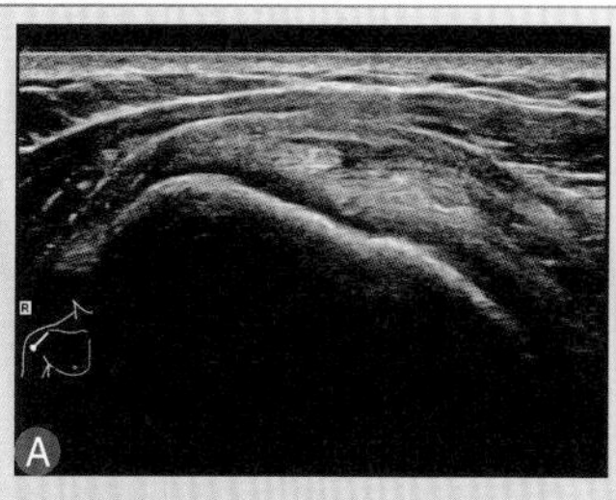

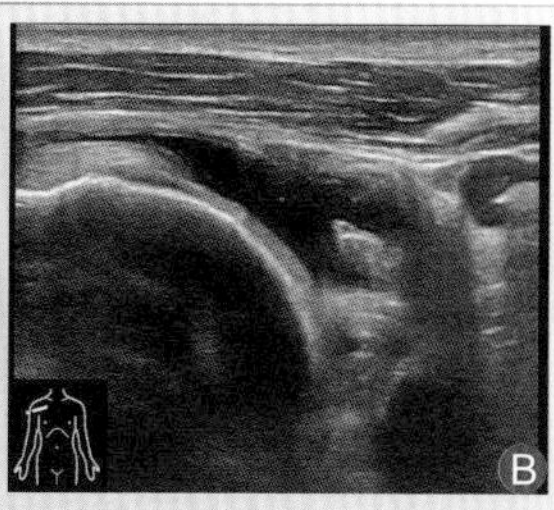

A.冈上肌：滑囊面部分撕裂，肌腱局部变薄，可见低回声裂隙及增厚的三角肌下滑囊；B.肌腱全层撕裂，裂口自肌腱关节面贯穿滑囊面全层。

附图6-12

病例36

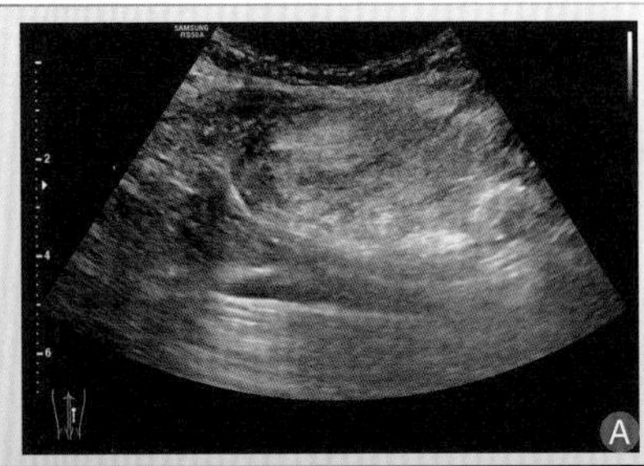

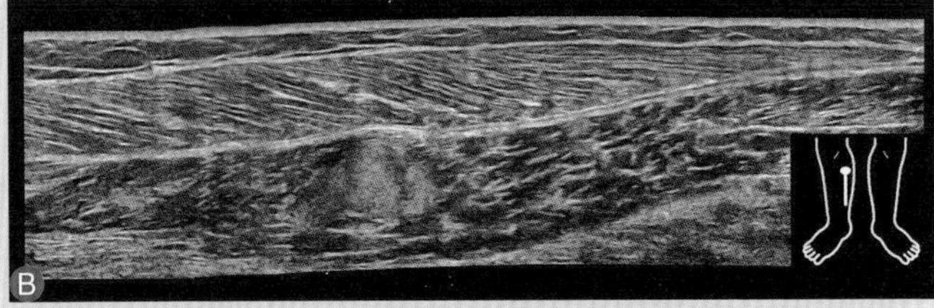

A.患者1大腿后方肿物声像图；B.患者2右小腿后方全景超声图。

图6-36

问题

1.请描述图中异常表现及可能的诊断。

2.请问两病变最大的差异是什么？能否作为良恶性鉴别的标志？

我的答案

答案

1.二者声像图均显示肌肉层内占位性病变，呈圆形或椭圆形，边界清晰。病变内部为不均匀偏高回声，大腿后方包块内还可见条索状改变。考虑可能的诊断为肌肉内脂肪瘤或脂肪肉瘤。

2.图A占位性病变体积较大，而图B占位性病变体积较小。虽然说体积越大，恶性的相对风险越高，但体积不能作为十分可靠的良恶性鉴别点。

点评

经过穿刺活检，图A为肌肉内脂肪瘤，图B为肌肉内黏液性脂肪肉瘤。

脂肪瘤是最常见的软组织肿瘤，浅表脂肪瘤占全部软组织肿瘤的16%～50%。脂肪瘤通常位于皮下脂肪层内，但也可位置深在，位于深筋膜、肌间隙及肌肉内部，深在的脂肪瘤体积较大。浅表脂肪瘤质地软，易于推动，体积较少超过5 cm。最好发于上背部、颈部、肩部、腹壁和四肢远端，大多数无任何症状。

脂肪瘤的声像图表现为脂肪层内实性结节，质地软，可压缩。大部分脂肪瘤边界清晰，外形呈圆形或椭圆形。典型的脂肪瘤为等回声或稍高回声，内部可见多发的条索样强回声，长短不一，这些条索的长轴与皮肤平行。由于瘤体内结缔组织、脂肪、水等成分的构成不同，以及一些脂肪瘤的变异类型如血管脂肪瘤、成脂细胞瘤的存在，导致脂肪瘤的回声多变。

深部脂肪瘤可以位于肌肉内或肌间隙，较皮下脂肪瘤少见。肌肉内脂肪瘤常见于四肢较大肌肉内，如股四头肌。按生长情况可以分为边界清晰和浸润生长两类。边界清晰的肌肉内脂肪瘤，脂肪组织挤压肌纤维生长，声像图表现为肌肉内边界清晰的卵圆形肿物，内部回声与浅表脂肪瘤相似或呈等回声。当受累肌肉收缩时，可更为突出。浸润生长的肌肉内脂肪瘤，脂肪组织沿肌纤维分布，声像图表现为边界不清晰，内部回声呈强弱交织分布。对于位置深在或体积较大（长径＞5 cm）的软组织肿瘤，往往需要穿刺活检除外恶性。

病例37

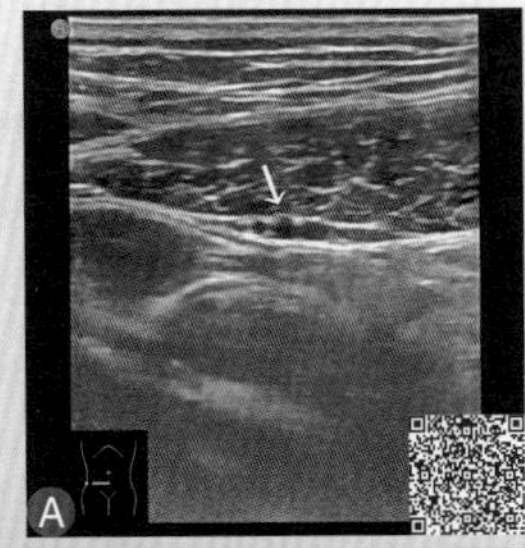

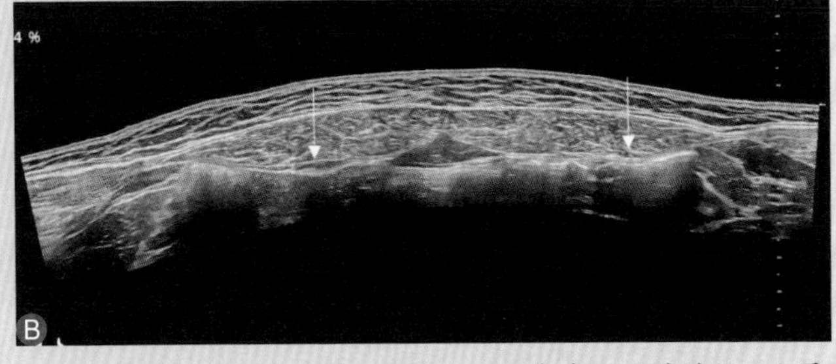

A.右下腹壁横断面声像图（动态）；B.患者下腹壁横断面全景声像图。

图6-37

问题

1.请指出图中箭头所示结构位置及名称。

2.请问该结构的临床意义是什么？

我的答案

答案

1.箭头所指结构紧贴于腹直肌深方，位于腹直肌中–外1/3交界处，为管腔的横断面结构，结合解剖位置是腹壁下动静脉血管，中央者为腹壁下动脉，周边为伴行静脉。

2.通过超声显示腹壁下动脉与疝口的关系可以明确鉴别腹股沟斜疝与直疝。

点评

腹壁下动脉起始于临近腹股沟韧带处，向内上方行至腹直肌与腹直肌后鞘内，其体表投影为沿腹股沟韧带中、内1/3交界处与脐的连线。腹壁下动脉由髂外动脉或旋髂深动脉等分支发出，因此在腹股沟韧带起始处仅凭直接超声扫查不易确定腹壁下动脉。通过下腹壁横断面扫查，于腹直肌深方能够容易寻找腹壁下动脉远段，此时多数患者可在腹直肌后缘显示腹壁下动脉的短轴图像，呈小圆形无回声。探头旋转90° 后，腹壁下动脉为管样结构，通过CDFI可帮助证实为动脉血管。部分灰阶超声腹壁下动脉显示不满意者，通过CDFI的帮助和指引均能明确腹壁下动脉位置。

腹股沟疝是一种常见病，临床分为腹股沟斜疝与腹股沟直疝两种（附图6–13）。对于腹股沟疝修补术，关键是准确寻找疝口，以便沿疝口将疝囊剥离、复位，进行疝口缺损的修补或进一步的补片植入。因而，术前明确诊断腹股沟斜疝与直疝能够有目的指导术者寻找疝口，缩短手术时间，减少并发症。斜疝疝口位于腹壁下动脉外侧，疝囊斜行经过腹股沟管，可自腹股沟外环突出并进入阴囊。直疝则从腹壁下动脉内侧的直疝三角直接由后向前突出，一般不进入阴囊。因此，通过判断疝口与腹壁下动脉的内外关系，高频超声可以在术前明确鉴别腹股沟疝的类型以指导手术。

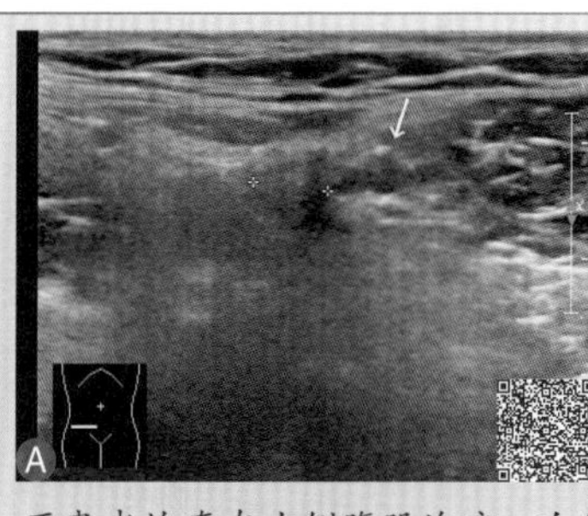

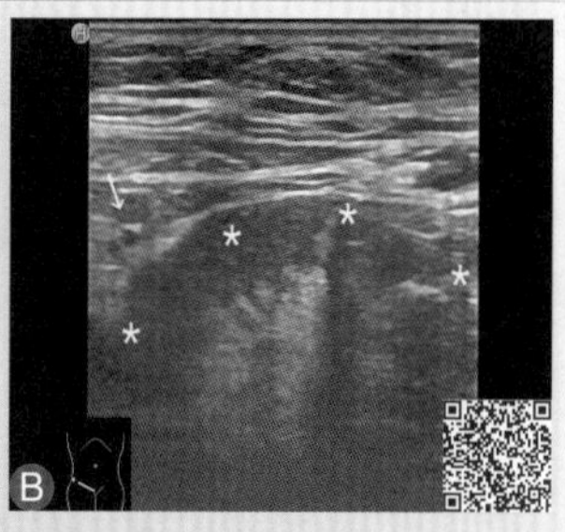

两患者均存在右侧腹股沟疝。白箭头所示为右侧腹壁下动脉，图B（动态）中疝口（标尺之间）位于腹壁下动脉外侧，为腹股沟斜疝，而图A（动态）中疝囊（*）位于腹壁下动脉内侧，为腹股沟直疝。两患者均经过手术证实。

附图6–13

病例38

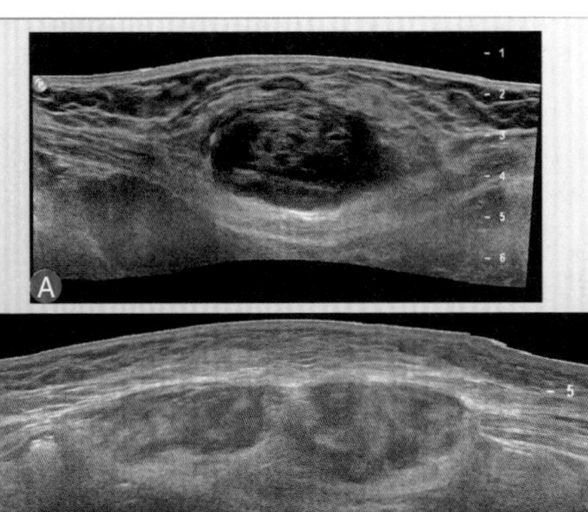

A.患者1腹壁横断面声像图；B.患者2腹壁横断面声像图。

图6–38

（图B来自北京大学第三医院张武教授，在此向已故的超声前辈致敬）

问题

1.请描述病变的解剖定位及其分布特点。

2.请问该病变最常见的病因是什么？

我的答案

答案

1.根据声像图显示的解剖层次结构，以及病变外形呈凸透镜样的特点，考虑病变发生在腹直肌或腹直肌鞘内，符合腹直肌鞘内血肿的超声表现。由于弓状线水平以上的左右腹直肌鞘并不相通，所以血肿分布于单侧（图A）。只有发生在弓状线水平以下的腹直肌鞘血肿可跨越到对侧（图B）。

2.腹直肌鞘血肿最常见的病因有抗凝治疗，各种原因如剧烈咳嗽引起的腹直肌强烈收缩。

点评

腹直肌鞘血肿可以发生在腹直肌的肌腹内或仅仅为鞘内出血，常见的原因包括抗凝治疗，肌肉的剧烈收缩及腹直肌直接外伤。下腹部较大的腹直肌鞘血肿可以跨越中线蔓延到对侧，向深方突入盆腔压迫膀胱。

腹直肌鞘血肿的声像图表现取决于血肿的大小及检查时间。急性期，血肿呈回声强，类似实性肿物。数天后凝血块液化，血肿表现为囊实混合性的复杂回声。随时间进一步发展，可以表现为单纯的液性无回声。

当血肿范围较大突入盆腔时，需要与盆腔内病变相鉴别。最有效的方法是让患者深呼吸，观察腹腔肠管的运动情况。如肠管自病变深方通过并将病变向浅方顶起，则病变来自腹壁。

腹直肌鞘血肿需要与脓肿相鉴别，结合临床病史或对病变进行简单的抽液检查即可明确诊断。其他需要鉴别的病变包括腹直肌韧带样纤维瘤、子宫内膜异位症（附图6–14），二者均位于腹直肌内，且边界不清，可探及血流信号。

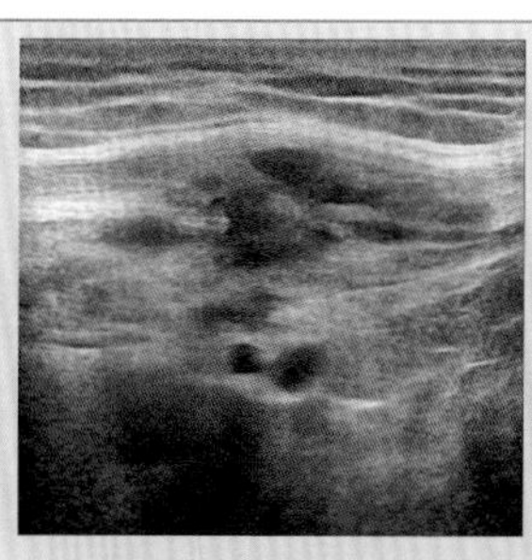

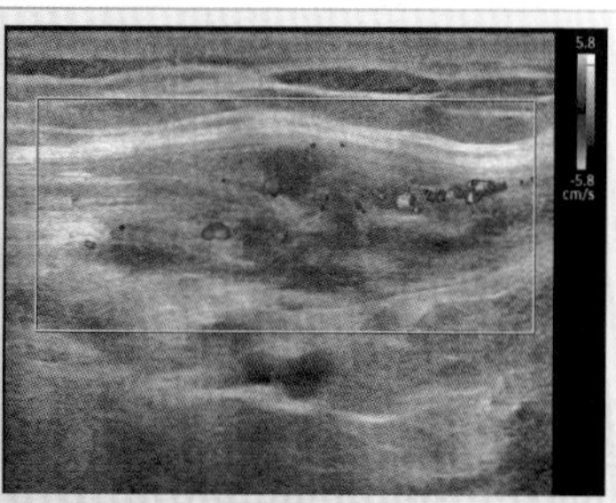

女性患者，42岁，腹壁肿物伴周期性疼痛。于腹直肌内探及不规则低回声肿物，边界不清，与周围肌肉呈浸润性生长，术后病理为子宫内膜异位症。

附图6–14

病例39

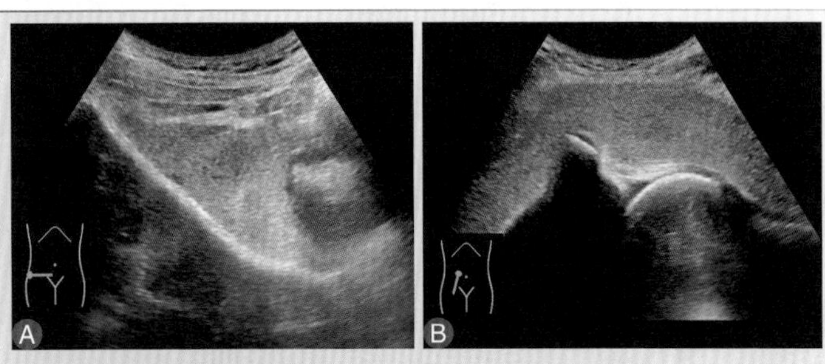

女性患者，25岁，大量运动后双侧腹股沟疼痛不适。A.右侧髂腰肌短轴切面声像图；B.右侧髂腰肌长轴声像图。

图6–39

问题

1.请描述病变的声像图表现。

2.请描述最可能的诊断与鉴别诊断，哪些实验室检查有助于确诊？

我的答案

答案

1.右侧髂腰肌呈弥漫性肿胀，回声增强，正常肌肉纹理消失。

2.结合患者大量运动病史，考虑为髂腰肌横纹肌溶解。声像图方面需要与肌炎、肌肉萎缩相鉴别。肌炎也可表现为肌肉弥漫性回声增强，边界不清晰，但患者病史较长，且往往存在皮肤异常或其他免疫指标异常。肌肉萎缩也可表现为肌肉弥漫性回声增强，边界不清晰，但肌肉体积往往是缩小的。血肌酸激酶水平升高是横纹肌溶解的特异性实验室检查指标，一般比正常上限高5~10倍。其他标志物包括乳酸脱氢酶和血清转氨酶升高，肌红蛋白尿。

点评

横纹肌溶解综合征是指任何原因引起的横纹肌细胞坏死，使肌细胞内容物外漏至细胞外液及血液循环中所引起的肌肉疾病。常见病因包括超负荷运动、直接外伤、药物、食源性（小龙虾）等。患者可出现局部肌肉疼痛、肿胀，活动受限或表现为乏力、恶心、呕吐和发热等不特异症状，少数患者可无明显症状。患者出现横纹肌溶解综合征时，大量肌红蛋白进入血液循环，可出现肌红蛋白尿，导致管型形成和铁沉积在近端小管，继而阻塞肾小管，引起近端肾小管细胞损伤，因此10%~40%的横纹肌溶解综合征患者会发生急性肾衰竭。对于横纹肌溶解综合征患者来说，早期超声提示能够帮助临床及时对横纹肌溶解综合征进行诊断和相应治疗，从而改善患者预后。

病例40

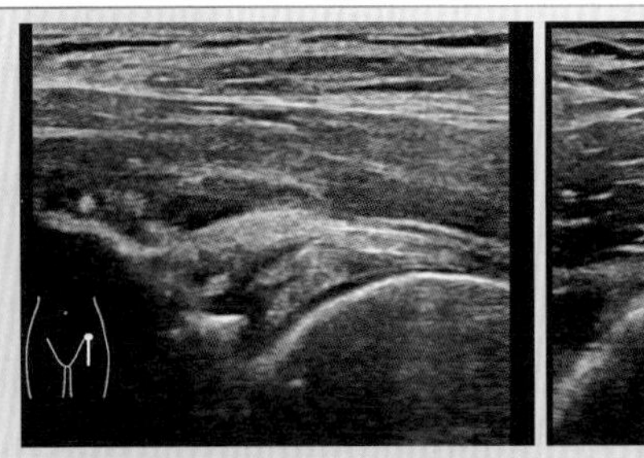
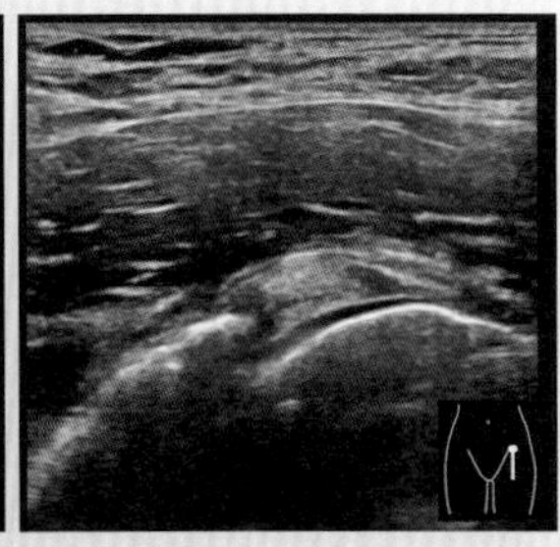

女性患者，34岁，髋关节疼痛不适，左髋关节灰阶声像图。

图6-40

问题

1.请描述图中声像图表现及诊断。

2.请问声像图中还有哪些其他征象可以提示该诊断？

我的答案

答案

1.左侧髋关节前上盂唇肿胀、回声不均，可见裂隙状低回声，诊断为左髋关节前上盂唇撕裂。

2.超声上能够诊断盂唇撕裂的其他征象包括：盂唇旁囊肿、盂唇局部高回声、股骨头颈皮质下囊肿。

点评

髋关节前上盂唇撕裂是引起髋关节疼痛、弹响的重要原因。在腹股沟区疼痛的患者中，前上盂唇撕裂的概率可高达58.7%～60.0%。髋关节前上盂唇撕裂患者往往伴有股骨头或髋臼的解剖异常，例如股骨髋臼撞击症或发育性髋关节发育不良。创伤或运动损伤也是盂唇撕裂的重要病因。对于同时伴有髋关节前上盂唇撕裂和股骨髋臼撞击症的患者，需要进行盂唇修补术及股骨/髋臼成形术。髋关节前上盂唇撕裂如不及时手术，会导致过早发生髋关节骨性关节炎，因此对于髋关节前上盂唇撕裂的及时诊断十分重要。MRA认为是诊断髋关节前上盂唇撕裂的"金标准"，但近年来高频超声的诊断价值也被逐步认识并接受。

为了兼顾分辨率和穿透力，诊断髋关节前上盂唇撕裂需要使用中频探头（中心频率为5～6 MHz）。沿股骨颈长轴进行斜矢状面扫查，正常盂唇表现为髋臼下方的三角形高回声结构（附图6-15）。除了静态扫查，还可以让患者进行被动屈髋（0°～90°）、外展（0°～20°）、内旋（0°～30°）的同时进行扫查，增加诊断灵敏度。所有髋关节前上盂唇撕裂超声征象中，盂唇回声不均的灵敏度最高（约80%），盂唇局部高回声（继发于髋关节前上盂唇撕裂的钙化）、盂唇旁囊肿、股骨头颈皮质下囊肿的特异度最高（90%～100%）。

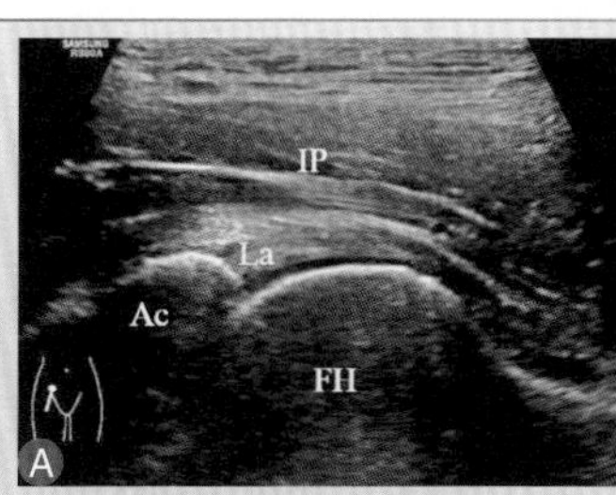

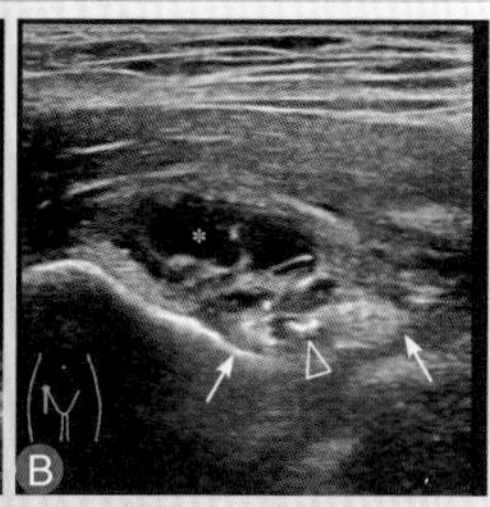

A.正常髋关节长轴切面声像图，正常盂唇表现为髋臼下方的三角形高回声结构。Ac：髋臼；FH：股骨头；La：盂唇；IP：髂腰肌。B.患者女性，24岁，右髋无诱因疼痛、活动受限5年，加重8个月，盂唇肿胀、形态失常（箭头），内可见钙化（三角箭头），其旁可见盂唇旁囊肿（*）。

附图6-15

病例41

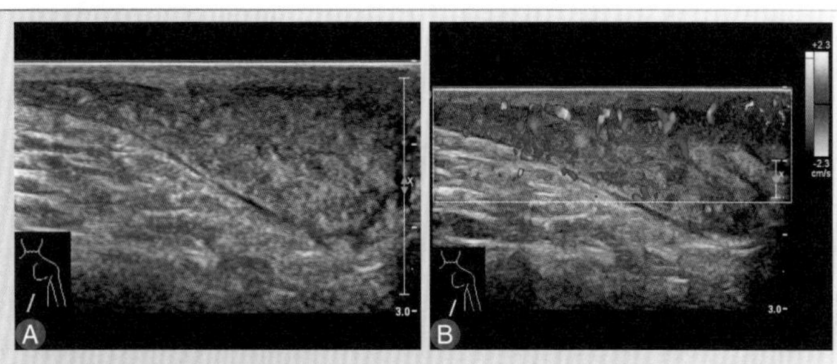

男性患者，20岁，臀部肿物伴疼痛。A.左侧臀部肿物长轴切面声像图；B.臀部肿物CDFI。

图6-41

问题

1.请描述声像图表现及肿物所位于的层次。

2.请描述本例可能的诊断与鉴别诊断。

我的答案

答案

1.声像图显示边界清晰的肿物，内可见不均质偏高回声及低回声裂隙。结节主体位于脂肪层内，但与皮肤关系密切。

2.本例最可能的诊断是表皮样囊肿合并感染。需要与骶尾部藏毛窦囊肿相鉴别，后者往往能够观察到代表毛发的线样强回声。

点评

表皮样囊肿的发病机制尚不明确，既往认为是由明显或不明显的外伤导致表皮进入皮下生长而形成的囊肿，但现在也有观点认为表皮样囊肿可能是一种单胚层源性的真性良性肿瘤。表皮样囊肿多见于易受外伤或摩擦的部位，如臀部、肘部。囊肿壁由表皮组成，囊内为角化鳞屑。声像图上表现为边界清晰的圆形或椭圆形不均质回声病变，内部呈细密的腺体样高回声并伴裂隙样低回声，边界清晰，彩色多普勒超声不能探及血流信号。体积较大者可合并破裂或感染时，肿物边界可不清晰，探头加压有压痛并可见血流信号，如本例所示。该患者经手术后证实为表皮样囊肿伴感染。

病例42

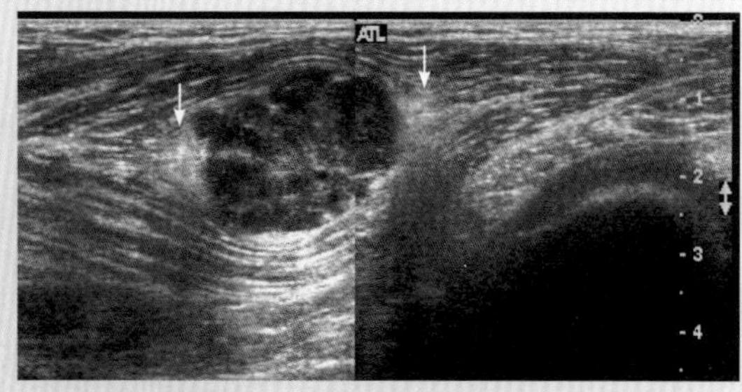

腘窝上方肿物纵断面声像图。

图6-42

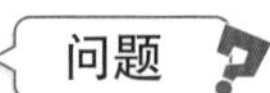

问题

1.请描述图中声像图表现。

2.请问该病例可能的诊断是什么?

我的答案

答案

1.声像图显示肌肉内低回声结节，外形欠规则，边界清晰。周围肌纤维受压移位，结节上下两极可见三角形的脂肪强回声（箭头），呈“帽状”。

2.肌肉内的占位性病变少见，单凭影像学表现很难确诊。可能的诊断包括肌肉内黏液瘤、脂肪肉瘤、横纹肌肉瘤、神经来源肿瘤等。

点评

肌肉内的肿瘤少见，原发肌肉的肿瘤包括横纹肌瘤和横纹肌肉瘤，其中横纹肌肉瘤多见。较为常见的肿瘤包括脂肪瘤、血管瘤和硬纤维瘤。少见的颗粒细胞瘤、脂肪肉瘤也有报道。此外，临床工作中某些患者肌肉外伤后的陈旧血肿、骨化性肌炎等也可首先表现为肌肉内肿物前来就诊。

本例术后病理证实为肌肉内黏液瘤，这是一种缓慢生长的良性病变，瘤体内含有大量黏液和成纤维细胞。40 ~ 70岁的老年女性较为多见，主要累及四肢较大肌肉，如大腿和上臂。声像图表现为肌肉内边界清晰的低回声肿物，后方回声增强，内部可见裂隙样或囊状无回声区，代表瘤体内黏液成分。肌肉内黏液瘤较有特征性的超声表现为“脂肪帽”，即瘤体上下两极处由于少量脂肪包绕显示为三角形的强回声。但此征也见于神经源性肿瘤，通过发现肿物与神经相连可与本病相鉴别。

病例43

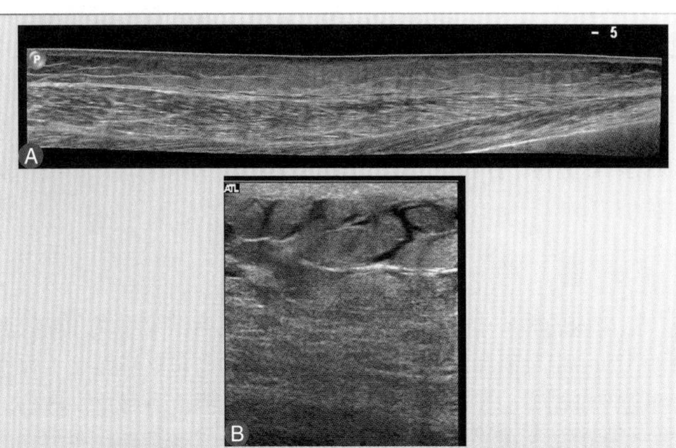

A.患者1小腿肿胀全景声像图；B.患者2腿部肿胀局部放大声像图。

图6-43

问题

1.请描述图中声像图的异常表现。

2.请问引起皮下脂肪组织肿胀的常见原因是什么？

我的答案

答案

1.声像图显示皮下脂肪层增厚，回声增强，边界不清，图B还可见条索样低回声，呈“网格状”分布。

2.引起皮下脂肪组织肿胀的原因包括各种原因（心力衰竭、低蛋白）导致的水肿、软组织蜂窝织炎、局部软组织挫伤（脂肪坏死）、淋巴回流受阻等。仅凭声像图表现不能鉴别。

点评

皮下脂肪组织肿胀的常见病因是水肿。多由深静脉血栓、心力衰竭、肾衰竭等引起。常见于下肢，以小腿足踝区最为好发。声像图表现依病情的轻重和累及范围而有所不同。早期表现为皮下脂肪层增厚，回声增强。病变区和正常组织间界限不清，逐渐过渡。随病情进展，水肿范围逐渐扩大，脂肪层纤维结缔组织分隔内的淋巴管扩张，呈“网格状”的无回声。严重者，深方的肌肉亦可同时肿胀伴回声减低。

蜂窝织炎临床上亦较为常见。致病菌主要是溶血性链球菌，其次为金黄色葡萄球菌。炎症可由皮肤或软组织损伤后感染引起。溶血性链球菌引起的蜂窝织炎在链激酶和透明质酸酶的作用下，易于扩散。由葡萄球菌引起的蜂窝织炎，则较容易局限为脓肿。患者常有明显的局部急性炎症表现，即红、肿、热、痛。临床诊断不难，超声检查的作用在于明确诊断、判断炎症侵及范围、有无脓肿形成并可引导穿刺抽吸。

早期蜂窝织炎的声像图改变无特异性，与皮下组织水肿类似。CDFI显示局部血流信号丰富有助于诊断。蜂窝织炎若未及时治疗，局部可形成脓肿。首先在回声增强的炎症软组织中央区出现不均匀低回声，边界不清；脓肿形成后中心液化坏死，形成无回声或混合性回声，单腔或多腔，壁较厚，内壁不光滑；完全液化时脓肿壁显示清晰。产气菌感染者，脓腔内可见气体强回声伴后方不干净声影，并可随体位变动。CDFI显示脓肿周边可见较多的血流信号。区域引流淋巴结常见反应性肿大。

病例44

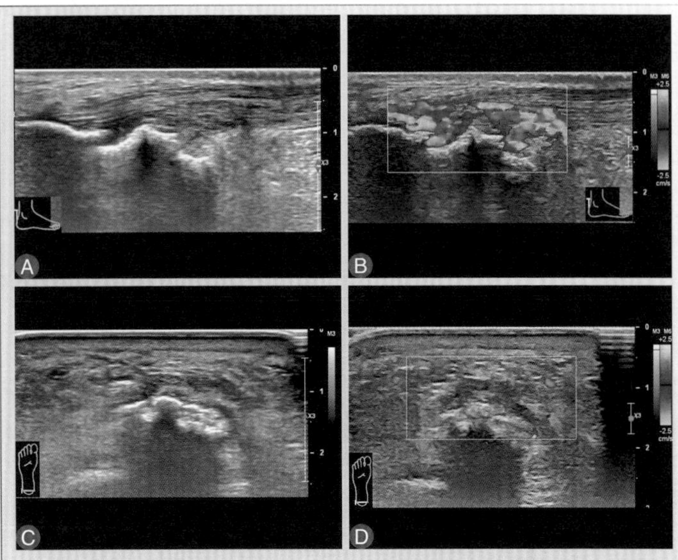

患者男性，24岁，双侧腰痛、脚后跟痛10年。A.右侧跟腱长轴声像图；B.右侧跟腱长轴CDFI；C.右侧跟腱短轴声像图；D.右侧跟腱短轴CDFI。

图6-44

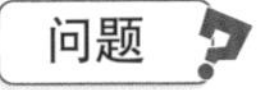

问题

1.请描述图中声像图的表现及诊断。

2.请问超声可以判断造成该病变的病因吗?

我的答案

答案

1.跟腱近跟骨附着处肿胀、回声减低，内血流信号丰富，跟骨局部骨质不规则。考虑诊断为跟腱末端病（或附着点炎）。

2.造成末端病/附着点炎的常见原因包括劳损及血清阴性脊柱关节病（如银屑病关节炎、强直性脊柱炎）。超声能够诊断末端病/附着点炎，但无法判断其病因，需要结合临床病史、实验室检查综合判断。

点评

该患者10年前因双侧脚后跟疼痛于骨科、运动医学科就诊，诊断为跟腱末端病，经保守治疗（休息、口服非甾体类抗炎药）无效，行手术清理增生滑膜及骨赘。术后患者症状有所减轻，但很快加重。后患者出现腰痛，于风湿免疫科就诊，HLA-B27阳性，诊断为强直性脊柱炎，行相应治疗后症状缓解。通过该例可以看出，单纯超声形态学诊断无法提示病因。但超声医师可以通过询问病史获得相关信息，从而作出更有针对性的诊断。例如，患者是专业运动员或运动爱好者，有大量运动病史，则更倾向于劳损所导致末端病。但如果患者平时较少运动，又伴有多部位症状，则需要建议患者于风湿免疫科就诊，结合各项抗体检查，排除风湿系统疾病所导致的末端病/附着点炎。

在临床上，末端病/附着点炎属于同义词，可交替使用，一般如果是劳损所导致，则倾向称为末端病，如是风湿系统疾病所致，则更习惯称为附着点炎。附着点是指肌腱、韧带、关节囊附着于骨的部位，附着点炎就是指上述部位的炎症。当存在血清阴性脊柱关节病（强直性脊柱炎、银屑病关节炎、炎性肠病关节炎、反应性关节炎）时，附着点在超声上出现肿胀、回声减低、充血、骨侵蚀，即可诊断为附着点炎。除附着点炎外，血清阴性脊柱关节病患者还可存在滑膜炎、关节腔积液、滑囊炎、腱鞘滑膜炎。由于上述征象都非特异性，因此超声不易直接诊断某种具体疾病，仅描述现象较为客观合适。

病例45

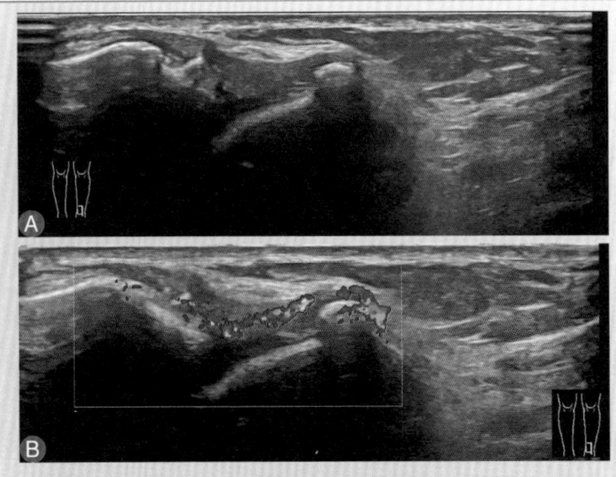

女性患者，46岁，踝关节反复扭伤伴疼痛9年。A.踝关节外侧灰阶声像图；B.踝关节外侧CDFI。

图6-45

问题

1.请描述图中声像图表现及诊断。

2.请问需要进行何种动态扫查评估该韧带的完整性和踝关节稳定性?

3.对于踝关节扭伤（崴脚）的患者，请问超声检查应进行哪些结构的重点评估?

我的答案

答案

1.距腓前韧带肿胀、回声减低，血流信号丰富，同时在距骨端及腓骨端可探及块状强回声。诊断考虑为距腓前韧带损伤伴撕脱骨折。

2.需采取前抽屉试验来评估距腓前韧带的完整性和稳定性。具体做法是：患者和检查者同时位于检查床一侧，患者健侧下肢站在床边，患侧下肢跪在检查床上，足悬在检查床外。检查者将探头放置于距腓前韧带的位置，同时另一手握住患者患侧足跟向下推压。此时观察距腓前韧带内是否出现裂隙，从而评估其完整性。同时观察距骨是否向前移位，从而判断踝关节稳定性。

3.对于踝关节扭伤的患者，超声应进行系统性扫查，观察：①踝关节；②距腓前韧带（同时进行前抽屉实验）；③跟腓韧带；④胫腓前下韧带；⑤腓骨肌上支持带；⑥第五跖骨基底部；⑦距下关节；⑧跟骰韧带（分歧韧带一部分）；⑨背侧距舟韧带；⑩三角韧带复合体。

点评

踝关节扭伤是骨科发病率最高的损伤，其中以距腓前韧带损伤最为常见。如果早期未能采取必要的踝关节制动（通常为佩戴支具），可能会导致后期出现疼痛、肿胀、僵硬、踝关节不稳等问题。超声检查是评估踝关节扭伤最简便可靠的工具，最常见的距腓前韧带损伤已被大家所熟知，但实际上超声还可以发现一系列其他结构的损伤。同时，动态扫查（附图6-16～附图6-19）还是超声的一大优势，可以在实时扫查的状态下进行前抽屉试验。一方面可以观察距腓前韧带是否存在撕裂（非张力位时断端贴合，常不能观察到撕裂所导致的裂隙）；另一方面可以观察踝关节是否稳定，即距骨是否前移。

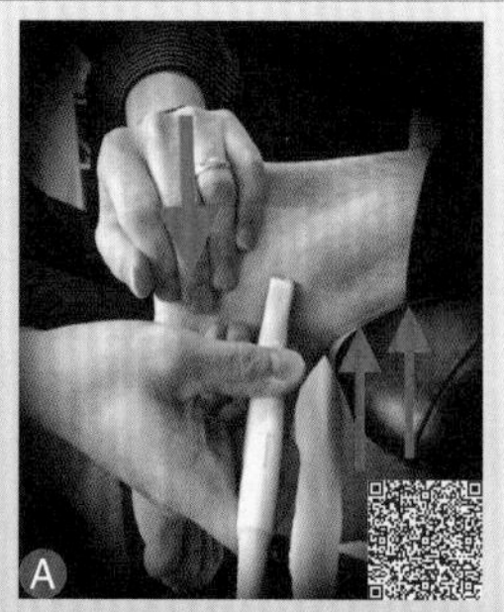

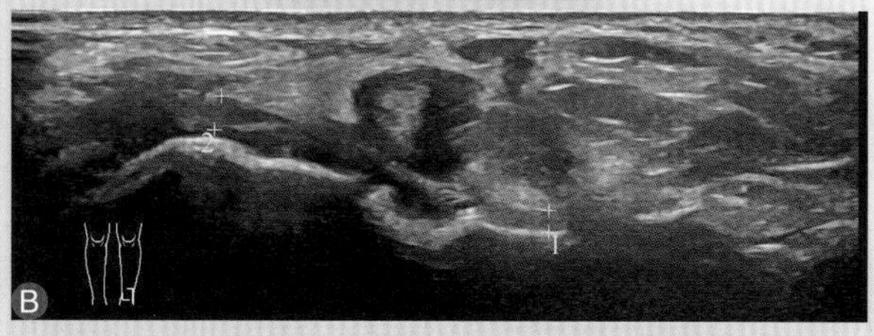

A.超声前抽屉试验实施方法：类似临床体格检查前抽屉试验，检查床限制了小腿前移，而检查者施加一个向前的力，如果踝关节稳定，距骨不会向前发生移动，但如果踝关节不稳，则会导致距骨出现不同程度前移（动态）；B.同一患者，跟腓韧带腓骨端肿胀，回声减低，符合损伤改变。

附图6-16

（示意图来自澳大利亚StephenBird教授）

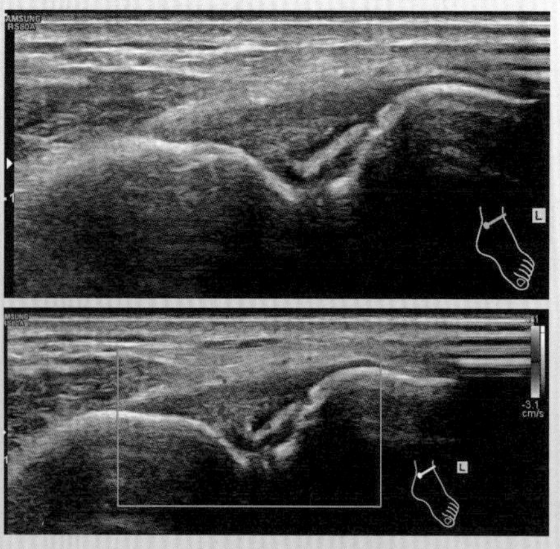

女性患者，40岁，踝关节扭伤，胫腓前下韧带损伤。

附图6-17

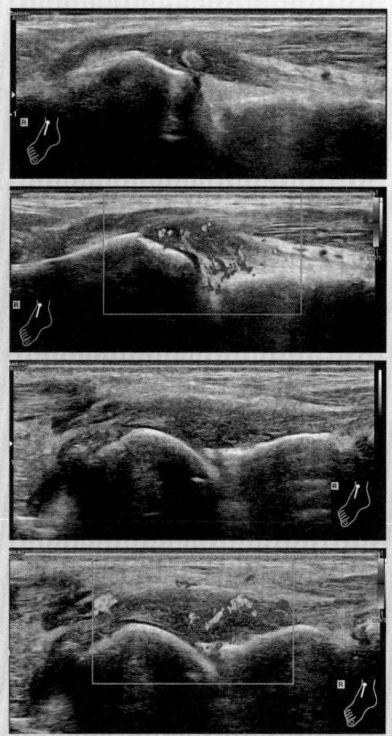

女性患者，29岁，踝关节扭伤，跟骰韧带损伤伴跟骨前上突骨折，背侧距舟韧带损伤。

附图6-18

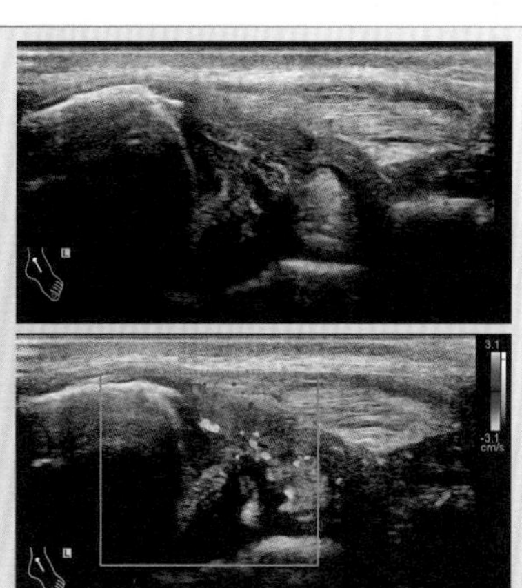

男性患者，30岁，踝关节扭伤，三角韧带复合体损伤。

附图6-19

病例46

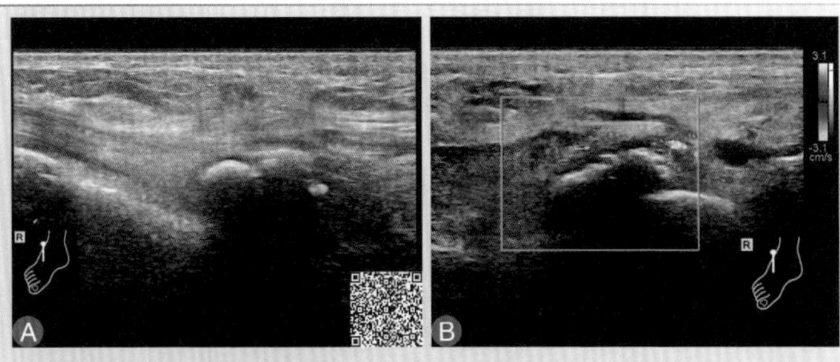

男性患者，29岁，踝关节外侧疼痛数周。A.踝关节外侧声像图（动态）；B.踝关节外侧CDFI。

图6-46

问题

1.请描述图中声像图的表现及诊断。

2.请问声像图中块状强回声与患者症状是否相关？

我的答案

答案

1.右踝关节外侧疼痛处可见块状强回声，表面不规则，周围软组织肿胀、血流信号丰富，腓骨长肌腱肿胀。诊断为腓骨长肌腱病、腓籽骨周围炎。

2.强回声代表腓籽骨，通常无症状，但会是局部肌腱病的诱发因素。

点评

腓籽骨是位于腓骨长肌腱环绕骰骨处的籽骨，位于腓骨长肌腱内，发生率为4.7%~30%，是发生腓骨长肌腱病的诱发因素。在正常情况下，腓籽骨表现为表面光滑的强回声伴声影，出现慢性劳损时表面不规则、可见代表骨膜反应的条带状低回声（类似于疲劳骨折）。腓籽骨疼痛综合征是指腓籽骨发生骨折或慢性损伤，可继发腓骨长肌腱病、腱鞘炎甚至断裂。其他可引起足踝外侧疼痛的病变包括：腓肌腱损伤、距腓前韧带损伤、跟腓韧带损伤、跟骰韧带损伤、第五跖骨底骨折、跖腱膜外侧束炎（附图6-20）等。超声在上述病变的诊断及鉴别诊断中起到重要作用。

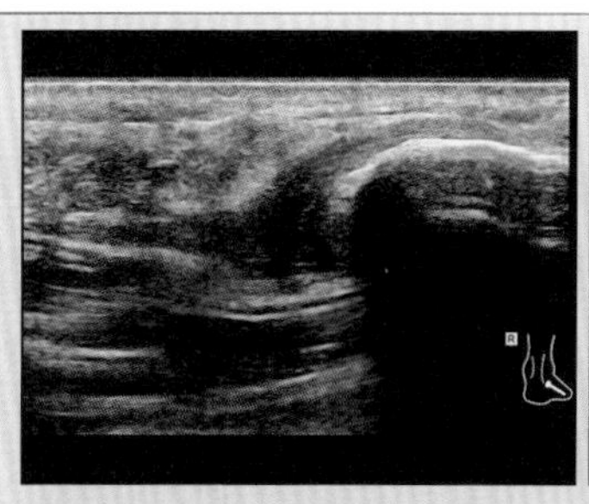

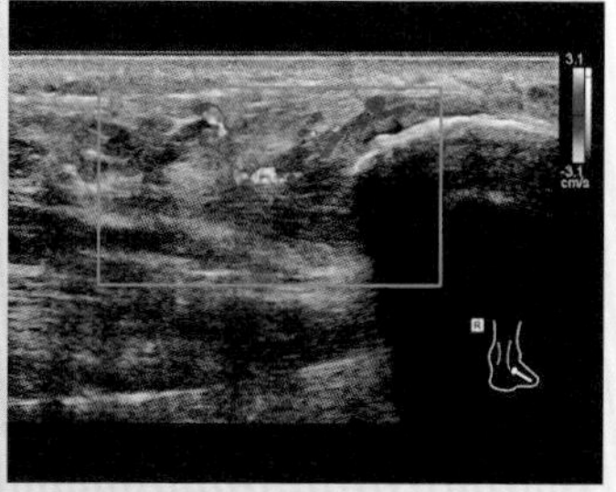

女性患者，67岁，足底外侧疼痛，跖腱膜外侧束附着于第五跖骨基底部处肿胀、回声减低、血流信号丰富，符合跖腱膜外侧束炎。

附图6-20

（崔立刚　薛　恒　刘　畅　刘士榕　付　颖）

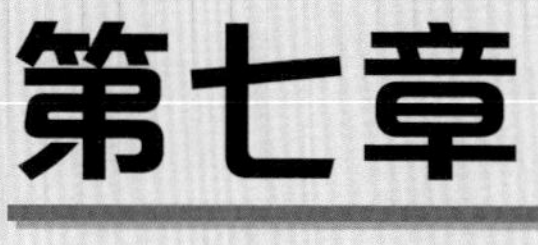

第七章 7

多普勒血流频谱分析及其他

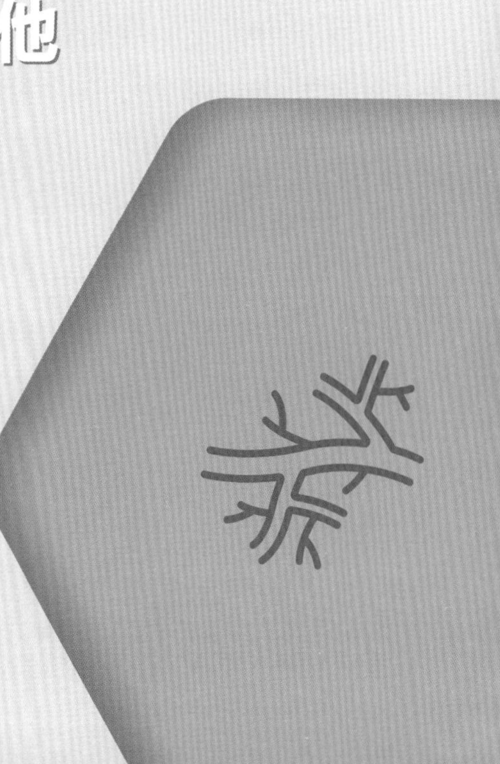

病例1

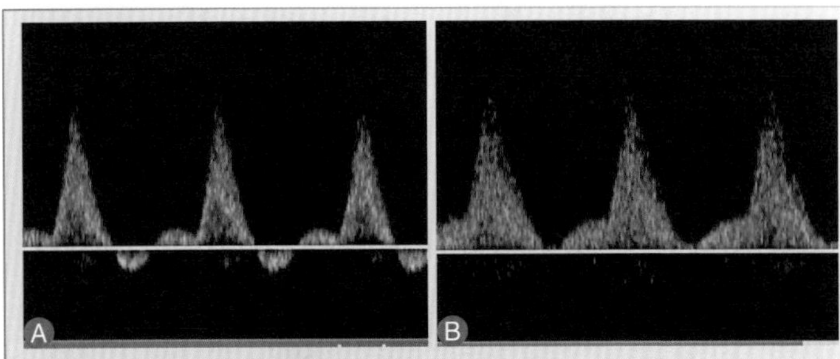

不同动脉脉冲多普勒图像。

图7-1

问题

1.请问图中动脉频谱为高阻抑或低阻？人体内何种动脉可产生此类动脉频谱？

2.请问图A中，基线以下频谱部分产生的原因是什么？如何计算阻力指数？

我的答案

答案

1.根据频谱形态，本组两个动脉频谱均为高阻频谱。高阻动脉血流频谱来自供应非实质脏器的动脉，如四肢动脉和肠系膜动脉。本例图A中动脉频谱取自股浅动脉，图B中动脉频谱取自手指固有动脉。

2.基线以下的反向血流信号是由动脉弹性回缩与外周阻力所致。阻力指数的计算是收缩期峰值血流速度减去舒张末期血流速度，然后与收缩期峰值血流速度相比所得。当舒张末期血流速度为0时，阻力指数为1。图B的阻力指数为0.88。

点评

本例所示的动脉波形收缩峰细窄并且上升支陡峭，峰形尖锐。收缩期下降迅速并转入舒张期，舒张期晚期存在少量正向血流信号。图A显示在舒张早期存在短暂的反向血流信号，这种典型的高阻型动脉血流频谱，一般来自供应非实质脏器的血管，如四肢动脉。这种波形称作三相波，因为波形由基线上、基线下，再至基线上依次变化。在心脏收缩期，血压增加，血管扩张。舒张早期，外周血管的弹性回缩使得血管腔相对缩窄，对抗前向血流的阻力增加，血流在瞬间被推挤反向流动。进入舒张中晚期，外周血管的弹性回缩变化结束，再次出现正向血流信号。

病例2

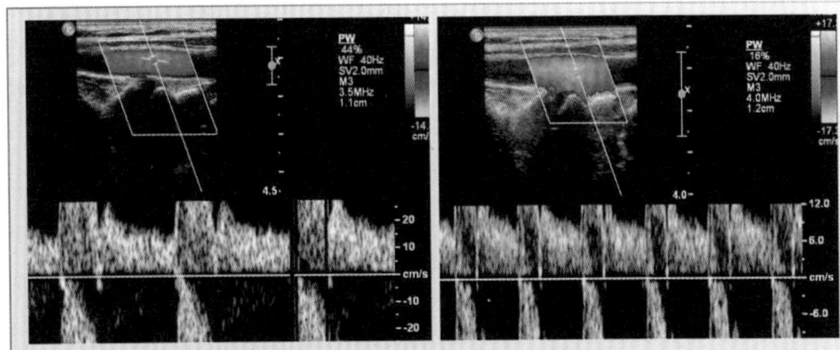

颈总动脉脉冲多普勒频谱图。

图7-2

问题

1.请问图中两张频谱图共同的不妥之处是什么？彩色多普勒增益调节有无帮助？

2.如果改用高频探头，请问是否能够改进？本例应如何调节？

我的答案

答案

1.两张频谱图均显示混叠现象，调节彩色多普勒增益没有帮助。

2.改用高频探头，混叠现象会加重。有效的调节方法是增加多普勒速度标尺。

点评

多普勒混叠现象是很常见的伪像，取样定理决定了混叠现象是否出现。所谓取样定理是指对于周期性变化的事物，观察频率（取样频率）必须达到变化事物频率的2倍或2倍以上，才能正确描述事物的运动变化规律。如观察频率不足，就会产生伪像。在生活中，当我们观察飞驰而过的汽车时，有时视觉上发现车轮旋转方向相反或旋转速度很慢，这就是典型的混叠现象，由视觉映像系统的成像频率低于车轮的旋转频率2倍所致。同样，当多普勒脉冲频率过低时，也会对频移（fd）的解析出现误判，表现为血流速度大小及方向的混叠。在动脉频谱上首先表现为收缩期峰值血流速度方向倒置于基线以下，如果混叠现象加重，则动脉频谱围绕基线发生反复倒置现象，整个频谱形态就完全失去动脉频谱的特征，类似噪声伪像，如本组右图所示。此时，应调节多普勒速度标尺，增加脉冲多普勒频率，鉴别动脉频谱混叠伪像与噪声伪像。

由多普勒频移（fd）公式我们发现频移（fd）的大小除取决于血流速度快慢外，还与发射频率（f0）和取样角度（θ）有关，因此选用低频探头或加大取样角度能够降低频移，有助于减少混叠伪像。此外，尽可能地减少探头与血流之间的距离，使取样脉冲声波的传播时间缩短，可有效地增加多普勒脉冲频率。

病例3

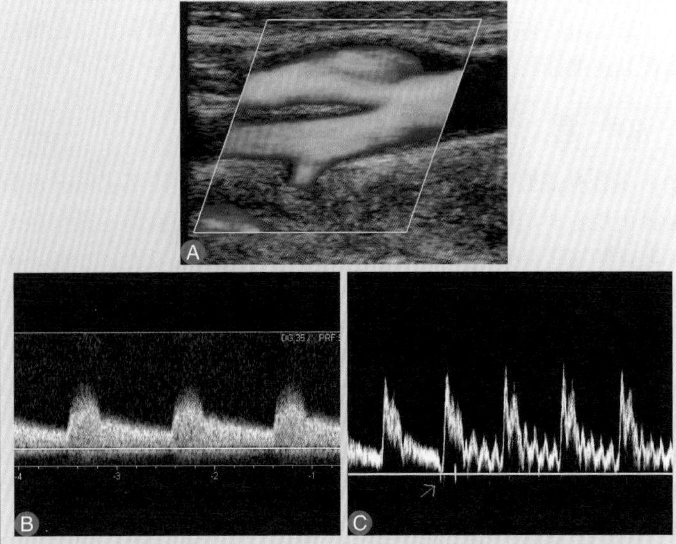

A.颈总动脉分叉处CDFI；B.颈内动脉频谱声像图；C.颈外动脉频谱声像图。

图7-3

问题

1.请问如何辨认颈内动脉与颈外动脉？

2.纵断面扫查时，请问颈内动脉与颈外动脉在声像图上的位置关系如何？

我的答案

答案

1.颈动脉分叉处的彩色多普勒血流图显示深方的动脉伴有细小分支，因此为颈外动脉。动脉频谱图显示低阻血流特征的为颈内动脉，即图B。右下高阻的颈外动脉频谱在后三个心动周期还可见到敲击颞浅动脉产生的锯齿震动现象。

2.一般情况下，当颈部前内侧纵断面扫查时，颈外动脉位置相对表浅。而探头置于颈部后外侧扫查时，颈内动脉位置相对表浅。

点评

颈动脉超声检查的基础是首先明确辨认颈内动脉与颈外动脉，通常根据血管的位置、大小和有无分支进行鉴别。尽管只有颈外动脉存在分支血管，但这些分支血管并不总能被超声显示。

动脉频谱形态的多普勒分析也能有效地鉴别颈内动脉与颈外动脉。颈内动脉供应大脑实质，血管床阻力低，因此频谱形态为低阻，收缩期峰较宽，整个舒张期存在持续正向较高速度的血流。颈外动脉分支供血颈部肌肉及皮肤，血管床阻力高，因此频谱形态为高阻，收缩期峰窄，收缩期与舒张期之间频谱形态变化突然，舒张期血流速度低。此外，敲击颞浅动脉时搏动可传播至颈外动脉，引起频谱形态呈锯齿样改变。值得注意的是，某些患者这种搏动也可传播至颈总动脉和颈内动脉，但其频谱形态变化不如颈外动脉明显。

病例4

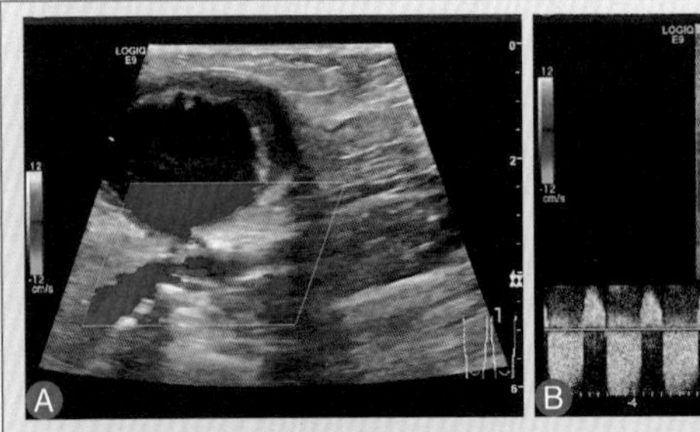
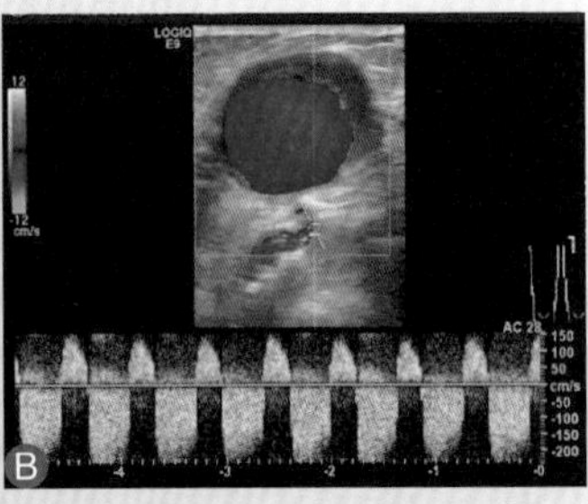

A.腹股沟区股动脉纵断面CDFI；B.腹股沟区股动脉频谱声像图。

图7-4

问题

1.请问本例血流频谱特点与正常肢体动脉频谱有何不同？

2.请描述本例的诊断、鉴别，以及最佳的治疗方法。

我的答案

答案

1.正常肢体动脉频谱为三相波，仅在舒张早期存在反向血流信号，而本例舒张期全程血流方向相反。

2.根据彩色多普勒图像特征和脉冲多普勒的取样位置，本例考虑为假性动脉瘤的诊断。血流频谱取样位置位于假性动脉瘤颈部，收缩期血流进入瘤体，舒张期血压下降，瘤体内部压力推动血液反向流出。鉴别诊断包括单纯血肿、脓肿、肿大淋巴结、股疝。假性动脉瘤的最佳处理方法是在超声引导下瘤体内凝血酶注射治疗。

点评

大量经皮外周动脉穿刺介入术和抗凝治疗的广泛应用使得术后假性动脉瘤的发病率有所增加。其典型的临床表现为术后1～2天局部组织肿胀伴皮下组织瘀血斑。假性动脉瘤实际上是局部血肿，血肿中央为高速旋流的血液，与附近的动脉有通路相连，血肿周围软组织形成纤维包裹。

假性动脉瘤声像图表现为穿刺动脉附近的液性包块，通常灰阶图像动态观察就能发现瘤体随血管收缩、舒张发生体积变化，根据这个特点可以初步与单纯血肿相鉴别。假性动脉瘤体内可以出现多少不等的凝血块，分布于周边。动脉周边数个瘤体彼此通过狭窄通道相连的情况并非少见。

假性动脉瘤体内典型的CDFI表现为收缩期血液沿瘤体一侧流入，舒张期血流沿瘤体另一侧流出，血流在瘤体内形成旋流，表现为一半红色、一半蓝色，有学者称之为“阴阳征”。由于血流方向的不同，瘤体内的“阴阳征”表现可有多种形态。此外，假性动脉瘤颈部的频谱形态呈现围绕基线的特征性的“往返”现象，具有确诊价值。

病例5

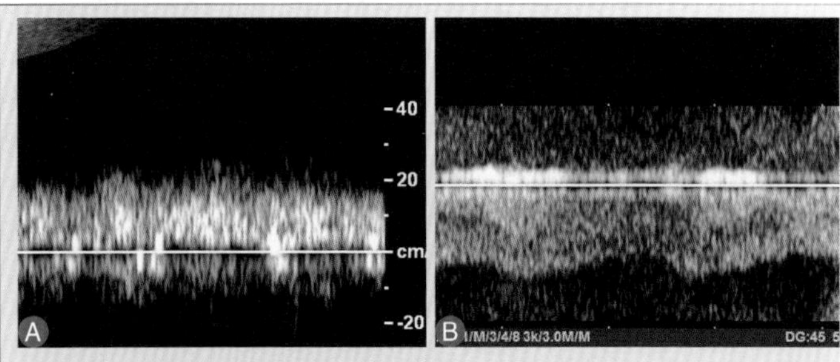

A.患者1门静脉主干血流频谱图；B.患者2门静脉主干血流频谱图。

图7-5

问题

1.请问图中的两张门静脉频谱图，哪一张表现异常？门静脉血流最大速度的正常值是多少？

2.请描述门静脉及其分支的正常血流方向。

我的答案

答案

1.两种门静脉主干频谱图均为正常。门静脉血流速度的最大值范围报道不一，其正常值范围为15 ~ 30 cm/s。

2.无论门静脉主干或肝内分支，门静脉的血流方向都为入肝血流。

点评

正常肝脏血供的75%来自门静脉，尽管肝脏紧邻心脏，但是肝脏实质及肝内血窦系统能够有效地避免门静脉血流受到心脏搏动压力变化的影响。因此，与其他中央静脉相比较，门静脉血流频谱很少呈现期相性搏动，或仅表现为随心动周期的轻度起伏变化。由于右心功能衰竭及三尖瓣反流可以使门静脉血流频谱搏动性增加，所以需要判断其频谱的搏动性是否过度以区别正常与异常。有学者计算正常人群门静脉的静脉搏动指数［（最大血流速度－最小血流速度）/最大血流速度］发现，接近50%的个体门静脉搏动指数＞0.5，即门静脉最大血流速度至少为最小血流速度的两倍，但门静脉的最小血流速度不会低至基线水平或基线水平以下。同时，这些学者还发现门静脉的静脉搏动指数与个体的体重指数呈负相关，即较瘦的个体，门静脉频谱形态更容易呈现搏动性。总之，尽管门静脉血流频谱形态存在一定的搏动性，但其最小血流速度不会低至基线水平或基线水平以下。

病例6

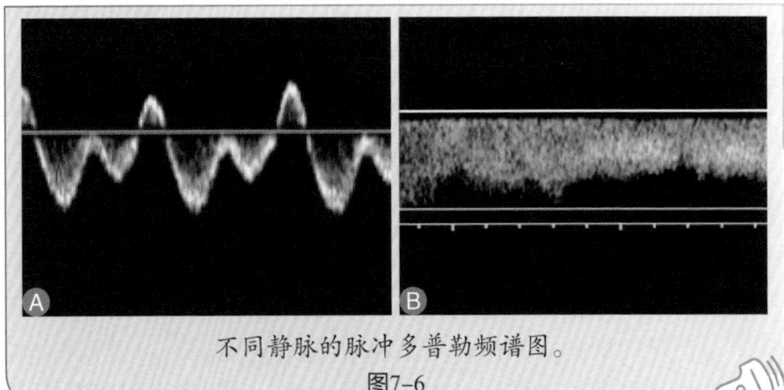

不同静脉的脉冲多普勒频谱图。

图7-6

问题

1.请指出图中两张频谱图哪个属于肝静脉或外周静脉？分析频谱形态差异的原因。
2.请指出图A中频谱形态所代表的心脏收缩时相，深呼吸后对其频谱形态的影响。

我的答案

答案

1.图A为典型的肝静脉三相型频谱，图B为外周静脉频谱，随呼吸出现轻微变化。肝静脉紧邻右心房，因此心房收缩搏动影响到肝静脉的血流状态。外周静脉远离心脏，受其影响较小或无。

2.肝静脉的典型频谱图由两个负向波和一个正向波组成，依次分别对应心室收缩期、心室舒张期和心房收缩期。深吸气后肝静脉频谱形态会变钝，搏动性减弱。

点评

由于肝静脉紧邻右心房，心房内的压力变化很容易传导至肝静脉，引起肝静脉血流频谱形态的改变。心房收缩时，血液一方面挤压至心室，另一方面沿下腔静脉反流至肝静脉，肝静脉频谱出现基线上方的瞬时反流，称作A波。当心房舒张时（此时对应心室收缩），血液迅速离开肝脏进入心腔，形成基线下方的第一波，称作S波。随血液逐渐填充心房后，血流速度逐渐减慢并接近基线。此时，三尖瓣开放（心室舒张开始），右心房内血液流入心室，压力降低，肝脏血流再次汇入右心房，形成基线下方的第二波，称作D波。随着心房的再次收缩，肝静脉的血流也再次返向，重复上述过程。正常情况下，S波总是最大，当出现三尖瓣反流及右心衰竭时，S波可出现速度减低，甚至返向，而D波的方向总是保持不变。

本组图B频谱来自股浅静脉，远离心脏，受心脏搏动的影响很小，仅仅出现随呼吸时相的波动变化。

病例7

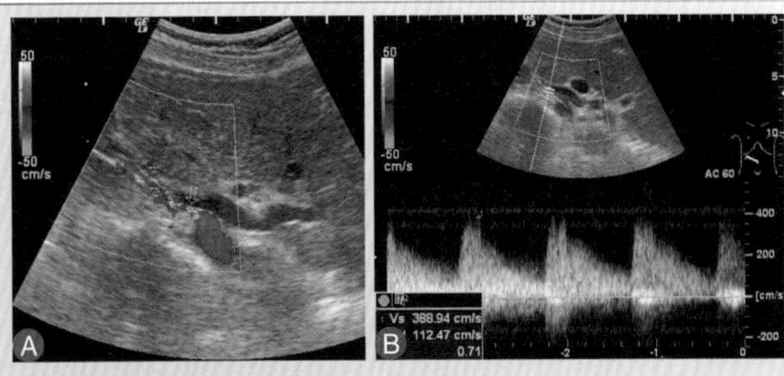

A.右肾动脉主干起始部CDFI；B.右肾动脉局部狭窄处频谱多普勒声像图。

图7-7

问题

1.请问肾动脉收缩期峰值的上限是多少？正常肾动脉与主动脉的收缩期峰值流速比值是多少？

2.请问肾动脉的超声显示率如何？副肾动脉的发生率如何？

我的答案

答案

1.肾动脉收缩期峰值流速上限为180～200 cm/s，正常肾动脉与主动脉收缩期峰值流速比值<3.5。

2.根据文献报道，肾动脉的超声显示率在80%～90%。约20%的患者存在副肾动脉。

点评

高血压是世界上最常见的疾病，其中3/4为轻型患者，通过饮食及利尿剂血压就能得到控制，这些患者几乎全部为原发性高血压。药物治疗效果差或需多种药物联合应用的严重高血压患者往往为继发性高血压，其中的继发原因包括肾动脉狭窄。尽管肾动脉狭窄引起高血压仅占全部患者的5%，但这类高血压能够治愈。因此，寻找一种能够明确诊断肾动脉狭窄的非侵袭性筛查方法非常重要。

多普勒超声检查是一种可行的方法，主要从两个方面进行评价：狭窄段肾动脉血流速度增加的程度及狭窄远端肾动脉频谱波形的变化。狭窄段肾动脉峰值流速>180 cm/s就可诊断为肾动脉狭窄。很多研究都表明多普勒超声检查是非常有效的方法，但是需要操作者具有一定的经验和检查技巧，即使操作者经验丰富，也有20%的患者无法完整评估血流情况，如患者体胖、肠气过多、呼吸急促、多普勒取样角度不佳或副肾动脉等多种原因。

病例8

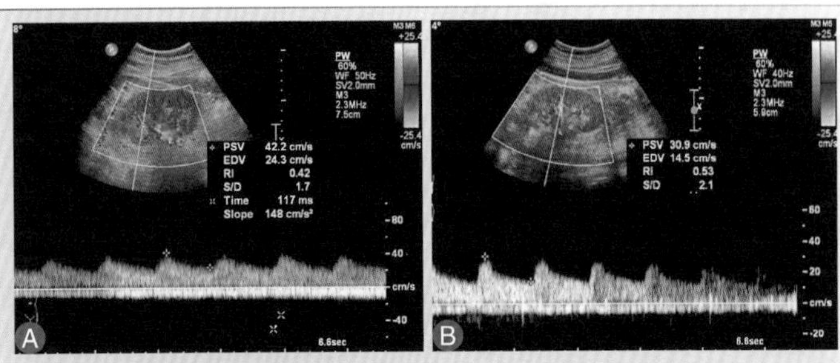

A.右肾内动脉血流频谱多普勒声像图；B.左肾内动脉血流频谱多普勒声像图。

图7-8

问题

1.请问图中测量为何种参数？正常值如何？

2.当该参数异常时，肾动脉病变程度如何？请描述图中异常频谱的术语为？

我的答案

答案

1.图中测量为收缩期加速度时间。正常肾内动脉收缩期加速度时间＜70 ms。

2.肾内动脉收缩期加速度时间延长提示肾主动脉存在70%～80%的狭窄。这种狭窄后的频谱称作“小慢波”。

点评

超声评价高血压患者有无肾动脉狭窄具有重要临床意义。除直接测量肾动脉狭窄处的血流速度外，分析肾段动脉或肾脏叶间动脉的血流频谱形态也有重要诊断价值。临床上早已发现主动脉瓣狭窄的患者，肢体动脉的脉搏触诊弱而无力，称作“Parvus-tardus”波，即小慢波。Parvus-tardus为拉丁语，指脉搏幅度下降，达峰时间延迟。

多普勒超声评价狭窄段远端动脉的频谱形态能更敏感地发现小慢波改变。在正常情况下，收缩峰上升支迅速，加速度时间＜70 ms。超声测量时注意将测量标尺放在收缩峰上升支的起点和第一个峰尖处。除加速度时间延长外，收缩峰血流速度的绝对值也会出现下降。为避免测量绝对值带来的误差，可选择动脉阻力指数进行比较。肾动脉狭窄侧的肾内动脉阻力指数较对侧减低超过0.05具有诊断意义。

病例9

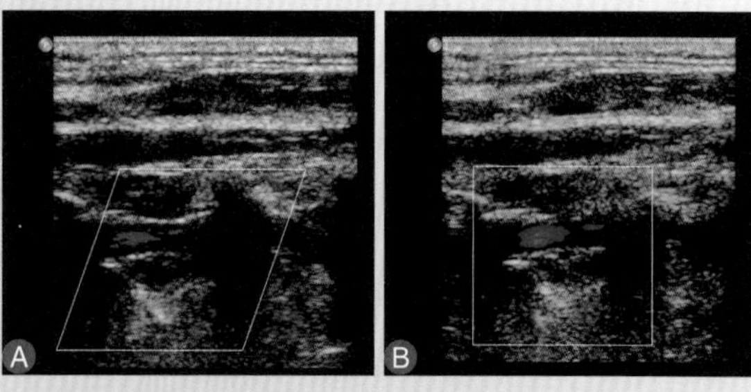

同一患者椎动脉长轴切面CDFI。

图7-9

问题

1.图中所示彩色多普勒取样框的角度不同，请问哪幅图中的多普勒频移较高？

2.请问为什么图A中椎动脉的血流信号显示不佳？

我的答案

答案

1.图A中多普勒取样框的声束角度向左侧偏转，声束与椎动脉间的多普勒夹角小，因此多普勒频移较高。

2.尽管图A中频移较高，但是取样框角度的偏转使得探头接收的回波信号能量减少，造成血流信号显示不佳。

点评

本组图B中多普勒脉冲声束方向与椎动脉血流方向间的夹角较大（接近90°），因此血流引起的频移较图A小，其彩色血流显示的敏感性应该较差。然而，图A中多普勒取样框的声束角度偏转使得其实际血流显示反而较差。

通过电路控制声束形成可实现多普勒取样框的角度偏转，相控阵探头及线阵探头可实现此功能。当声束发生偏转时，聚焦能力部分丢失。同时，背向散射声束也发生偏转，回波信号的能量较声束为90°时减低，这些因素使得多普勒取样框声束偏转时回波信号的能量较低，彩色血流显示的敏感性下降。因此，利用偏转多普勒彩色取样框进行彩色血流显示时，要注意这种影响，防止因彩色血流显示不佳而造成血管闭塞的误诊。

病例10

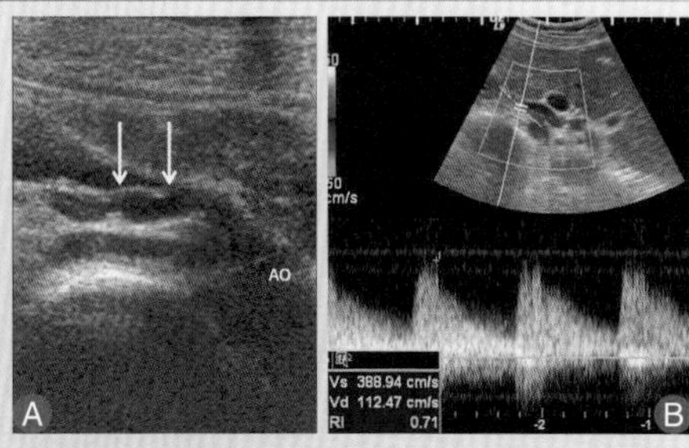

A.右肾动脉灰阶声像图；B.右肾动脉频谱多普勒声像图。

图7-10

问题

1.请描述图中异常表现及好发位置。

2.请问患者的可能性别为？最佳的治疗方法是什么？

我的答案

答案

1.声像图显示肾动脉主干不规则狭窄，呈“串珠样”，CDFI和PW显示局部血流速度明显增快，符合纤维肌性发育不良导致的肾动脉狭窄，本病最好发于肾动脉的中远段。

2.肾动脉纤维肌性发育不良常见于女性，最佳的治疗方法是经皮血管成形术。

点评

动脉纤维肌性发育不良可累及动脉壁全层，成年人最常见的类型是动脉中膜纤维发育不良。除动脉硬化外，纤维肌性发育不良是肾血管性高血压最常见的原因，好发于中青年女性。与动脉硬化不同，纤维肌性发育不良很少累及肾动脉起始部，大部分发生于肾动脉中远段，并可蔓延至肾内分支。

纤维肌性发育不良引起肾动脉节段性狭窄及狭窄段间的动脉瘤样扩张，形成动脉造影时的典型“串珠样”改变。这种肾动脉不规则的多段狭窄很少能够被灰阶超声显示，除非患者体型较瘦。但是，CDFI多能显示管腔狭窄部位的高速血流信号，从而提示诊断。对于中青年女性高血压患者，应特别注意检查肾动脉中远段，以免漏诊本病。

病例11

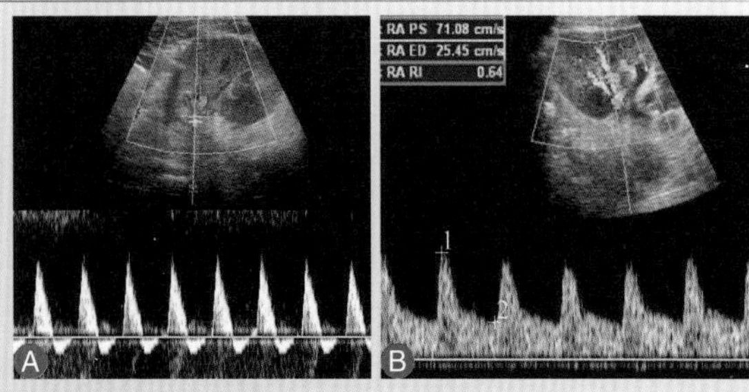

A.移植肾动脉治疗前频谱多普勒声像图；B.移植肾动脉治疗后频谱多普勒声像图。

图7-11

问题

1.请指出图A中动脉频谱特征性名称，肾移植患者如此形态的动脉频谱提示何种异常？

2.请问其他何种情况可见到类似的动脉频谱形态？

我的答案

答案

1.图A的动脉频谱称作“来-回”血流。当移植肾动脉出现此种动脉频谱时首先考虑肾静脉血栓形成，其他异常包括严重排斥反应，张力性肾包膜下血肿。

2.典型的“来-回”型动脉血流频谱主要见于假性动脉瘤颈部，其他情况还有：锁骨下动脉部分窃血，Ⅰ型及Ⅱ型主动脉支架内瘘，勃起后正常阴茎动脉，转移性淋巴结和部分恶性肿瘤内的动脉。

点评

移植肾静脉血栓是一种罕见的术后并发症，发生率<2%。可能的原因包括手术中肾静脉吻合口处理不当，外压性原因，由于肾静脉过长或移植肾移动造成肾静脉扭曲。移植肾静脉血栓多发生在移植后数天内，患者临床表现为尿量减少或无尿、血肌酐增加、血尿及疼痛。与原位肾不同，移植肾静脉没有静脉侧支循环，一旦出现静脉血栓很容易引起肾梗死，因此需要及时诊断和手术处理。

移植肾静脉血栓的多普勒频谱特征表现为肾动脉全舒张期反向血流，血流速度呈平台状分布。值得注意的是，多普勒频谱分析时一定要鉴别全舒张期反流与舒张期一过性反流，舒张期一过性反流常见于排斥反应，急性肾小管坏死，间质性肾炎，肾盂肾炎和输尿管梗阻。而全舒张期反流则见于肾静脉血栓，外压性肾静脉梗阻，严重的血管排斥反应，张力性肾包膜下血肿。

病例12

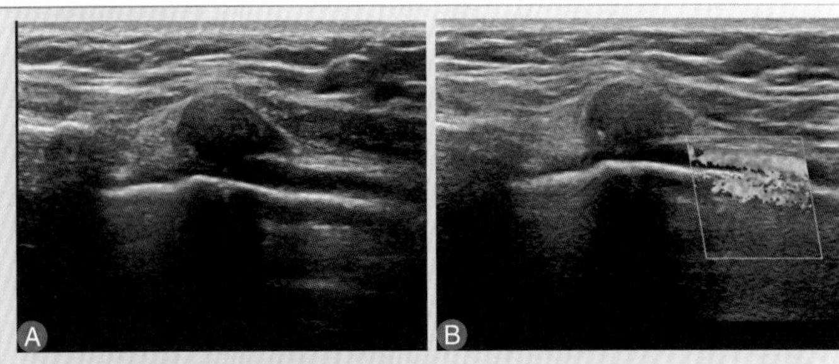

A.胸壁胸骨旁纵断面灰阶声像图；B.胸壁胸骨旁纵断面CDFI。

图7-12

问题

1.请问图中所示有何异常？灰阶超声与CDFI比较，哪种成像方式更容易出现？

2.请问脉冲多普勒分析会有何特点？体内其他容易产生相同异常的部位是？

我的答案

答案

1.声像图显示肺表面强回声深方出现血管结构，为胸廓内动脉的镜面伪像。与灰阶超声图像相比较，血管的镜面伪像在彩色多普勒血流成像条件下更容易出现。

2.脉冲多普勒在镜面伪像处取样获得的频谱形态与真实血管内获得的频谱形态一样。锁骨下动脉在肺尖走行处容易产生彩色镜面伪像。

点评

CDFI成像时血管腔内的彩色血流信号与周围软组织形成明显对比，因此在镜面条件存在时，更容易显示镜面伪像。体内彩色多普勒镜面伪像常见于含气肺表面，在某些情况下，光整的骨骼表面也能产生足够的反射形成镜面伪像。实际上，颈总动脉后壁也可形成镜面伪像，在其深方产生颈总动脉的“鬼影”，即镜面伪像。

因为镜面伪像内的彩色血流信号源于真实血管内的血流，所以二者的脉冲多普勒频谱形态应该完全一致。由于镜面处的反射强度不同，伪像处的频谱强度一般低于真实血管。调整声束扫查角度，降低超声发射功率及增益可有效消除镜面伪像。

病例13

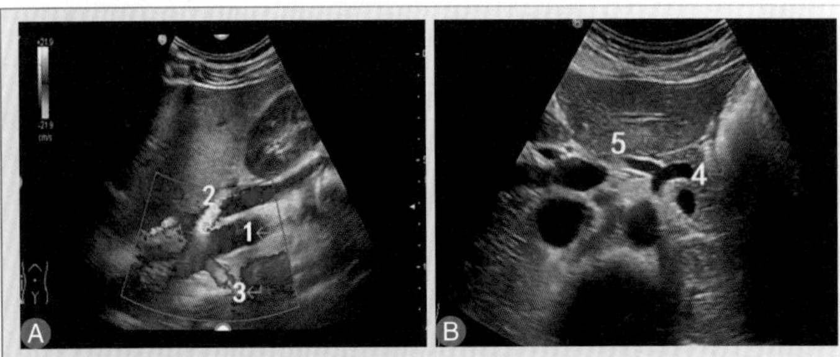

A.右侧腹冠状面灰阶声像图；B.上腹部横断面灰阶声像图。

图7-13

问题

1.请指出图中标示数字所代表的结构名称。

2.请问两幅图像分别是由何种切面获得?

我的答案

答案

1.图中数字所示结构依次为1：腹主动脉；2：右肾动脉；3：左肾动脉；4：脾动脉；5：肝总动脉。

2.图A由右侧腹冠状面扫查获得，显示腹主动脉及双侧肾动脉起始段组成的"香蕉皮征"；图B由上腹部横切面扫查获得，显示由腹腔干及其分支脾动脉和肝总动脉组成的"海鸥征"。

点评

肾动脉起自肠系膜上动脉下方约2 cm处，横断面上右肾动脉自腹主动脉9～11点钟方向发出，左肾动脉自腹主动脉3～4点钟方向发出，长4～6 cm，直径5～6 mm。右肾动脉是唯一走行于下腔静脉后方的血管。肾主动脉在肾门处分成5支段动脉，第一个分出的，也是最恒定的是后段动脉，自肾盂后方通过，其余四支自上至下依次为顶段动脉、上段动脉、中段动脉、下段动脉，从肾盂前方通过。进入肾脏后，段动脉逐级分支形成叶间动脉、弓状动脉和小叶间动脉。

肾外段肾动脉常用的扫查切面是冠状切面，尤其是在左侧，冠状切面能够很好地显示肾动脉的全程，对于右肾来说，以肝脏作为声窗可以更好地显示肾动脉起始段，甚至可以同时显示双侧的肾动脉，呈"香蕉皮征"。另外，于前腹部肋间或肋缘下横切面扫查也是显示右肾动脉全程的一个很好的选择。上腹部正中横切面扫查是另一种可显示肾动脉起始段的方法，但该切面易受肠气干扰，且血流与声束的夹角较大，故并不推荐作为检查的首选切面。

胃肠道的血供主要由腹腔干、肠系膜上动脉和肠系膜下动脉供应。腹腔干，又称腹腔动脉，是一短干，在主动脉裂孔下方起自腹主动脉前壁，发出后随即分为3支。最小的一支是胃左动脉，发出后向左上方至胃贲门；肝总动脉和脾动脉起始部向前走行形成"人"字形，于上腹部横断面扫查时呈"海鸥征"，右侧翅膀是肝总动脉，左侧翅膀是脾动脉。腹腔干是肝脏、脾脏等实质性内脏器官的主要供血动脉，因此其频谱多普勒具有高舒张期单相血流的特点，进食前后变化不大。而肠系膜上动脉供应全部小肠、升结肠和横结肠，其频谱特点与进食状态有关，在正常情况下，禁食状态时舒张期正向血流速度很低，舒张早期可有反向血流，进食后由于肠道血管扩张引起血管床阻力降低，频谱上表现为舒张期正向血流速度增高，反向血流消失。

病例14

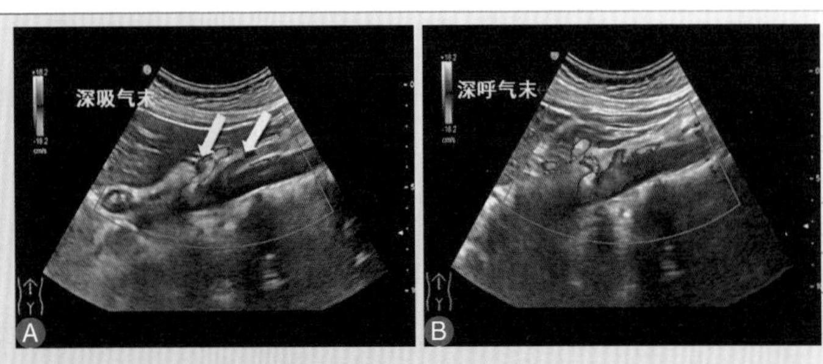

A.深吸气末上腹部纵断面CDFI；B.深呼气末上腹部纵断面CDFI。

图7-14

问题

1.请指出图A中箭头所示的结构名称。

2.请描述图中异常表现及可能的诊断。

我的答案

答案

1.图A中黄箭头代表的是腹腔干，白箭头代表的是肠系膜上动脉。

2.与深吸气时相比，深呼气时腹腔干呈“鱼钩样”改变，局部流速增快，彩色多普勒呈“花色”血流信号，考虑中弓韧带综合征可能。

点评

中弓韧带是连接主动脉裂孔两侧膈脚的纤维韧带，构成主动脉裂孔的前缘，一般走行于腹腔干起始处的上方，10%～24%位于其前方，正常情况下不会对腹腔干造成压迫。部分个体因为腹腔干在腹主动脉上发出的位置过高或膈脚附着点过低等多种原因，可出现呼气时由于腹主动脉向头侧移动，导致中弓韧带对腹腔干造成压迫、阻碍血流，进而引起临床症状，即中弓韧带综合征。在临床上，一般以20～40岁体型较瘦的女性更常见，表现为与饮食无关的上腹痛及体重下降，在上腹中部可查及随呼吸变化的收缩期吹风样杂音，于呼气时更明显。

患者呼气时腹主动脉及其分支向头侧移位，导致中弓韧带对腹腔干产生压迫，在声像图上表现为腹腔干受压形成“鱼钩样”狭窄，局部流速增快；吸气时腹主动脉及其分支向足侧移位，使腹腔干近端与中弓韧带距离增大，压迫解除或减轻。

病例15

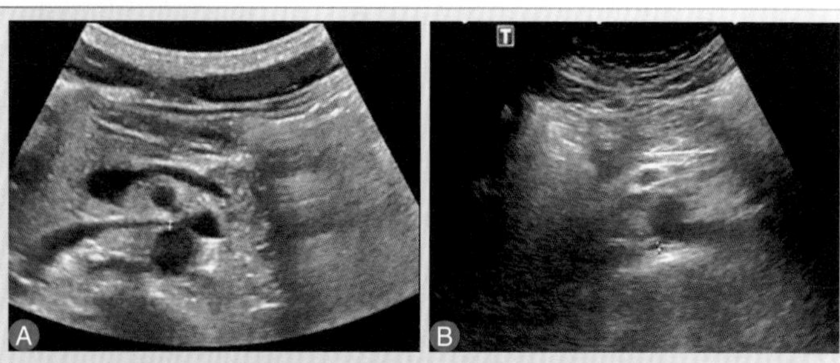

A.患者1腹部横断面灰阶声像图；B.患者2腹部横断面灰阶声像图。

图7-15

问题

1.请问图中测量键测量的分别是什么结构？

2.请问腹主动脉与肠系膜上动脉夹角的正常值是多少？有哪些结构走行于其间？

我的答案

答案

1.两幅图中测量键测量的均为左肾静脉内径。

2.正常情况下腹主动脉与肠系膜上动脉之间的夹角为45°～60°，左肾静脉、十二指肠水平段、腹膜后脂肪、淋巴结等结构走行于其间。

点评

胡桃夹现象是指由左肾静脉受压导致的左肾静脉向下腔静脉回流受阻，根据受压情况的不同，可分为前胡桃夹现象和后胡桃夹现象，前者更常见。胡桃夹现象从儿童到老年人均可发生，有症状者多见于10～30岁体型瘦长的儿童和青年人，青春期身高迅速增长、椎体过度伸展和体型急剧变化等因素可能与胡桃夹现象的发生有关；成年期胡桃夹现象的发生及症状出现原因尚不明确，可能与创伤、体重迅速下降、妊娠等有关。当影像学上符合胡桃夹现象，并且同时伴有临床症状时，我们称之为胡桃夹综合征，这些临床症状主要包括无症状的血尿和蛋白尿（于直立过伸位或运动后加剧）、左侧精索静脉曲张、左侧腰腹痛、盆腔淤血等，患者的肾功能一般是正常的。

左肾静脉汇入下腔静脉的行程中需要穿经腹主动脉与肠系膜上动脉之间（AMP）所形成的夹角、跨越腹主动脉前方，正常情况下，该夹角为45°～60°，被腹膜后脂肪、淋巴结、十二指肠水平段等结构填充使左肾静脉不致受压。当各种原因所致夹角变小时，将出现左肾静脉于AMP位置受压变窄，同时伴有远端近肾门处管径扩张，如图A所示，即为最经典的前胡桃夹现象。远端近肾门处与AMP受压处管腔内径之比一般大于3.5或4。彩色及频谱多普勒图像上可见AMP位置左肾静脉受压，血流明显变细，呈五彩样血流信号，局部流速增高，呈搏动性，远端扩张的左肾静脉段血流信号较右肾静脉暗，呈暗红色，频谱多普勒呈低速连续带状频谱。后胡桃夹现象是指腹主动脉后左肾静脉或环腹主动脉肾静脉被腹主动脉和脊柱压迫，如图B所示，测量键标注的左肾静脉走行于腹主动脉后方，受腹主动脉和脊柱的压迫影响，局部管腔内径明显变窄。

在AMP这个位置，还有另外一种少见疾病也值得关注，即肠系膜上动脉综合征，又称十二指肠瘀滞症或Wilke综合征，是指由各种原因引起的十二指肠水平部或十二指肠空肠交界处被肠系膜上动脉压迫梗阻，致其近端扩张、瘀滞而产生的一种临床综合征。多发生于瘦长体型的青年女性，主要症状是进食后呕吐，呕吐量较大，改变体位后症状可缓解，如左侧卧位、俯卧位或膝胸位。肠系膜上动脉综合征在声像图上表现为AMP处夹角变小，距离缩短，十二指肠水平部或十二指肠空肠交界处管腔受压变窄，球部、降部持续充盈，蠕动明显，呈“哑铃状”或“漏斗状”改变。

病例16

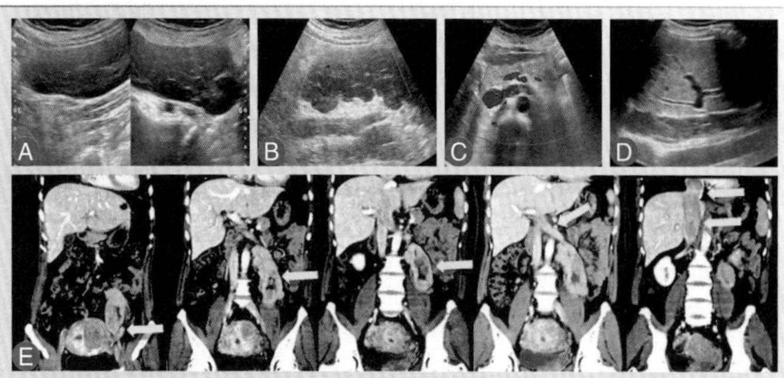

同一患者。A.左侧腹部纵断面灰阶声像图；B.左侧腹部纵断面CDFI；C.左肾静脉水平横断面CDFI；D.下腔静脉长轴灰阶声像图；E.腹部冠状面增强CT。

图7-16

问题

1.请描述图中异常所见及可能的诊断。

2.请问该病变手术治疗后是否有复发的可能？

我的答案

答案

1.结合超声声像图和增强CT图像，左侧腹膜后沿腰大肌前方可见纵行走行的条状低回声肿物，边界清楚，内部回声欠均匀，可见少量血流信号，肿物上缘与左肾静脉关系密切，下缘与左卵巢及子宫分界不清，左肾静脉及下腔静脉管径增宽，内可见低回声填充，并向上延伸至右心房，综合考虑，为静脉内平滑肌瘤病可能性大。

2.静脉内平滑肌瘤病术后易复发，有文献报道复发率达27.8%～50.0%，复发时间长短不一，故应长期密切随访。

点评

静脉内平滑肌瘤病是一种罕见的静脉内生长的良性肿瘤，其在组织学上表现为良性，但生长方式类似恶性肿瘤。静脉内平滑肌瘤病病因尚未完全明确，主要有两种学说：①来源于子宫肌瘤向静脉内生长形成；②来源于静脉壁的平滑肌组织，向静脉延伸形成。除静脉外，淋巴管也可受累。静脉内平滑肌瘤病具有雌激素依赖性，好发于围绝经期女性，患者多同时患有子宫平滑肌瘤或有子宫切除的病史。

静脉内平滑肌瘤病的特征性表现是沿静脉通道蔓延生长，可经宫旁静脉、盆腔静脉扩展至下腔静脉，甚至进入右心房、右心室或肺动脉。静脉内平滑肌瘤病的两条主要延伸路径：①子宫静脉–髂内静脉–髂总静脉–下腔静脉–右心；②左卵巢静脉–左肾静脉–下腔静脉–右心/右卵巢静脉–下腔静脉–右心。大体病理上，血管内的病变呈条索状或结节状，常被形象地比喻为“蠕虫样”“蚯蚓样”“葡萄串样”“香肠样”“丝瓜络样”外观，表面光滑，可游离在血管腔内或与血管壁相连。静脉内平滑肌瘤病的临床表现与病变累及的范围有关：①局限于盆腔者，多表现为盆腔包块、月经量增多、继发贫血等；②累及髂静脉、下腔静脉时，常出现下肢水肿、腹胀、腹腔积液、布加综合征等；③累及右心系统时，可有间歇性晕厥、呼吸困难、心律失常等症状。

在病程早期，病灶局限于子宫肌壁血管内且体积较小时，影像学上难以识别，往往被误诊为子宫肌瘤或肌瘤变性；但是病变超出子宫范围后，对其诊断具有一定提示性。声像图特点包括：①子宫多发结节呈相互融合状，边界清楚，向外突出；子宫单侧或双侧呈低回声肿物，可单发或多发，呈散在分布或相互融合，边界清楚，形态规则或不规则；子宫切除术后出现盆腔实性或囊实性病变，体积常较大，可单发或多发，边界清楚，形态不规则，可见少量或较丰富血流信号。②髂静脉、下腔静脉管径增宽，内可见低回声填充，管腔被完全或部分阻塞，可累及左肾静脉或肝静脉，低回声内多可探及血流信号，静脉管腔不完全阻塞时，残存管腔内可见血流信号通过。③右心房内条索状低回声，与下腔静脉内病变相延续，活动度好，可跨越三尖瓣口至右心室、右心室流出道，甚至肺动脉。其主要鉴别诊断包括：子宫平滑肌瘤、子宫内膜间质肉瘤、下腔静脉和右心系统血栓或癌栓、原发性静脉平滑肌肉瘤、右心肿瘤等。

手术治疗是静脉内平滑肌瘤病的首选治疗方式，但术后易复发，需长期随访。由于静脉内平滑肌瘤病具有雌激素依赖性，加之术后复发的患者中67%～75%都保留了卵巢功能，故推测复发可能与保留卵巢的内源性雌激素有关。因此，目前主张的手术范围包括彻底切除子宫、病变累及区域及双侧卵巢，并高位结扎卵巢动静脉，以减少复发的可能。

病例17

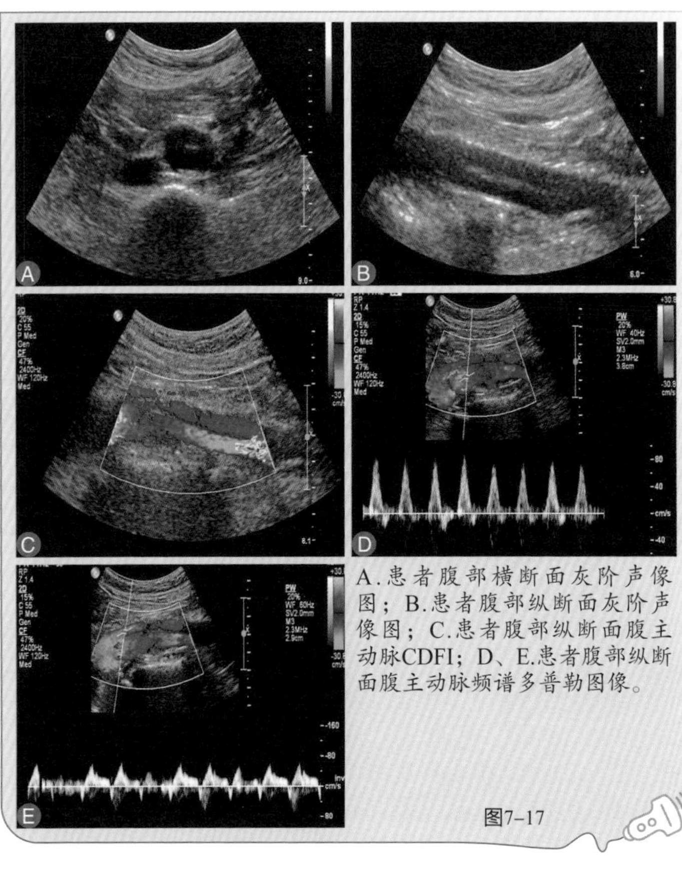

A.患者腹部横断面灰阶声像图；B.患者腹部纵断面灰阶声像图；C.患者腹部纵断面腹主动脉CDFI；D、E.患者腹部纵断面腹主动脉频谱多普勒图像。

图7-17

问题

1.请问动脉瘤分为几种类型？图中属于哪种？

2.请问还需要补充扫查哪些部位？急诊遇到此类患者，接诊医师应该做些什么？

我的答案

答案

1.动脉瘤可以分为真性动脉瘤、假性动脉瘤和夹层动脉瘤；图中患者腹主动脉管腔内见一膜样结构，将腹主动脉分为真、假两腔，两个管腔内均可探及血流信号，彩色及频谱多普勒提示真腔内血流与正常动脉相似，假腔内血流慢而不规则，属于夹层动脉瘤。

2.孤立性腹主动脉夹层较为罕见，发病率只占主动脉夹层的1.1%～4.0%，因此该患者补充扫查的重点是全面评估夹层累及范围，近心端是否累及升主动脉、主动脉弓和胸主动脉，远心端是否累及肾动脉和髂动脉；急性主动脉夹层是威胁生命的灾难性事件，急诊遇到此类患者应高度重视，及时上报危急值。

点评

主动脉夹层是指各种原因（如高血压、遗传因素、妊娠、创伤等）导致的主动脉内膜撕裂，血流进入中层，使主动脉壁形成夹层。动脉原有的管腔称为真腔，动脉壁分离形成的称为假腔，两腔之间隔以被撕裂的内膜片。夹层一旦形成，可沿主动脉壁及其分支在长度上延伸。夹层起源处的内膜伴有撕裂，形成入口（或称原发破裂口），部分患者伴有再入口（或称继发破裂口），在入口与再入口部位，真腔与假腔相交通。

主动脉夹层可发生于主动脉的任何部位，内膜破口最常见于主动脉应力最强处，即升主动脉近心端和降主动脉起始处。临床常根据内膜撕裂的部位和夹层波及的范围进行分型，常用的是Debakey分型和Stanford分型。Debakey分型共分为3型：①Ⅰ型（60%～70%）是指内膜破口位于升主动脉，夹层可累及升主动脉、主动脉弓和降主动脉；②Ⅱ型（少见）是指内膜破口位于升主动脉，且夹层局限于升主动脉；③Ⅲ型（20%～30%）是指内膜破口位于左锁骨下动脉远端，夹层向下扩展至胸主动脉或腹主动脉，如血肿向上逆行扩展累及主动脉弓和升主动脉时，称为逆行性夹层。Stanford分型共分为2型：①A型指近端夹层，包括所有累及升主动脉的夹层，对应Debakey分型的Ⅰ型和Ⅱ型；②B型指远端夹层，包括所有未累及升主动脉的夹层，对应Debakey分型的Ⅲ型。

主动脉夹层发病率为（2.0～3.5）/10万，且逐年上升，是威胁生命的灾难性事件。患者常有明显而严重的临床症状，急性期表现为突然出现的剧烈胸背痛，进行性加重。当累及冠状动脉时，可出现心绞痛，当累及主动脉分支血管时，出现相应脏器的缺血表现，如瘤体持续扩大导致动脉瘤破裂时，将引起大出血而危及生命。如不及时治疗，急性主动脉夹层患者24小时死亡率为33%，48小时死亡率为50%，1周内死亡率为75%，3个月内死亡率达90%，其中75%死于夹层破裂。

发生夹层动脉瘤时的声像图表现包括：①受累的主动脉节段管腔较正常增宽，但增宽的程度一般不如真性动脉瘤，管腔内可见细长的线状高回声，即撕裂的内膜片，将主动脉分为真、假两腔，内膜片可随动脉搏动而摆动，收缩期摆动的方向即是假腔所在；②真腔内血流与正常动脉相似，彩色及频谱多普勒显示血流速度快，颜色鲜艳，可探及相应部位近似正常的多普勒频谱；③假腔内血流慢而不规则，灰阶超声上可因红细胞自显影而呈云雾状，彩色及频谱多普勒显示血流缓慢，颜色暗淡，仅可探及低速血流频谱，当假腔内血流速度太低或合并血栓形成时，则无法探及明确血流信号；④如能发现入口和（或）再入口，彩色多普勒可显示真腔与假腔间相交通的血流信号：入口处，收缩期血流由真腔流入假腔，流速可以很高，舒张期假腔内的血流可回流至真腔；再入口处的血流情况与入口处相反，收缩期血流由假腔流向真腔。

主动脉夹层的鉴别诊断包括：主动脉内的镜面伪像、真性动脉瘤（尤其是主动脉夹层伴假腔内血栓形成与真性动脉瘤伴附壁血栓形成时的鉴别）、假性动脉瘤（需警惕主动脉夹层破裂形成假性动脉的情况）、主动脉壁间血肿等。

病例18

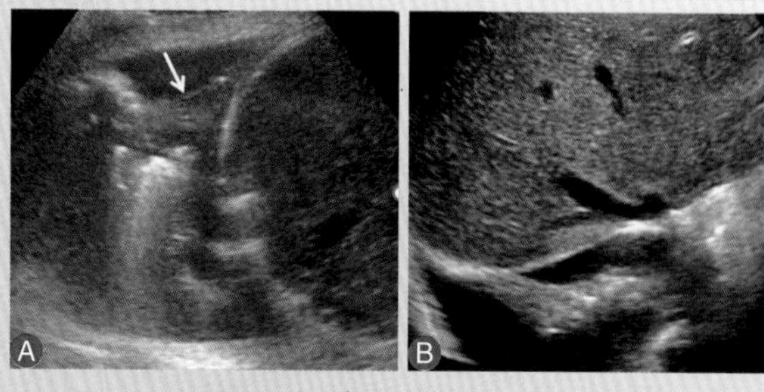

A.膈肌水平腋后线纵断面声像图；B.右上腹横断面声像图。

图7-18

问题

1.请问图中箭头所指结构分别为？本例的诊断是什么？

2.当进行腹部超声检查时，请问这种声像图异常在左侧还是右侧更易于检出？

我的答案

答案

1.箭头所指类三角形的低回声结构为不张的肺尖，漂浮于胸腔积液中。其余部分为含气肺组织。本例诊断为胸腔积液伴肺不张。

2.由于肝脏提供良好的声窗，所以进行腹部超声检查时，更容易发现右侧胸腔积液。

点评

进行腹部超声检查时，很多时候能够偶然发现胸腔积液。正常情况下，含气肺组织紧贴膈肌阻碍了声束的传播，无法显示后方的胸壁结构。当出现胸腔积液，肺组织受压移位时，液体提供声窗，使得超声能够显示后方的肋膈窦。当积液量较少时，声像图显示为三角形的无回声区。当积液量较大时，多同时伴有压迫性肺不张，不张的肺组织呈三角形或月牙形的软组织回声，随呼吸或心脏搏动在积液中摆动。纵断面声像图，胸腔积液勾勒出典型的三角形肋膈窦形态并能够清晰显示膈肌，因此很容易与腹腔的肝周积液相鉴别。由于肝脏存在不被腹膜包裹的裸区（肝脏的后内侧区，以下腔静脉为声像图标志），所以腹腔积液不会完全包绕肝脏，横断面声像图上表现为肝脏后内侧区域无腹腔积液分布。而胸膜腔内缘直达纵隔，所以横断面声像图上可见胸腔积液内缘一直延伸至肝脏的内后方，紧贴下腔静脉。

经腹超声检查发现胸腔积液时，嘱患者取坐位，探头上移直接经胸壁扫查有助于准确判断胸腔积液的分布范围并帮助穿刺定位抽吸。胸腔积液位于胸膜壁层与脏层之间，经胸壁扫查，壁层胸膜恰好位于肋骨深方，呈光滑的线状强回声结构。单纯无回声的胸腔积液以漏出性胸腔积液为多。复杂性胸腔积液，如多发分隔、内部含有点状或絮状有回声结构，多代表渗出性胸腔积液。

病例19

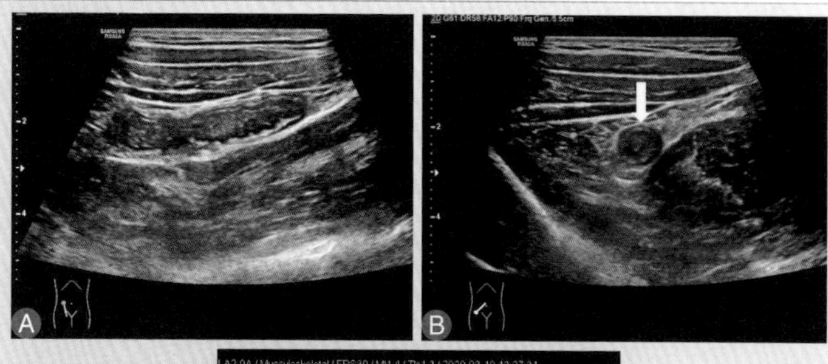

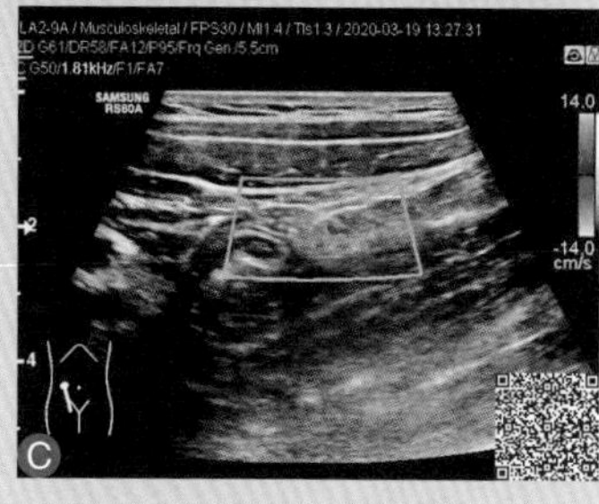

A.右下腹阑尾区纵断面声像图；B.右下腹阑尾区横断面声像图；C.彩色多普勒模式下动态追踪右下腹阑尾（动态）。

图7-19

问题

1.请描述本例患者的可能诊断及超声诊断标准。

2.请问超声诊断的敏感性如何？与CT比较有何差异？

我的答案

答案

1.本例最可能的诊断是急性阑尾炎。超声的诊断标准是：右下腹发现与盲肠相连的肠管结构，一端为盲端，肠管管腔不可压缩，管径≥7 mm。发现阑尾腔内粪石及阑尾周围炎性包裹的脂肪组织有助于诊断。CDFI可发现阑尾壁或阑尾周围组织充血反应。

2.有文献报道超声诊断急性阑尾炎的敏感性为75%～90%。由于超声检查受操作者经验的影响较大，因此有些学者认为CT检查更全面、客观，对阑尾炎合并穿孔，周围脓肿形成的范围判断更准确。对于体胖、腹腔明确胀气，超声检查受限的患者明显有帮助。但是对于儿童、孕妇可疑阑尾炎的患者，超声检查则具有明显的优势。

点评

急腹症需开腹手术的患者中，阑尾炎为最常见的原因。有文献报道阑尾炎的发病峰值年龄为20～30岁。最常见的病因是阑尾粪石梗阻，粪石梗阻引起阑尾腔内压力增加，管壁缺血，管腔黏膜继发感染，组织缺血坏死，严重者可引起阑尾穿孔。

阑尾炎的典型临床表现为初起脐周腹痛，恶心及呕吐。随后出现明确的转移性右下腹痛。患者多无发热或仅低度发热。临床上的诊断准确率为80%，育龄期妇女由于妇科急症的干扰，准确率稍低。

病例20

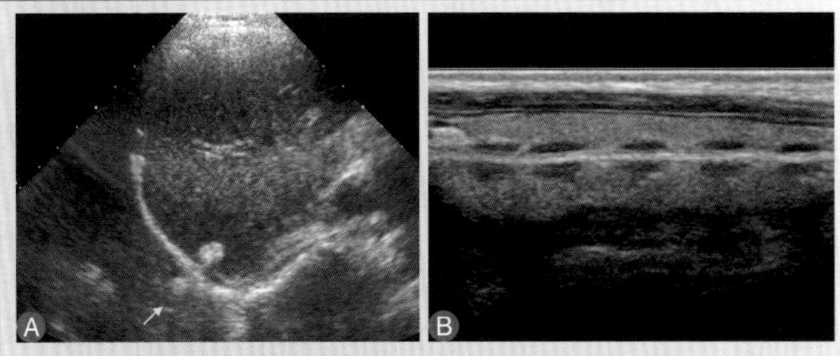

A.肝右叶斜断面声像图；B.甲状腺纵断面声像图。

图7-20

问题

1.请描述图中所见超声伪像及其好发部位。

2.请问此种声像图伪像的产生原因是什么？伪像与真像总是大小、形态一致吗？

我的答案

答案

1.两张声像图均可见镜面伪像。当声束通过大范围、光滑气体表面时，容易产生镜面伪像。

2.本例产生伪像的镜面分别是肺底和气管内的气体界面。通常镜面伪像与真像大小、形态一致，当镜面为弧形，如膈肌-肺底界面时，伪像与真像可出现差异。

点评

声学镜面伪像产生的原理与光学镜面成像原理类似。能够反射大量入射光的平滑界面可以产生镜像，反射光越多，镜像越清晰。平整镜面产生的镜像与原像大小、形状完全一致，而弧形镜面则产生扭曲镜像。

由于组织-气体界面处超声波几乎完全被反射，所以体内含气部位超声检查时容易发生镜面伪像，特别是气体分布的表面光滑平整时，如肺脏表面。在右上腹超声检查时，右肺基底表面形成的声学镜面形成很多我们熟知的镜面伪像，如肝脏实质及肝内占位性病变位于膈肌上方的伪像，其实膈肌自身也发生了镜面发射，但它的镜面伪像只有在膈肌较厚的部位才能被超声分辨。气管是另一个含有大量气体的部位，并且气体的表面光滑平整，因此进行颈部甲状腺超声检查时，我们能够看到围绕气管内气体强回声对称分布的软组织影像。

病例21

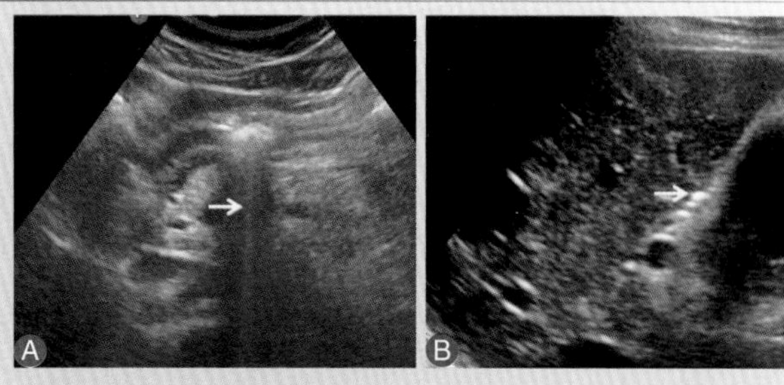

A.患者1上腹部横断面声像图；B.患者2上腹部横断面声像图。

图7-21

问题

1.请问图中箭头所指是否代表解剖结构，其形成原因是什么？

2.请问腹腔镜胆囊切除术后3个月，患者肝门区出现类似声像图改变，可能的原因是什么？

我的答案

答案

1.箭头所指非解剖结构，而是气体后方产生的振铃伪像。由于声波在气泡内形成多次来回反射，每一次的反射回波被探头接收到之后被成像在气泡深方，形成规则排列的等距离强回声，即“彗星尾征”。

2.除气体外，胆固醇结晶、金属也可产生振铃伪像。因此，胆囊切除术后患者肝门区的振铃伪像可能来自未被完全吸收的金属夹或非可吸收的金属夹。

点评

振铃伪像很常见，有效地显示和识别有助于超声诊断。振铃伪像最常见于气体后方，也常出现在金属后方，如钛夹、宫内避孕器、金属异物。声波在微气泡内部多次来回反射，表现为传播的时间延长，因此每次的反射回波恒定的表达在气体的深方，形成“彗星尾征”。这些短棒状的强回声彼此平行，其排列方向与声束方向一致。这种伪像也称作内部混响。

在临床工作中，有时发现气体存在可帮助确诊。如声像图显示复杂性包裹积液，其原因可能多种。然而，一旦明确液体内存在气体，则高度提示产气菌感染形成的脓肿。因此，正确地显示和识别振铃伪像很重要。

病例22

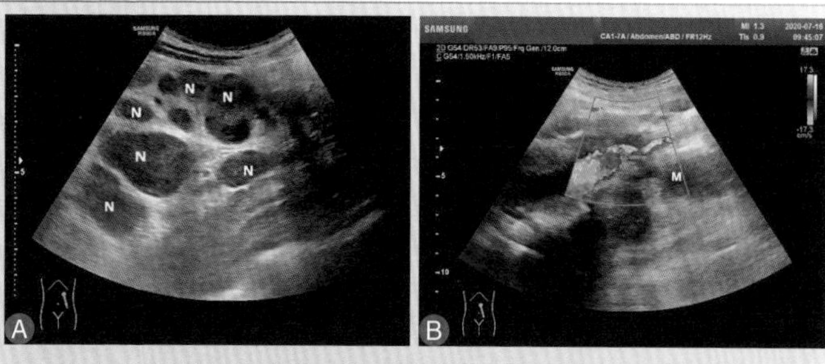

A.患者上腹部横断面声像图；B.患者上腹部纵断面CDFI。N和M均代表病变。

图7-22

问题

1.请描述图中异常表现及可能的诊断。

2.请问如果病变内部出现液化坏死，是否影响诊断结果？

我的答案

答案

1.声像图显示腹部大血管及肠系膜血管周围多发低回声结节，边界清晰，有包膜，符合淋巴结肿大的表现。首先考虑淋巴瘤或转移性淋巴结肿大。

2.淋巴瘤引起的淋巴结肿大，很少出现内部液化坏死。

点评

腹腔内多发淋巴结肿大的鉴别诊断与浅表淋巴结肿大的鉴别类似，首先应该考虑最常见的炎症感染性疾病。腹腔淋巴瘤及多发淋巴结转移也很常见，特别是结节多发，体积较大时。淋巴结肿大并非特异性表现，但广泛的大块样的肠系膜淋巴结肿大较常见于非霍奇金淋巴瘤。值得注意的是，结节病也可引起腹腔多发淋巴结肿大。

腹腔淋巴结肿大很容易被超声漏诊，一方面受腹腔脏器特别是肠道内气体的干扰；另一方面，肿大的淋巴结回声往往与邻近脏器的回声类似，因而造成漏诊。因此，超声扫查时特别要注意加压才能更好地识别。

病例23

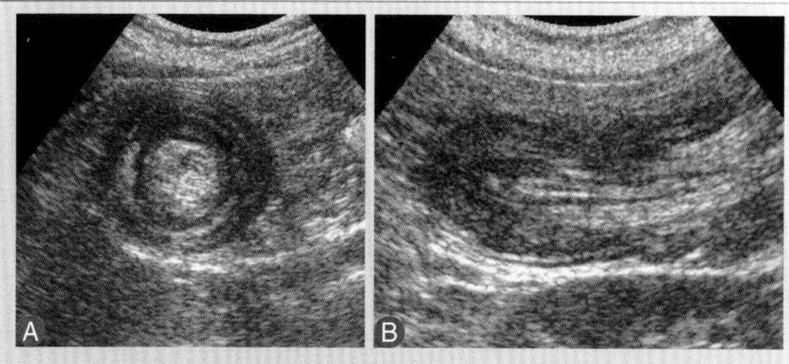

A.右上腹部横断面声像图；B.右上腹部纵断面声像图。

图7-23

问题

1.请描述图中异常所见、诊断及鉴别。

2.请问儿童和成年人发病率有无不同？CDFI有无帮助？

我的答案

答案

1.声像图显示“靶环样”及多层状结构，符合典型的肠套叠表现。其他需要鉴别的疾病包括任何引起肠壁增厚的病变，肠内粪块，肠壁血肿，肠扭转。

2.肠套叠常见于儿童，成人肠套叠多由器质性病变引起。CDFI显示套叠区无血流信号提示局部肠管坏死的可能性增加。

点评

一段肠管反折套入相邻的另一段肠管内称为肠套叠。近端套入的肠管成为套入部，远端容纳的肠管成为鞘部。肠套叠的病因很多，儿童多为特发性，好发于回盲部。成人肠套叠通常由肿物梗阻所致，如肠息肉，脂肪瘤，淋巴瘤，癌等。美克尔憩室、乳糜泻也可引起肠套叠。值得注意的是，超声和CT检查的普及应用使得成人特发性、一过性肠套叠发病率增加。这种成人一过性肠套叠多在2小时内自行缓解，并且无肿物存在。

肠套叠的声像图表现特异，套叠处的三层肠壁形成同心圆样结构，低回声环和强回声环交替分布。大多数病例中，套入部的肠系膜及脂肪形成“偏心状”或“半月状”的强回声夹杂在同心环中，有时低回声的肠系膜淋巴结也可显示。肠套叠纵断面显示为“套桶征”或“假肾征”。

病例24

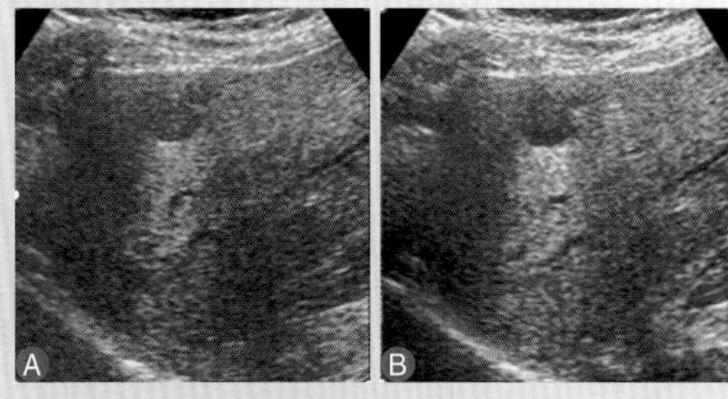

肝囊肿声像图。

图7-24

问题

1.请指出图B中采用了何种显像技术使得囊肿显示清晰?

2.请问该技术是否能应用于各种频率探头?

我的答案

答案

1.图B采用了组织谐波技术，降低了伪像干扰，使得囊肿壁显示较常规方法清晰。

2.组织谐波技术可应用于各种频率探头。理论上讲，低频探头采用本技术后图像改善更明显。

点评

传统的灰阶超声成像时，探头发射脉冲频率与接收频率一致，该频率称为基波。实际上，超声波在组织内传播时，由于非线性效应，产生与基波频率呈倍数关系的谐波。谐波信号随传播深度逐渐增加，随后由于衰减的作用逐渐减弱。尽管传播过程中产生多个不同频率谐波，但谐波的能量随频率增加而减低，目前超声技术只采用两倍于基波频率的谐波成像。本组声像图显示发射基波频率为1.6 MHz，探头只接受3.2 MHz的谐波进行成像，基波信号被滤过。

由于谐波信号频率较高，因此轴向分辨率高。此外，谐波成像时旁瓣伪像及散射伪像都得到明显抑制。

病例25

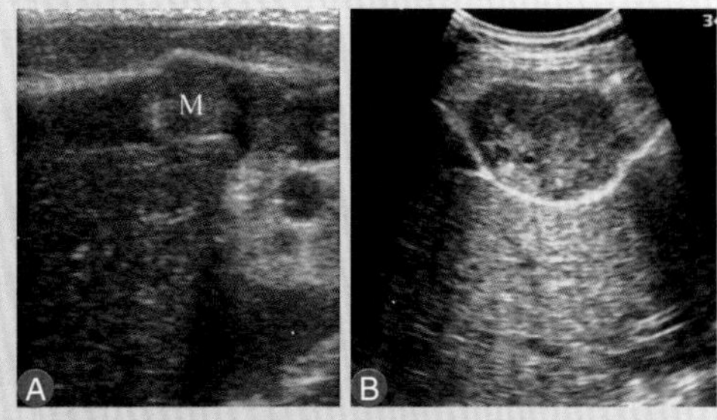

A.中上腹声像图；B.右上腹纵断面声像图。M：病变。

图7-25

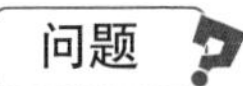

1.请描述图中声像图表现。

2.请描述诊断、鉴别，以及确诊的最佳方法。

我的答案

答案

1.声像图显示肝表面与腹壁之间呈实性、低回声结节，边界清晰，考虑腹膜来源的肿物，可通过实时扫查过程中观察肝脏与结节之间的相互运动来进一步判断其来源，高频探头可更好地显示局部解剖关系。

2.本例首先考虑腹膜转移肿瘤，需结合患者的病史。其他可能的诊断包括腹膜子宫内膜异位症、腹膜间皮瘤及腹膜结核。

点评

腹膜转移肿瘤多来自妇科或胃肠道肿瘤（特别是结肠、胃和胰腺），乳腺癌、肺癌、黑色素瘤也可发生腹膜转移。腹膜转移瘤通常体积较小，很难通过影像学显示。当转移灶直径≥1 cm时能够被超声检出。典型的腹膜转移瘤边界清晰，位于腹壁最深层，超声扫查时应调节近场聚焦或改用高频探头。实时超声扫查时，肠管与腹壁之间存在相对运动，而腹膜转移瘤保持不动，可帮助定位。

病例26

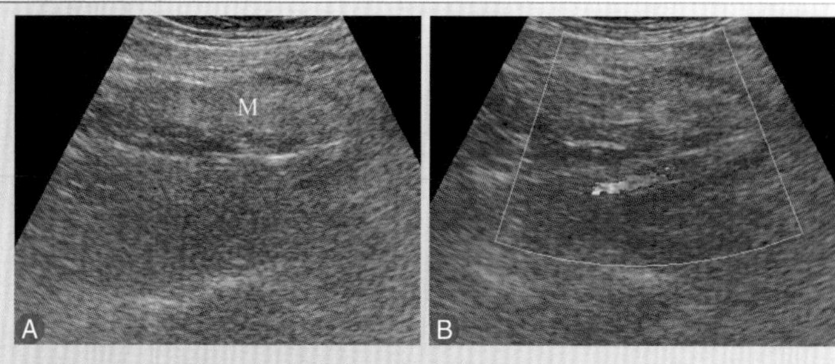

右下腹痛患者。A.患者疼痛处灰阶声像图；B.患者疼痛处CDFI。M：病变。

图7-26

问题

1.请描述图中异常表现及可能的诊断与鉴别。
2.请问超声检查时还应关注什么问题?

我的答案

答案

1.声像图显示右下腹腔局部团块样的强回声，紧邻腹壁深方，CDFI未见血流信号。结合患者症状考虑为节段性网膜梗死，肠脂垂炎，腹膜脂肪瘤。

2.超声检查时应结合患者呼吸运动，判断病变与腹膜的关系，除外肠管来源。

点评

引起急性右下腹痛的原因很多，除消化道疾病外，还有泌尿系结石，妇产科急症，急性肠系膜淋巴结炎等。在消化道疾病中，以急性阑尾炎常见。而其他少见的原因包括结肠憩室炎，肠脂垂炎，节段性网膜梗死等。其中，节段性网膜梗死为罕见疾病，可导致儿童及成人急腹症。儿童约占15%，可分为原发性或继发性。原发性网膜梗死为特发性，可能与网膜血管发育畸形有关。继发性的病因有网膜扭转、脉管炎、高凝状态、外伤或过度肥胖诱发网膜静脉性梗死等。但节段性网膜梗死患者并非都有肥胖症。节段性网膜梗死的病变多位于腹膜腔的前、侧象限，脐周。临床表现为右侧腹痛，疼痛位置一般较高，可有低热及白细胞计数增加。偶尔因局部病灶的腹膜刺激导致右侧腹非常局限的压痛点。数周后可缓解，也可有脓肿并发。其超声表现为腹腔内卵圆形或蝶形回声增强团，多数位于脐部的右上方，紧邻前腹壁的深面，并与之粘连。

肠脂垂炎为结肠脂垂的炎症，因此其声像图特点表现为紧邻结肠壁的强回声脂肪团，局部结肠壁结构清晰完整。

结肠憩室最易发生在乙状结肠。憩室是由局部肠黏膜及黏膜下组织向肠腔外突出所致，当憩室通道受粪石梗阻或局部肠管感染侵犯时，可出现炎症。声像图表现为结肠旁的炎性低回声区，内部可有粪石强回声，周围可见强回声的脂肪组织包绕。憩室炎诊断的关键是炎性区域局部肠壁连续性中断，高频超声仔细扫查，可见炎性区域与肠腔间的通道。

病例27

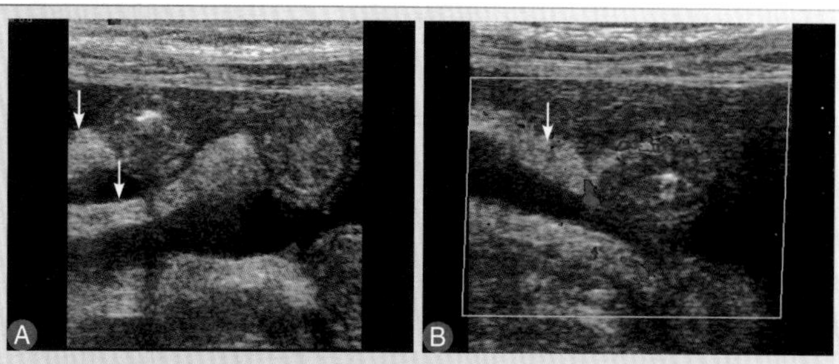

A.腹腔积液患者腹腔纵断面灰阶声像图；B.同一患者腹腔纵断面CDFI。

图7-27

问题

1.请描述图中箭头所指结构的名称及构成。

2.请问该结构在本例中是否正常？

我的答案

答案

1.箭头所指结构为肠系膜结构，肠系膜由腹膜、脂肪、淋巴管、血管等构成。

2.本例患者在腹腔积液衬托下，肠系膜显示清晰，正常者其厚度＜1.5 cm。

点评

肠系膜是将空肠及回肠连于腹后壁的双层腹膜，内有血管、淋巴管、神经通过，还有淋巴结和脂肪组织。其面积广阔呈扇形，根部自第2腰椎左侧斜行至右侧骶髂关节。正常肠系膜于左下腹探头切面平行于左髂血管时能够被显示，声像图表现为一系列的细长形结构，彼此间由镜面样光整的强回声分隔，强回声代表腹膜界面。

与肠管不同，肠系膜无蠕动。系膜内的管样无回声结构代表系膜内走行的血管。正常肠系膜厚度为0.7～1.2 cm（Jain等报告为0.5～1.4 cm）。肥胖者，肠系膜相对明显。合并腹腔积液时，肠系膜更易显示，表现为腹腔积液中自由浮动的条片状回声，背离肠管指向腹中部。

与肠系膜相比，尽管大网膜在腹腔内位置表浅，但超声很难清晰地显示正常网膜结构。合并腹腔积液时，大网膜的下垂部分可表现为不同厚度的中强回声，其厚度取决于网膜内脂肪含量的多寡。无腹腔积液时，根据大网膜相对于肠系膜的表浅位置关系，可以帮助判断腹腔病变是否源于网膜。同时，其位置表浅可利用高频探头对局部放大扫查，因此各种原因所致的网膜增厚，网膜内结节均可清晰地显示。

病例28

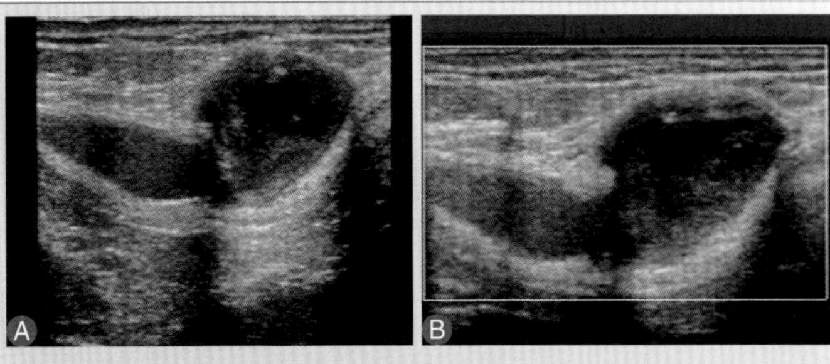

A.中年女性患者，右腹股沟区肿物纵断面灰阶声像图；B.患者右腹股沟区肿物纵断面CDFI。

图7-28

问题

1.请描述图中异常表现及诊断。
2.请问超声检查注意事项是什么？

我的答案

答案

1.声像图显示右侧腹股沟区囊性无回声结构，外形不规则，周围有完整包膜，整个病变沿腹股沟管方向走向，止于皮下软组织。内部无血流信号。考虑诊断为子宫圆韧带囊肿。

2.超声检查时应注意囊肿是否与腹腔相同，是否存在腹股沟疝。

点评

在胚胎发育期，女性的卵巢和男性的睾丸一样，均位于腹腔上方，腹膜后间隙。卵巢尾部与大阴唇之间有一细长的纤维索带，称作卵巢引带。其功能类似睾丸引带，在引带的作用下，胚胎18周时，卵巢已经下降到骨盆上口边缘，卵巢引带的近端成为卵巢系膜，远端则成为子宫圆韧带并止于大阴唇处的皮下结缔组织内。子宫圆韧带在下降离开腹腔时，局部腹膜呈鞘状突出，并伴随圆韧带下降至大阴唇，腹膜所形成的管样结构称作Nuck管，正常情况下在出生时其大部分闭合。当没有闭合时，如果鞘状突遗留的口径较大，腹腔内脏器（常为卵巢和输卵管，有时甚至是子宫）就会疝入，甚至会形成滑动疝。

如果鞘状突遗留的口径较小，尽管腹腔内的脏器不会疝出，但腹腔内的液体可经过狭细的鞘状突管到达腹股沟或大阴唇处，形成圆韧带囊肿（也叫Nuck氏囊肿）。如在下降过程中，由于各种原因，如卵巢下降过度或卵巢下垂；卵巢韧带发育不良及其他原因，卵巢及输卵管就会进入腹股沟管或到达大阴唇处，而鞘状突则在内环口处闭合，就形成腹股沟卵巢异位症。这是一种比较少见的先天性畸形。

病例29

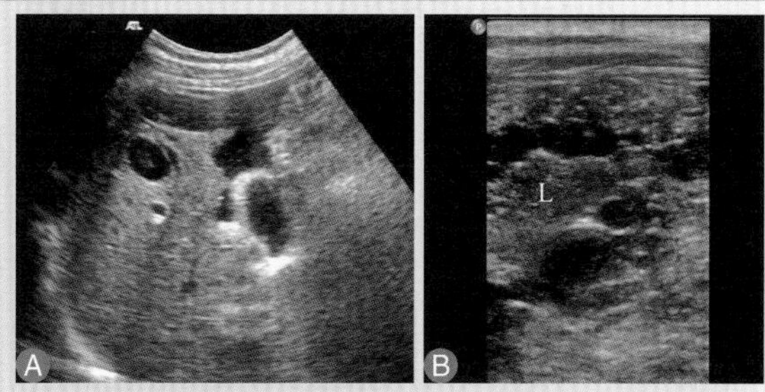

不同患者右侧肋间扫查灰阶声像图。L：肝脏。

图7-29

问题

请描述图中异常表现及可能的诊断。

我的答案

答案

声像图显示肝脏周边不规则的无回声区，肝脏边缘形态失常，图A可见肝缘呈现受压改变。无回声区内可见点状中强回声，图B无回声周边可见团块样的混合回声，内部略呈“网格样”，似由大小不等的囊性结构组成。超声诊断为肝周包裹性积液，可能的原因有结核、脓肿、癌性腹腔积液。

点评

正常腹膜腔内含有50～75 mL清亮液体，起润滑作用，超声一般不显示。当腹膜腔内液体聚积增多时出现腹腔积液。多种疾病会导致腹腔积液，90%以上的腹腔积液由肝硬化、恶性肿瘤、淤血性心力衰竭、肾衰竭、结核性腹膜炎引起。腹腔积血、积尿、乳糜腹腔积液、胆汁性腹腔积液相对少见。根据蛋白含量的多少，腹腔积液可分为漏出液与渗出液两种。漏出液一般为无回声。各种原因引起的腹腔渗出液，其超声表现有多种，如积液内含有细小的中低水平回声、细线样或片絮状强回声分隔；不同程度的肠襻纠集粘连和限局性包裹等。腹腔积液中的细小回声多代表细胞碎屑、血液、脓液或肿瘤细胞团，因此一旦出现此种超声表现应对腹腔进行详细的超声检查。

结核性腹膜炎除腹腔积液表现外，其他超声发现包括腹膜、网膜、肠系膜不规则或结节样增厚，一般大于1.5 cm。结节样增厚的腹膜位于肝周可对肝脏产生浅压迹。网膜回声不均匀增强，可能是淋巴管阻塞脂肪沉积所致；肠管纠集、粘连，位置固定，在腹腔积液中缺乏自由浮动，肠管严重粘连者可出现不全肠梗阻征象；肠系膜、肝门、胰周、腹膜后等部位淋巴结肿大。肿大淋巴结可互相融合成团，中心由于干酪样坏死，局部回声减低。

腹膜癌病即癌的广泛性腹膜转移，最容易侵犯的部位为右膈下区、肝肾隐窝、大网膜和Douglas窝。除腹腔积液外，最常见的声像图表现包括多发腹膜转移结节，转移癌结节内可有砂粒体样细小钙化或斑块样钙化灶伴后方声影。合并腹腔积液时，有助于转移癌结节的检出，甚至2～3 mm的微小结节也能显示；广泛大网膜转移，表现为网膜明显增厚呈“饼块样”，回声增强。合并腹腔积液时，网膜“饼块”可游离于水中，也可与壁腹膜或肠管粘连，或完全覆盖在肠管表面。

腹腔假黏液瘤是腹膜癌病的一种特殊形式，指分泌黏液的肿瘤柱状上皮细胞在腹膜广泛种植，黏液不断聚集形成腹腔广泛的黏液性腹腔积液。本病相对罕见，多见于良性、恶性、交界性卵巢或阑尾肿瘤侵犯所致。腹腔假黏液瘤的发病机制尚存争议，一些研究表明约90%的患者可同时合并卵巢及阑尾肿瘤，而另一些学者则认为原发灶来自阑尾，卵巢病变为转移性所致。腹腔假黏液瘤很少来自结肠癌、胃癌、子宫癌、胰腺癌或胆总管癌，病变仅局限于腹膜腔，腹膜外播散少见。

腹腔假黏液瘤的声像图表现如下。

（1）由于黏液为“胶冻样”，所以超声表现为有回声型腹腔积液。与血性腹腔积液或脓性腹腔积液不同，本病腹腔积液内的有回声微粒不随体位移动。

（2）腹腔内肠管被腹腔积液挤压，集中粘连固定在后腹膜而并非漂浮于腹腔积液中。

（3）腹腔积液内常有多发分隔。

（4）由于腹腔假黏液瘤对肝脏的压迫，肝脏边缘可下陷形成特征性的“扇贝样”外观（图A）。

（5）当黏液囊肿直径过小，超声无法分辨时，在声像图上仅表现为腹腔内团片状强回声（图B）。

（崔立刚　刘　畅　孟　颖　乔向琴）

参考文献

[1] 曹海根，王金锐.实用腹部超声诊断学.2版.北京：人民卫生出版社，2006.

[2] 张武.现代超声诊断学（第二版）.北京：科学技术文献出版社，2019.

[3] 马维义.局部解剖学及解剖方法.北京：北京医科大学中国协和医科大学联合出版社，1998.

[4] WILLIAM D. Middleton, General and vascular ultrasound（Second Edition）.Mosby Elesvier, 2007.

[5] 陈孝平.外科学.9版.北京：人民卫生出版社，2002.

[6] STACEY E,MILLS JOEL K,GREENSON JASON L,et al.Sternberg's Diagnostic Surgical Pathology.回允中主译，斯滕伯格诊断外科病理学.北京：北京大学医学出版社，2006.

[7] RUMACK C M, WILSON S R, CHARBONEAU J W, et al. Diagnostic ultrasound（Fourth Edition）. Mosby Elesvier, 2010.